A. Barg

Fälle Physiologie

A. Barg

35 Fälle Physiologie

Fallgeschichten zur Vorbereitung
auf mündliche Prüfungen

ELSEVIER
URBAN & FISCHER

URBAN & FISCHER
München • Jena

Zuschriften und Kritik an: Elsevier GmbH, Urban & Fischer Verlag, Lektorat Medizinstudium, z. H. Andrea Wintermayr, Karlstraße 45, 80333 München

Anschrift des Autors: Dr. med. Alexej Barg, Universitätsklinikum Münster, Institut für Physiologie II, Robert-Koch-Str. 27a, 48149 Münster

Wichtiger Hinweis für den Benutzer
Die Erkenntnisse in der Medizin unterliegen laufendem Wandel durch Forschung und klinische Erfahrungen. Herausgeber und Autoren dieses Werkes haben große Sorgfalt darauf verwendet, dass die in diesem Werk gemachten therapeutischen Angaben (insbesondere hinsichtlich Indikation, Dosierung und unerwünschten Wirkungen) dem derzeitigen Wissensstand entsprechen. Das entbindet den Nutzer dieses Werkes aber nicht von der Verpflichtung, anhand der Beipackzettel zu verschreibender Präparate zu überprüfen, ob die dort gemachten Angaben von denen in diesem Buch abweichen und seine Verordnung in eigener Verantwortung zu treffen.

Wie allgemein üblich wurden Warenzeichen bzw. Namen (z. B. bei Pharmapräparaten) nicht besonders gekennzeichnet.

Bibliografische Information Der Deutschen Bibliothek
Die Deutsche Bibliothek verzeichnet diese Publikation in der Deutschen Nationalbibliografie; detaillierte bibliografische Daten sind im Internet unter http://dnb.ddb.de abrufbar.

06 07 08 09 10 5 4 3 2 1

Programmleitung: Dr. med. Dorothea Hennessen
Lektorat: Willi Haas, Andrea Wintermayr
Redaktion: Thomas Braun
Herstellung: Cornelia Reiter, Rainald Schwarz
Satz: abavo GmbH, Buchloe
Druck und Bindung: Uniprint Hungary kft, Székesfehérvár
Abbildungen: Stefan Dangl
Fotos/Zeichnungen: s. Abbildungsnachweis
Umschlaggestaltung: Spieszdesign, Büro für Gestaltung, Neu-Ulm
Printed in Hungary

ISBN-13: 978-3-437-41281-3
ISBN-10: 3-437-41281-7

Aktuelle Informationen finden Sie im Internet unter www.elsevier.com und www.elsevier.de

Vorwort

„Physiologie ist die Wissenschaft von den normalen Lebensvorgängen des menschlichen Organismus." So oder ähnlich lautet die Definition in den gängigen Lexika. Meiner Meinung nach stellen die fundierten physiologischen Kenntnisse die absolut notwendige Grundlage für das Verständnis der Pathogenese der einzelnen Erkrankungen auf dem gesamten Gebiet der Medizin dar. Die Physiologie darf dabei nicht als ein isoliertes, über allen medizinischen Bereichen stehendes „Königsfach" betrachtet werden. Sie verknüpft vielmehr zahlreiche vorklinische Fächer wie Biochemie, Anatomie und Histologie zu einem funktionierenden Ganzen, was das Allgemeinverständnis erheblich erleichtert. Aus diesem Grund gilt die Physiologie als ein sehr beliebtes Fach bei den Studierenden. Manchmal (gerade im Prüfungsstress) fehlt jedoch die Lernmotivation und man fragt sich, aus welchem Grund man so viele physiologische Fakten lernen soll. Die meisten Lehrbuchautoren bemühen sich bereits und bringen in ihren Kapiteln entsprechende klinische Hinweise als Anwendungsbeispiele. Man findet sie jedoch meist am Ende eines Kapitels, wo man nicht mehr hundertprozentig aufnahmefähig ist (und Hand aufs Herz, wer liest schon alle Kapitel bis zum Ende?). Um die Studenten in meinem Unterricht zu motivieren und ihre Aufmerksamkeit bis zum Schluss zu behalten, habe ich immer versucht, die klinische Anwendung in den Mittelpunkt des Unterrichts zu stellen. Die einzelnen, z. T. sehr schwer verdaulichen Physiologiefakten habe ich dabei als Hilfe für ein besseres und vollständiges Verständnis des Krankheitsbildes genommen. Daraus resultierte eine sehr intensive Lehrveranstaltung, deren Verlauf durch eine überdurchschnittlich aktive Teilnahme und rege Diskussionen geprägt war.

Als ich dann ein Angebot von Elsevier GmbH bekam, ein Physiologiebuch für die „Fälle-Reihe" zu schreiben, war ich sehr froh über diese Gelegenheit. Ein Buch mit einem solchen Konzept – Vorstellung eines klinischen Falls, Erläuterung der physiologischen Grundlagen und Weiterleitung bis zu den therapeutischen Maßnahmen – entspricht voll und ganz meinen Vorstellungen über das problemorientierte Lernen. Weiterhin sehe ich es als ein sehr großes Privileg, das Wissen an andere Kollegen weiterzugeben.

Dieses Buch hätte nicht realisiert werden können ohne den einzigartigen Einsatz und die Unterstützung des Elsevier Verlags. Zuerst möchte ich mich ganz herzlich bei Frau Willi Haas und Frau Andrea Wintermayr für ihre ausgezeichnete und höchst kompetente Betreuung bedanken. Auch Herrn Thomas Braun gebührt mein Dank für seine stets konstruktiven Vorschläge.

Eine unschätzbare Hilfe waren für mich Herr Priv.-Doz. Stefan Schneider und Herr Prof. Hans Oberleithner. Als meine „Physiologie-Mentoren" haben sie bei mir in den ersten Semestern meines Medizinstudiums das Interesse für dieses Fach geweckt und mich im weiteren Verlauf unermüdlich durch zahlreiche Diskussionen und fortwährende Hilfestellung unterstützt. Sie haben mich ermutigt, das seit langem bekannte physiologische Wissen immer kritisch zu betrachten und es in Bezug zur klinischen Anwendung zu setzen. Den Leitern des physiologischen Praktikums an der Westfälischen Wilhelms-Universität in Münster, Frau Prof. Heidrun Straub, Herrn Prof. Erwin-Josef Speckmann, Herr Prof. Ulrich Mußhoff, Herrn Prof. Albrecht Schwab sowie Herrn Priv.-Doz. Ali Gorji gilt ebenso mein großer Dank. Sie haben mir stets sehr viel Freiheit und Flexibilität im studentischen Unterricht eingeräumt, so dass ich viele von meinen Einsichten und Konzepten in die Tat umsetzen konnte.

Der Großteil des Buches entstand während meiner klinischen Tätigkeit im Universitätsspital Basel. Dem Ableitungsleiter Herrn Prof. Beat Hintermann bin ich zu großem Dank für die optimalen Arbeitsbedingungen, sehr schönes Arbeitsklima und seine ständigen Motivationszusprüche verpflichtet.
Last but not least möchte ich mich bei meiner Familie und insbesondere bei meinen Eltern dafür bedanken, dass sie mein Vorhaben in jeglicher Hinsicht und mit großer Selbstaufopferung unterstützt haben. Ihnen widme ich dieses Buch.
Ich hoffe sehr, dass dieses Buch eine große Leserschaft finden wird. Sollte den LeserInnen dieses Buches beim Verstehen von einigen physiologischen Zusammenhängen geholfen werden, so habe ich mein Ziel ohne Zweifel erreicht!

Münster im Sommer 2006 Alexej Barg

Inhaltsverzeichnis

Inhaltsverzeichnis (Themen)

Quellenverzeichnis

[1] Deetjen/Speckmann/Hescheler: Lehrbuch Physiologie, 4. Auflage. München, Elsevier, Urban & Fischer Verlag 2004.

[2] Schmidt/Lang/Thews: Physiologie des Menschen, 29. Auflage. Heidelberg, Springer 2004.

[3] Hick et al.: Intensivkurs Physiologie, 5. Auflage. München, Elsevier, Urban & Fischer Verlag 2006.

[4] Golenhofen: Basislehrbuch Physiologie, 3. Auflage. München, Elsevier, Urban & Fischer Verlag 2004.

[5] Spagnoli/Goldberg/Grossman/Bilaniuk/Gomori/Hackney/Zimmermann: Intracranial meningiomas, High-field MR-Imaging. Radiology 1986, 161:369-375.

Abkürzungsverzeichnis

AC	Adenylatzyklase
ACE	Angiotensin-Converting-Enzym
ACh	Azetylcholin
ACTH	adrenocorticotropes Hormon
ADH	antidiuretisches Hormon
ADP	Adenosindiphosphat
AEP	auditorisch evoziertes Potenzial
AIDS	acquired immunodeficiency syndrome
ARAS	aufsteigendes retikuläres Aktivierungssystem
ATP	Adenosintriphosphat
BE	base excess (Basenabweichung)
BMI	Body Mass Index
CGL	Corpus geniculatum laterale
CRH	corticotropin releasing hormone
CRP	C-reaktives Protein
CT	Computertomographie (-tomogramm)
DHP	Dihydropyridin
dpt	Dioptrien
EDRF	endothelium derived relaxing factor
EEG	Elektroenzephalogramm
EKG	Elektrokardiogramm
EMG	Elektromyographie
FSH	Follikel-stimulierendes Hormon
GABA	Gammaaminobuttersäure (-acid)
GFR	glomeruläre Filtrationsrate
GH	growth hormone (Somatotropin)
GnRH	gonadotropin releasing hormone
GP	Glykoprotein
HDL	high density lipoprotein
HIV	human immunodeficiency virus
Ig	Immunglobulin
IGF	insulin-like growth factor
IP_3	Inositoltriphosphat
LDL	low density lipoprotein
LH	luteinisierendes Hormon
LWK	Lendenwirbelkörper
MRT	Magnetresonanztomographie (-tomogramm)
MS	multiple Sklerose
NO	Stickstoffmonoxid
PAF	Plättchen-aktivierender Faktor
PDRF	platelet derived relaxing factor
PLC	Phospholipase C
PRL	Prolaktin
RA	rapidly adapting
REM	rapid eye movements
Rh	Rhesus
RR	Blutdruck (Riva-Rocci)
SA	slowly adapting
SEP	somatosensorisch evoziertes Potenzial
tPA	tissue plasminogen activator
TRH	thyreotropin releasing hormone
TSH	Thyroidea-stimulierendes Hormon
VES	visuell evoziertes Potenzial
VIP	vasoaktives intestinales Polypeptid
VWF	von-Willebrand-Faktor

Fall 1

Anamnese

Ein 32-jähriger Bürokaufmann hatte bei einem Verkehrsunfall vor zwei Monaten ein schweres Polytrauma erlitten. Er zog sich dabei ein schweres Schädel-Hirn-Trauma sowie mehrere Knochenbrüche zu. Aufgrund der Hirnschwellung, hervorgerufen durch ein posttraumatisches Ödem, musste eine Kraniotomie (chirurgische Eröffnung der Schädeldecke) durchgeführt werden, um den intrakraniellen Druck herabzusetzen. Trotz der Schwere der Verletzungen kam es nach primärer Behandlung zu einer deutlichen Besserung. Nun klagt der Patient über seit etwa drei Wochen bestehende Gedächtnisstörungen. Er könne sich z.B. die Namen von behandelnden Ärzten und Krankenschwestern einfach nicht merken. An Fakten aus der Zeit vor dem Unfall könne er sich aber problemlos erinnern; es seien vielmehr die neuen Informationen, deren Behalten ihm Schwierigkeiten bereite.

Aufnahmebefund

32-jähriger Mann in gutem Allgemein- und Ernährungszustand. Man findet zahlreiche reizlose Narben beim Zustand nach mehreren chirurgischen Eingriffen (osteosynthetische Versorgung von Knochenbrüchen). Die sonstige körperliche Untersuchung ergibt einen unauffälligen Befund. Der neurologische Status ist ebenfalls unauffällig. Das Ergebnis des neuropsychologischen Konsils lautet: Pathologische Ergebnisse bei mehreren neuropsychologischen Tests für die Überprüfung des Kurzzeitgedächtnisses; weiterhin deutliche Hinweise auf die Beeinträchtigung der Konsolidierung der Erinnerung.

Diagnose

Die anamnestisch erhobenen Daten liefern einen eindeutigen Hinweis auf eine **Gedächtnisstörung.** Die durchgeführten neuropsych,ologischen Tests erlauben eine genaue Differenzierung: Es handelt sich in diesem Fall um eine **Störung des Kurzzeitgedächtnisses** mit Beeinträchtigung der Informationsüberführung in das Langzeitgedächtnis. Um den Grund für die vorliegende Störung zu finden, wird eine **magnetresonanztomographische Untersuchung (MRT) des Kopfes** durchgeführt. Sie zeigt pathologische Veränderungen im medialen Temporallappen im Bereich des **Hippocampus,** die höchstwahrscheinlich auf das Schädel-Hirn-Trauma vor zwei Monaten zurückgeführt werden können.

Welche Formen von Gedächtnis werden unterschieden?

?

Es gibt mehrere Gedächtnisformen, die sich in Speicherdauer, Speicherkapazität sowie Funktionalität unterscheiden (Abb. 1.1).

Die Sinnesorgane liefern die Informationen für das **sensorische Gedächtnis.** Dabei werden enorme Mengen an unterschiedlichsten Informationen über sensorische Kanäle ins zentrale Nervensystem weitergeleitet. Daher ist es nicht verwunderlich, dass die Speicherdauer nur 0,5 bis 1 Sekunde beträgt (die Speicherdauer hängt u.a. von der Intensität der Sinnesreize ab). Nach dieser kurzen Zeitspanne verblassen die Informationen jedoch schnell und verschwinden, falls sie nicht zu den Inhalten anderer Gedächtnisformen (s.u.) werden. Trotz seiner geringen Speicherkapazität spielt das sensorische Gedächtnis eine enorme Bedeutung im Alltag. Zu seinen wichtigsten Funktionen gehört die Mustererkennung: Dabei werden die aufgenommenen Informationen permanent mit den bereits gespeicherten verglichen und automatisch auf globale Bedeutung untersucht. Dadurch wird unser Verhalten wesentlich beeinflusst: So bemerken wir etwa auf einer viel befahrenen Straße kaum die vorbeifahrenden Autos; möchten wir jedoch diese Straße überqueren, dann achten wir darauf, wie schnell die Autos fahren und wie weit sie entfernt sind. Eine andere Funktion des sensorischen Gedächtnisses ist die Neukodierung von Informationen, die bereit gespeichert sind. Dadurch erklärt sich die hohe Flexibilität unseres Gedächtnisses, die für die Anpassungsfähigkeit unseres Handelns zuständig ist. Manche Informationen aus dem sensorischen Gedächtnis können aufgrund ihrer Bedeutung oder Reizintensität ins Kurzzeitgedächtnis überführt werden.

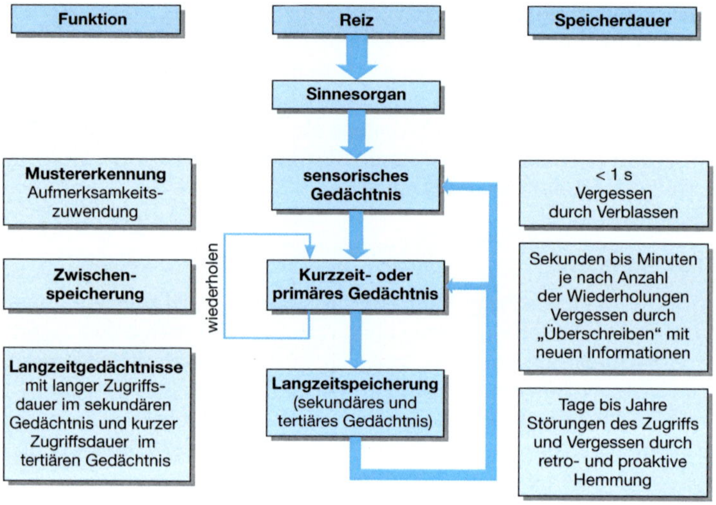

Abb. 1.1 Modellvorstellungen über die Organisation, Funktionalität und Dauer von unterschiedlichen Informationsspeichern [1].

Das **Kurzzeitgedächtnis** stellt das primäre Gedächtnis dar und zeichnet sich durch Speicherdauer zwischen Sekunden und Minuten aus, die individuellen Schwankungen unterliegt. Die Speicherkapazität des Kurzzeitgedächtnisses ist sehr gering und beträgt durchschnittlich sieben Bedeutungseinheiten. Das bedeutet, dass wir z.B. eine zufällige Reihenfolge von sieben Buchstaben, Zahlen oder Gegenständen für Sekunden bis Minuten in unserem Gedächtnis behalten können. Auch hier bestehen z.T. beträchtliche individuelle Unterschiede. Weiterhin kann das Kurzzeitgedächtnis trainiert werden, so dass man mehr Bedeutungseinheiten für längere Zeit behalten kann. Das Kurzzeitgedächtnis spielt als Arbeitsgedächtnis eine wichtige Rolle. Es übernimmt die ständige Zwischenspeicherung visueller und akustischer Informationen. Je nach ihrer Bedeutung werden sie im Langzeitgedächtnis abgelegt.

Das **Langzeitgedächtnis** zeichnet sich durch eine sehr geringe Speichergeschwindigkeit aus. Es besitzt jedoch die größte Gesamtkapazität von allen Gedächtnisformen. Die ins Langzeitgedächtnis überführten Informationen sind aber keinesfalls auf unbegrenzte Zeit greifbar; ein Teil davon wird vergessen. Dabei können die Informationen durch zuvor **(proaktive Hemmung)** oder anschließend **(retroaktive Hemmung)** aufgenommene Daten verdrängt werden. Die Informationen, die zuerst verdrängt werden, sind in der Regel ohne große Bedeutung, dementsprechend werden sie nur selten aufgerufen. Dies begünstigt ihre Verdrängung aus dem Speicher des Langzeitgedächtnisses. Die Informationen, die täglich aufgerufen werden, werden dagegen im tertiären Gedächtnis gespeichert und sind in der Regel gegen eine Verdrängung sehr widerstandsfähig.

Welche unterschiedlichen Inhalte können im Langzeitgedächtnis gespeichert werden?

Je nach funktionellen Eigenschaften sowie neuroanatomischer Lokalisation des Speichers können unterschiedliche Inhalte im Langzeitgedächtnis gespeichert werden. Sie lassen sich grob in implizite und explizite Gedächtnisinhalte unterteilen.

Zu den **impliziten Gedächtnisinhalten** gehören das Priming und das prozedurale Gedächtnis. Beim **Priming** handelt es sich um Gedächtnisinhalte, die bereits bei kleinen Kindern vorhanden sind. Das Priming dient hauptsächlich dem Wiedererkennen von Reizen und Sinneseindrücken. Die Funktion des Primings beschränkt sich jedoch nicht nur auf das Kleinkindesalter. Auch bei Erwachsenen spielt das Priming eine wichtige Rolle, wenn eine unvollständige oder nicht eindeutige Reihenfolge von Wörtern oder Bildern komplettiert werden muss. Beim **prozeduralen Gedächtnis** steht das Erlernen und Behalten von komplexen Bewegungsabläufen, die im Lebensalltag eine wichtige Rolle spielen, im Vordergrund. Die Entwicklung des prozeduralen Gedächtnisses beginnt bereits im Kleinkindesalter mit dem Erlernen von Krabbeln, selbstständigem Sitzen und Gehen. Auch die später im beruflichen Leben erlernten manuellen Fertigkeiten werden im Speicher des prozeduralen Gedächtnisses abgelegt. Die Inhalte des prozeduralen Gedächtnisses zeichnen sich durch eine hohe Resistenz gegenüber der proaktiven und retroaktiven Hemmung aus. So können sie auch nach länger dauernder Pause wieder aufgerufen werden.

Das **explizite Gedächtnis** besteht aus der episodischen und semantischen Gedächtnisform. Im **episodischen Gedächtnis** werden die persönlich erlebten Situationen abgespeichert. Dabei sind sie durch Ort und Zeit definiert. Die Speicherdauer von Inhalten des episodischen Gedächtnisses hängt zum großen Teil von deren emotionalem Wert und Intensität ab. Durch proaktive Hemmung können sie jedoch aus dem Gedächtnisspeicher verdrängt werden. Mittels des **semantischen** oder **deklarativen Gedächtnisses** werden die Bedeutungen von Zeichen und Symbolen gelernt. So gehören zu den Leistungen des semantischen Gedächtnisses das Lernen von Sprachen sowie das theoretische Wissen, das wir uns in der Schule sowie während der Berufsausbildung aneignen.

Die Einteilung der Gedächtnisinhalte in implizit und explizit ist keineswegs rigide – die Funktionalität sowie Lokalisation einzelner Gedächtnisformen zeigt vielmehr fließende Übergänge. Die abgespeicherten Inhalte zeichnen sich durch eine mehr oder weniger starke Plastizität aus und können im weiteren Verlauf modifiziert werden.

Wo sind die Gedächtnisspeicher lokalisiert?

Die Gedächtnisspeicher sind v.a. in der **Großhirnrinde** lokalisiert. Über die genaue Lokalisation gibt es bis jetzt keine endgültigen Erkenntnisse. Das sensorische Gedächtnis ist im Bereich der primären sensorischen Projektionsfelder lokalisiert, z.B. das visuelle Gedächtnis im Bereich der okzipitalen Area striata. Die Speicherung des prozeduralen Gedächtnisses gehört zu den Funktionen der Kleinhirnrinde und Basalganglien. Man geht davon aus, dass die Inhalte einzelner Gedächtnisformen in mehreren zentralnervösen Speichern lokalisiert sind. Weiterhin kann ein bestimmter Gedächtnisspeicher seine Lokalisation ändern, z.B. nach einem Trauma oder einer umschriebenen Läsion.

Welche neurophysiologischen Mechanismen liegen der Speicherung von Informationen zugrunde?

Beim Speichern der Inhalte des Kurzzeitgedächtnisses spielen v.a. die vorübergehenden **bioelektrischen Phänomene** eine wichtige Rolle. Es handelt sich um eine Theorie von D. Hebb, in deren Mittelpunkt die dynamische Speicherung mittels kreisender Erregungen in den unterschiedlichen Neuronenverbänden steht (Abb. 1.2). Ist die Information von geringer Relevanz, dann werden die kreisenden Erregungen wieder gelöscht. Bei großer Relevanz sowie bei hoher Motivation springen die Erregungen von einer neuronalen Schleife zu einer anderen. So können Informationen mehrere zentralnervöse Stationen passieren, bis sie schließlich unter Umständen in den Bereich des sekundären Gedächtnisspeichers gelangen.

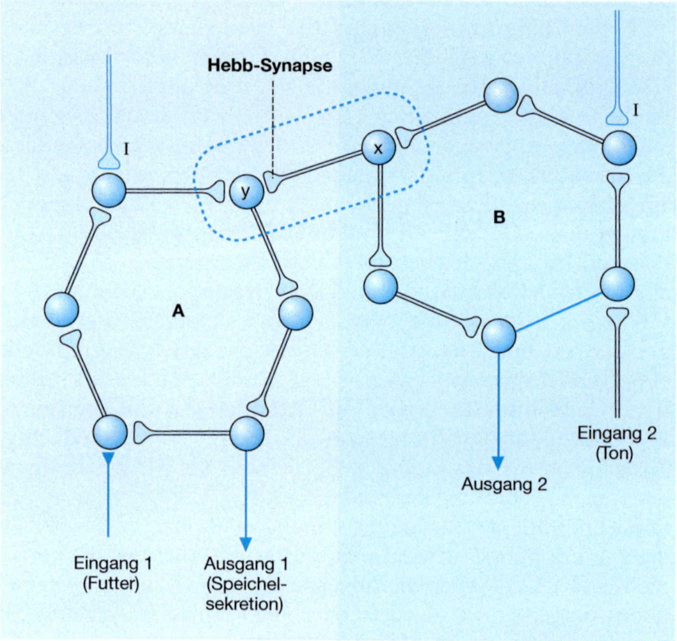

Abb. 1.2 Hebb's Theorie der Informationsspeicherung mittels rückgekoppelter Neuronenverbände [1].

Während bei der Speicherung der Inhalte des Kurzzeitgedächtnisses die bioelektrischen Synapsen im Vordergrund stehen, ist die Informationsspeicherung im Langzeitgedächtnis auf **biochemische Phänomene** zurückzuführen. Der sog. **Langzeitpotenzierung** liegt eine über Stunden verbesserte synaptische Übertragung durch eine erhöhte Ca^{2+}-Konzentration in der Nervenzelle zugrunde. Längerfristig wird dabei u.a. auch die Proteinsynthese der Nervenzelle erhöht, z.B. für den Einbau von Membranproteinen und die Aussprossung neuer Dendriten.

Welche Gedächtnisstörungen sind klinisch bedeutsam?

Gedächtnisstörungen **(Amnesien)** unterteilt man generell in retrograde und anterograde Amnesien.

Bei der **retrograden Amnesie** können die Ereignisse nicht mehr aufgerufen werden, die in einer kürzeren oder längeren Zeit **vor** einer Hirnschädigung liegen. Diese Form der Amnesie kommt häufig vor und wird vor allem durch ein Hirntrauma ausgelöst, z.B. eine Gehirnerschütterung (Commotio cerebri). Zu den weiteren Ursachen gehören schwere Hypoglykämie, Hypothermie oder Elektroschock. Die Dauer der Gedächtnislücke kann wenige Sekunden oder Minuten, aber auch Stunden, Tage und selbst Wochen betragen. Sie kann sowohl alle als auch nur bestimmte Gedächtnisinhalte betreffen. Das Ausmaß und die Dauer der retrograden Amnesie stehen übrigens in keinem eindeutigen Zusammenhang mit der Schwere der Hirnschädigung.

Bei der **anterograden Amnesie** stehen die Störungen der Speicherung neuer Inhalte **nach** einer Gehirnläsion im Vordergrund. Die betroffenen Personen sind nicht in der Lage, die Informationen im Kurzzeitgedächtnis zu sortieren, sie miteinander zu koordinieren und dann ins Langzeitgedächtnis zu überführen. Dementsprechend ist das Lernen von neuen Fakten unmöglich. Anterograde Amnesien treten u.a. bei Zerstörung bestimmter Strukturen des limbischen Systems auf, z.B. bei Läsionen des Hippocampus, wie dies bei unserem Patienten der Fall ist. Auch bei senilen Erkrankungen wie der Alzheimer-Krankheit haben die betroffenen Personen z.T. erhebliche anterograde Gedächtnisstörungen.

Therapie und Verlauf

Bei leichten Gedächtnisstörungen können therapeutisch spezielle Lerntechniken vermittelt werden. Dadurch versucht man, die Beeinträchtigungen im Alltag sowie im beruflichen Leben zu reduzieren. Als ein möglicher Therapieansatz hat sich das Anknüpfen an Bekanntes erwiesen. Bei stark ausgeprägten und länger dauernden Gedächtnisstörungen liegt der Schwerpunkt der Therapie auf Gedächtnisstützen wie Notizbuch, Gedächtnisbuch, Terminkalender usw. sowie deren Gebrauch im Alltag. Bei sehr schweren Gedächtnisstörungen, hervorgerufen durch irreversible Hirnschädigungen, können alle therapeutischen Versuche erfolglos bleiben. In solchen Fällen ist es unbedingt notwendig, die Umwelt an den Patienten anzupassen. Dazu können Hinweisschilder und Zettel mit Beschriftungen an verschiedenen Gegenständen angebracht werden. Ist der Wiedereinstieg in das berufliche Leben nicht möglich, so sollten auf jeden Fall ergotherapeutische Maßnahmen eingeleitet werden.

Quintessenz Das menschliche Gedächtnis zeichnet sich durch einen hierarchischen Aufbau aus. Es lässt sich in das sensorische Gedächtnis sowie in das Kurzzeit- und das Langzeitgedächtnis unterteilen. Die einzelnen Gedächtnisformen unterscheiden sich in der Speicherdauer und der Speicherkapazität. Die Gedächtnisspeicher sind v.a. in der Großhirnrinde lokalisiert. In der Regel beteiligen sich mehrere zentralnervöse Strukturen an den einzelnen Gedächtnisspeichern. Kommt es zur Läsion von diesen Strukturen bzw. von neuronalen Verbindungen, die sich an der Informationsvermittlung vom Kurzzeit- ins Langzeitgedächtnis beteiligen, kann es zu einer anterograden Amnesie kommen. Sie kann z.B. durch eine Hippocampusläsion hervorgerufen werden. Dabei können die neu aufgenommenen Informationen nicht mehr ins Langzeitgedächtnis überführt und langfristig gespeichert werden.

Fall 2

Anamnese

Eine 21-jährige Frau kommt in Begleitung ihres Freundes in die Praxis. Die Frau leidet an Atemnot, ist leicht agitiert und im Sprechen etwas beeinträchtigt. Nach Angaben des Freundes ist sie seit einer Woche erkältet mit produktivem Husten und Fieber. Heute Morgen wachte sie voller Angst mit starker Atemnot auf, begleitet von heftigen, pfeifenden Atemgeräuschen. Nach wenigen Minuten kam es jedoch zu einer Besserung. Beunruhigt durch den Anfall und die noch leicht vorhandene Kurzatmigkeit begab sie sich in die hausärztliche Praxis.

Aufnahmebefund

Bei der Aufnahme leicht angestrengte Atmung mit dem Einsatz der Atemhilfsmuskulatur, Atemfrequenz von 27/min. Die Ausatmungsphase (Exspirium) ist deutlich verlängert. Auskultatorisch sind Giemen und Brummen über allen Lungenabschnitten wahrnehmbar. Regelmäßiger, schneller Herzschlag (Tachykardie) mit 105 Schlägen/min. Blutdruck 145/85 mmHg. Kein Fieber. Die restliche körperliche Untersuchung ergibt einen unauffälligen Befund.

Welche Verdachtsdiagnose stellen Sie aufgrund dieser Anamnese und der Befunde?

Die im Vordergrund stehende **respiratorische Insuffizienz** weist auf eine Erkrankung des Atemtrakts hin. Das plötzliche Auftreten der Beschwerden mit anschließender Kurzatmigkeit sowie der auskultatorische Befund lassen an einen **Anfall eines Asthma bronchiale** denken.

Welche Untersuchungen sollten zur Klärung der Diagnose durchgeführt werden?

Zur Abklärung des Verdachts auf einen asthmatischen Anfall sollte zunächst gefragt werden, ob solche Anfälle schon mal vorgekommen sind bzw. ob die Patientin an einer allergischen Erkrankung leidet. Weiterhin werden eine Röntgenaufnahme des Brustkorbs, ein EKG, eine Blutgasanalyse sowie eine Blutuntersuchung veranlasst.

Weitere anamnestische Angaben

Als Kind litt die Patientin an einer chronischen Bronchitis, die zwei- bis dreimal pro Jahr antibiotisch behandelt wurde. Die Atemnot war jedoch auch bei schwersten Ekrankungsperioden nie so stark wie beim aktuellen Anfall. Der vor ca. einem Jahr durchgeführte Allergietest ergab eine milde Allergie gegen Pollen und Staubmilben.

Untersuchungsbefunde

Die Röntgenaufnahme des Brustkorbes zeigt einen leichten Zwerchfelltiefstand, die Herzkonturen sowie das Lungenparenchym werden entsprechend dem Alter ohne Hinweis auf eine Erkrankung dargestellt. Das EKG ergibt keinen pathologischen Befund. Bei der Blutgasanalyse fällt ein grenzwertig erniedrigter Sauerstoffpartialdruck auf. Die Blutuntersuchung zeigt eine Erhöhung der eosinophilen Granulozyten, ansonsten liegen sämtliche Laborwerte im Referenzbereich.

Wie sind die erhobenen Befunde zu bewerten?

Der Zwerchfelltiefstand im Röntgenbild deutet auf eine Lungenblähung hin, was gut mir der erschwerten Ausatmung korreliert. Gleichzeitig dient die Röntgenuntersuchung dem Ausschluss von Komplikationen (z.B. Pneumothorax) sowie möglichen begleitenden Lungenerkrankungen wie einer Lungenentzündung. Im EKG sind vor allem die Zeichen einer pathologischen Rechtsherzbelastung durch den erhöhten intrapulmonalen Widerstand zu beachten (in diesem Fall nicht vorhanden). Der erniedrigte Sauerstoffpartialdruck deutet auf eine Störung der Lungenbelüftung hin. Die Bluteosinophilie bestätigt den positiven Allergietest.

Diagnose

Die Schilderung des Anfalls, die Auskultation des Thorax sowie die erhobenen Untersuchungsbefunde lassen die Diagnose eines **Asthma bronchiale** stellen. Da die Patientin an einer Allergie leidet, handelt es sich hier um ein allergisches Asthma bronchiale. Der akute Anfall wurde hochwahrscheinlich durch eine nicht auskurierte Infektion der oberen Atemwege ausgelöst.

Welche Widerstände spielen bei der Atemmechanik eine Rolle?

Im Rahmen eines Asthma-bronchiale-Anfalls kommt es zu einer erheblichen Störung der Atemmechanik. Die Atemmechanik hängt von vielen Faktoren ab. Zum einen sind dies die Atemmuskeln, deren Aktivität rhythmische Volumenänderungen bewirkt, durch die die Atemluft ein- und ausgeatmet wird. Die Atemtiefe wird dabei aber nicht allein durch die Muskelkraft bestimmt, sondern auch von der Elastizität der Lunge und des Brustkorbs. Die Dehnbarkeit der Lungen und des sie umgebenden Thorax wird als **Compliance** bezeichnet und gehört als **elastischer Widerstand** zu den statischen Faktoren, die die Atmung beeinflussen. Zu den dynamischen Faktoren gehören die Widerstände, die die eingeatmete Luft auf dem Weg in die Alveolen überwinden muss. Diese Widerstände werden als **nichtelastische** oder **visköse Widerstände** bezeichnet. Sie setzen sich aus folgenden drei Anteilen zusammen:

- Strömungswiderstände in den leitenden Atemwegen,
- nichtelastische Gewebewiderstände,
- Trägheitswiderstände.

Der Großteil (90 %) des viskösen Widerstands wird durch die **Strömungswiderstände** hervorgerufen. Die anderen beiden Widerstandskomponenten spielen im Vergleich zu den Strömungswiderständen eine eher untergeordnete Rolle: Da die Atemluft eine sehr geringe Volumenmasse und somit eine niedrige Trägheit besitzt, sind die **Trägheitswiderstände** vernachlässigbar klein. Die **nichtelastischen Gewebewiderstände** kommen durch die Gewebereibung infolge der Atembewegungen des Brustkorbs zustande; sie machen etwa ein Zehntel des gesamten viskösen Widerstands aus.

Durch die Kontraktion der inspiratorischen Atemmuskulatur kommt es zu einer Differenz zwischen dem Druck im alveolären Raum und dem Außendruck. Diese Druckdifferenz ist die treibende Hauptkraft für die Bewegung der Atemgase. Bei der Strömung der Atemgase handelt es sich zum größten Teil um eine laminare Strömung (nur an den Verzweigungsstellen des Bronchialbaums und an pathologisch verengten Stellen kommt es zu Turbulenzen). Für die laminare Luftströmung gilt das **Hagen-Poiseuille-Gesetz,** das die Abhängigkeit des Strömungswiderstands

(R) von dem Radius (r) und der Länge (l) des Rohres sowie von der Viskosität (ν) des strömenden Mediums beschreibt:

$R = 8 \times \nu \times l \,/\, \pi \times r^4$

In unserer Situation spielt vor allem der Durchmesser eine ganz besondere Rolle. Kommt es zu einer Halbierung des Querschnitts, so nimmt der Strömungswiderstand um den Faktor $2^4 = 16$ zu. Die Größen l und ν dürfen als konstant betrachtet werden.

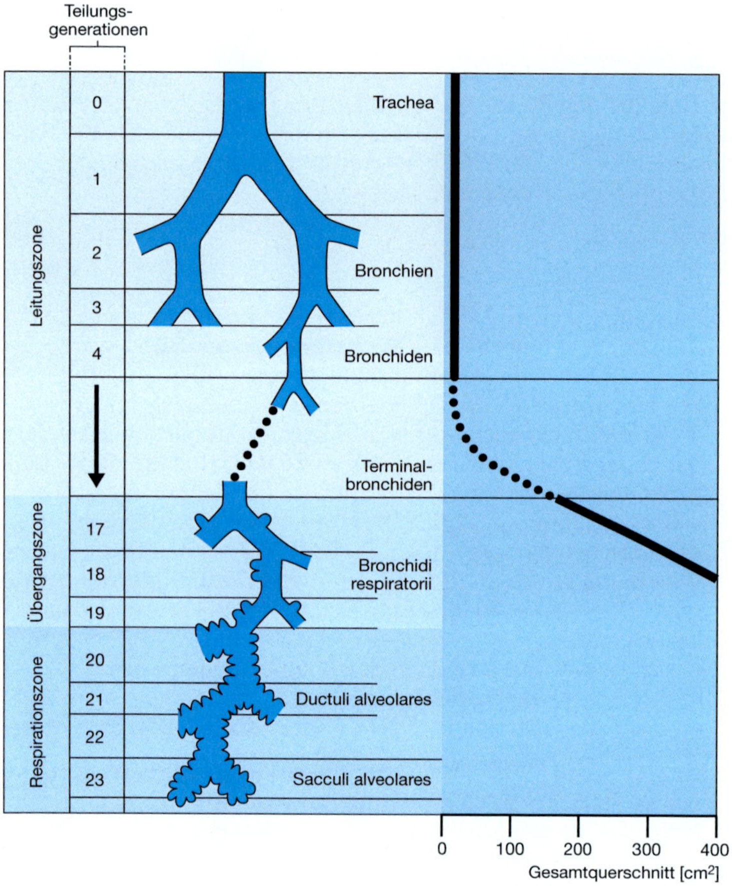

Abb. 2.1 Aufbau der Atemwege. Links schematische Darstellung der Aufzweigungen des Atemwegssystems. Rechts Verlauf des Gesamtquerschnitts in Abhängigkeit von Teilungsgenerationen, nach [2].

Der Großteil des Strömungswiderstands befindet sich in der menschlichen Lunge im oberen Respirationstrakt bis zu den Segmentbronchien (Abb. 2.1). In diesem Bereich, der sog. **Leitungszone,** ist der Gesamtquerschnitt am kleinsten und somit für den Strömungswiderstand limitierend. Im weiteren Verlauf der dichotomischen Verzweigungen des Bronchialbaums – **Übergangs-** sowie **Respirationszone** – kommt es zu einer starken Zunahme des Gesamtquerschnitts und somit zum Abfall des Widerstands.

Wie wird der Durchmesser der Bronchien reguliert?

Der Durchmesser der Bronchien wird beim Menschen durch das vegetative Nervensystem reguliert. Unter dem Einfluss des **Sympathikus** kommt es über die Aktivierung der **β_2-Rezeptoren** an den glatten Muskelzellen zu deren Erschlaffung und damit zu einer Erweiterung der Bronchien **(Bronchodilatation).** Der **Parasympathikus** ruft dagegen eine Kontraktion der glatten Bronchialmuskulatur hervor, wodurch die Weite der Bronchien abnimmt **(Bronchokonstriktion).** Durch diese Regulationsmechanismen wird die Lungenbelüftung in gewissem Grad vegetativ gesteuert und der jeweiligen Atmungsphase angepasst. In der Inspirationsphase überwiegt die sympathische Wirkung, während in der späten Exspirationsphase eher die parasympathische Wirkung im Vordergrund steht. Allgemein gilt, dass es sich hier um ein genau ausbalanciertes Zusammenspiel der beiden Gegenspieler handelt, so dass es auch bei einer schweren körperlichen Anstrengung zu keiner obstruktiven Ventilationsstörung kommt.

Wie kommen die asthmatischen Beschwerden zustande?

Die typischen asthmatischen Beschwerden wie die Atemnot werden durch eine **Atemwegsobstruktion** verursacht. Durch eine pathologische **Tonuserhöhung der glatten Bronchialmuskulatur** kommt es zu einer Verengung der leitenden Atemwege. Auch wenn die Lumenänderung geringfügig ist, so steigt der Strömungswiderstand meist um einen beträchtlichen Faktor (s. Hagen-Poiseuille-Gesetz). Weiterhin kommt es durch die entzündlichen Prozesse zu einer ödematösen Schwellung der Bronchien mit einer erhöhten Produktion von zähem Schleim **(Dyskrinie).** Die zunehmende Dicke der geschwollenen Schleimhaut verstärkt die Obstruktion. Diese pathologischen Mechanismen führen zu einer erheblichen Zunahme des Strömungswiderstands. Klinisch äußert sich das durch eine erschwerte und verlängerte Ausatmungsphase und die daraus resultierende Lungenüberblähung.

Wie kann der Atemwegswiderstand bestimmt werden?

Der Atemwegswiderstand kann im Rahmen von Lungenfunktionsdiagnostik mit Hilfe des **Tiffeneau-Tests** (Einsekundenkapazität, Forced Expiratory Volume, FEV) bestimmt werden (Abb. 2.2). Dabei wird dasjenige Volumen gemessen, das eine Person innerhalb einer Sekunde unter maximaler Anstrengung ausatmen kann. Für die Messung wird entweder ein Spirometer (geschlossenes System) oder ein Pneumotachograph (offenes System) verwendet. Das Messergebnis wird in der Regel relativ auf die Vitalkapazität bezogen angegeben. Zum Beispiel: Vitalkapazität = 4,2 l, Einsekundenkapazität = 3,5 l, relative Einsekundenkapazität = $3{,}5\,\text{l} / 4{,}2\,\text{l} \times 100\,\% = 83{,}3\,\%$. Der Referenzbereich bei Personen, die keine Lungenerkrankung haben, beträgt 70–85 %. Mit zunehmendem Alter kommt es physiologischerweise zu einer Abnahme der Stärke der Exspirationsmuskulatur: Der Referenzbereich liegt dann bei 65–70 %. Bei den Patienten mit einer obstruktiven Ventilationsstörung wie z. B. Asthma bronchiale kommt es in den meisten Fällen zu einer signifikanten Abnahme der Einsekundenkapazität.

Eine weitere diagnostische Möglichkeit zur Erfassung einer Lungenobstruktion ist die **Messung der maximalen Atemstromstärke** (Peak Expiratory Flow, PEF) mit einem Pneumotachograph. Der Maximalwert von 10 l/s bei Lungengesunden wird bei Asthmatikern deutlich unterschritten. Zu beachten ist jedoch, dass es bei Personen mit unbehandeltem Asthma bronchiale zu einer reaktiven Hypertrophie der

Exspirationsmuskulatur kommt. Im beschwerdefreien Intervall kann dann die maximale Atemstromstärke oberhalb der oberen Referenzwertgrenze liegen.

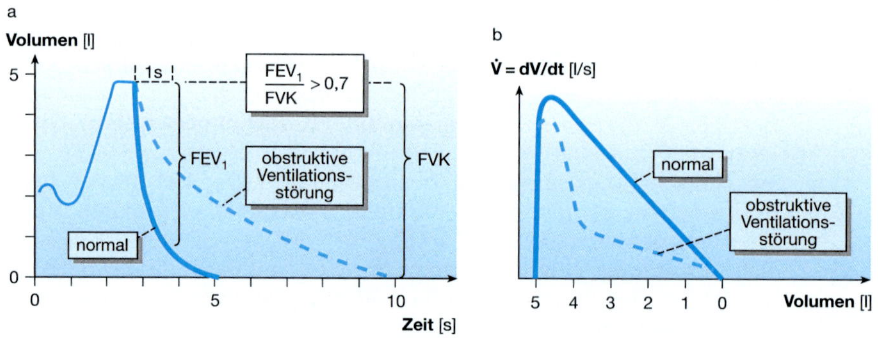

Abb. 2.2 Bestimmung der relativen Sekundenkapazität [1].

Welche therapeutischen Maßnahmen sind erforderlich?

Ungenügend behandeltes Asthma stellt eine schwere Einschränkung in den Lebensaktivitäten eines Patienten dar. Zu den **allgemeinen Maßnahmen** gehört eine möglichst absolute Vermeidung aller Stoffe, die eine Allergie auslösen bzw. verstärken können. Den Rauchern wird empfohlen, den Nikotinkonsum aufzugeben oder zumindest einzuschränken. Ein eventuell vorhandener Infekt der Atemwege muss konsequent therapiert werden (u.a. mit Antibiotika). Bei der medikamentösen Therapie des Asthma bronchiale unterscheidet man zwischen einer Akuttherapie (gegen starke Obstruktion während eines Asthmaanfalls) und einer Intervalltherapie (Ziel: Vermeidung von Anfällen).

Bei der **Intervalltherapie** wird die inhalative Medikamenteneinnahme bevorzugt, weil dadurch die Wirkstoffdosis erheblich niedriger gehalten werden kann. In der Regel bekommen die Patienten Pulverinhalatoren als Kombinationspräparat aus Glukokortikoiden und einem β_2-Sympathikomimetikum. Die Glukokortikoide hemmen die Entzündungsreaktion, das Schleimhautödem wird dabei rückläufig. Die β_2-Sympathikomimetika führen zur Erschlaffung der Bronchialmuskulatur und somit zur Bronchodilatation.

Bei einem **akuten asthmatischen Anfall** handelt es sich um eine Notfallsituation. Lebenswichtige Funktionen wie die Herzfunktion müssen intensiv überwacht werden. Zu den Sofortmaßnahmen gehören Sauerstoffgabe sowie die intravenöse Applikation von bronchodilatativen und entzündungshemmenden Medikamenten (Theophyllin, Glukokortikoide). An die Akuttherapie schließt sich in der Regel eine an den Patienten abgestimmte Intervalltherapie an.

Therapie und Verlauf

Im geschilderten Fall wurde zunächst der Infekt der Atemwege antibiotisch behandelt. Gleichzeitig erhielt die Patientin 2 × täglich inhalative Glukokortikoide in Kombination mit einem β_2-Sympathikomimetikum. Im Verlauf der nächsten vier Wochen kam es zu keinem erneuten Asthma-Anfall, so dass bei unauffälligen Ergebnissen der Lungenfunktionsdiagnostik (der Tiffeneau-Test ergab 80 % der Vitalkapazität) die Dauertherapie abgesetzt wurde. Die Patientin bekam ein kurzwirksames, inhalatives β_2-Sympathikomimetikum zur Anwendung bei Bedarf. Ein Kontrolltermin in sechs Monaten wurde vereinbart.

Quintessenz Asthma bronchiale gehört zu den häufigsten chronisch-entzündlichen Erkrankungen des Menschen. Durch die glattmuskuläre Bronchokonstriktion kommt es zur Einengung der leitenden Atemwege und somit zur Erhöhung der pulmonalen Strömungswiderstände. Weiterhin wird die Obstruktion durch die entzündliche Schleimhautschwellung verstärkt. Klinisch fällt eine verlängerte Ausatmungsphase auf, die mit Hilfe des Tiffeneau-Tests erfasst werden kann. Nach der Hauptursache der Erkrankung unterscheidet man zwischen dem **allergischen Asthma** und dem **nichtallergischen Asthma.** Beim allergischen Asthma kommt es nach einem Allergenkontakt zu einer Sofortreaktion des Bronchialsystems, hervorgerufen durch das von Mastzellen freigesetzte Histamin. Die daraus resultierende Hyperreaktivität des Bronchialsystems sowie die Zunahme des Parasympathikotonus führen dann zur bronchialen Obstruktion. Beim nichtallergischen Asthma kommen unspezifische inhalative Reize wie Tabakrauch, Staub, chemische Gase oder Kaltluft als Auslöser der Entzündungsreaktion in Frage. Therapeutisch stehen verschiedene Kombinationspräparate zur Verfügung, wobei die Bekämpfung der Obstruktion sowie die Entzündungshemmung im Vordergrund stehen.

Fall 3

Anamnese

Ein 64-jähriger Rentner kommt in die hausärztliche Praxis. Er berichtet, dass er seit vier Monaten immer weniger Kraft habe und bereits bei leichter körperlicher Anstrengung schnell ermüde. In den letzten Wochen sei noch Kurzatmigkeit mit einem unproduktiven Husten hinzugekommen, so dass er nur noch mit erhöhtem Oberkörper schlafen könne. Gleichzeitig klagt der Patient über einen langsamen Herzschlag, so dass er beim Gehen mitunter gezwungen sei, häufiger längere Pausen einzuhalten, weil es ihm schwindlig und schwarz vor Augen werde.

Weitere anamnestische Angaben

Der Patient leidet seit vier Jahren an Diabetes mellitus Typ 2 („Altersdiabetes"), der mit Diätmaßnahmen und gelegentlichen Insulininjektionen eingestellt ist. Der Patient misst die Blutzuckerwerte mehrmals am Tag: Sämtliche Werte liegen knapp oberhalb des Referenzbereichs. Ansonsten keine weiteren systemischen Krankheiten, keine Einnahme von Medikamenten außer Insulin.

Aufnahmebefund

64-jähriger, übergewichtiger Mann (1,79 cm, 106 kg, BMI 33 kg/m^2) in leicht reduziertem Allgemeinzustand. Es findet sich eine leichte Ruhedyspnoe ohne Hinweis auf eine Zyanose. Bei der Lungenauskultation fallen diffus über beiden Lungenflügeln wahrnehmbare feinblasige Rasselgeräusche auf. Die Herztöne sind rein, keine pathologischen Geräusche, Herzfrequenz 47/min, rhythmisch, Blutdruck 145/85 mmHg, Pulse kräftig, periphere Durchblutung unauffällig. Die sonstige körperliche Untersuchung einschließlich der Erhebung des neurologischen Status ergibt einen unauffälligen Befund.

Diagnose

Die klinische Symptomatik mit Atemnot und Leistungsminderung weisen auf eine unzureichende Herzfunktion (Herzinsuffizienz) hin. Der regelmäßige, langsame Puls ist ein wichtiger Hinweis auf eine **bradykarde Herzrhythmusstörung.** Als Ursache dafür kommt eine **atrioventrikuläre Überleitungsstörung** in Frage.

Welche weiteren diagnostischen Maßnahmen veranlassen Sie, um Ihre Verdachtsdiagnose zu bestätigen?

Um die elektrischen Ereignisse im Herzen wie Erregungsentstehung und Erregungsweiterleitung beurteilen zu können, hat sich im Laufe der Jahrzehnte die Elektrokardiogramm-Ableitung **(EKG)** bestens bewährt. Zusätzlich sollte eine **Röntgenaufnahme des Brustkorbs** in zwei Ebenen angefertigt werden, um eventuelle morphologische Herzveränderungen sowie Lungenerkrankungen (z.B. Pneumonie) ausschließen zu können.

Untersuchungsbefunde

Röntgenaufnahme des Brustkorbs: kein pathologischer Befund.
EKG: Bradykardie mit 47/min, deutlicher Hinweis auf eine atrioventrikuläre Leitungsstörung 2. bis 3. Grades.
Anhand der Symptomatik sowie des EKG-Befundes lässt sich somit die Arbeitsdiagnose **atrioventrikuläre Leitungsstörung 2. bis 3. Grades** stellen.

Wie ist das Erregungsbildungs- und -leitungssystem des Herzens aufgebaut?

Das Herz zeichnet sich durch **Autorhythmie** aus, die Fähigkeit zur spontanen rhythmischen Bildung von Erregungen, die durch spezielle Zellen und Fasern des Erregungsbildungssystems ermöglicht wird (Abb. 3.1). Die Autorhythmie beruht auf einer besonderen Ausstattung der Membran der Herzschrittmacherzellen mit Ionenkanälen. Im Anschluss an die Repolarisationsphase kommt es zur langsamen Schließung der K^+-Kanäle. Der hyperpolarisierende K^+-Ausstrom wird kleiner, dadurch kommt es zu stärkeren depolarisierenden Na^+- und Ca^{2+}-Strömen in die Zelle, bis schließlich das Schwellenpotenzial erreicht wird, wodurch eine spontane Depolarisation entsteht. Es findet eine Zelldepolarisation ohne einen äußeren depolarisierenden Anstoß statt.

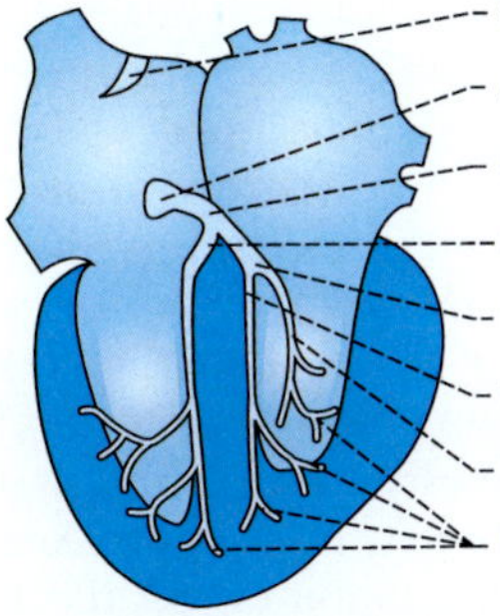

Abb. 3.1 Erregungsbildungs- und -leitungssystem in einem Frontalschnitt des Herzens, nach [2].

Als **primärer** oder physiologischer **Herzschrittmacher** ist im Herzen der ca. 3 × 10 mm große **Sinusknoten** tätig, der im rechten Vorhof nahe der Einmündung der V. cava sup. lokalisiert ist. Der Sinusknoten sorgt für eine Herzfrequenz in Ruhe von 60–90 Schlägen/min, die unter schwerer körperlicher Belastung bis auf die Werte von 180–200 Schlägen/min steigen kann (Tachykardie). Die im Sinusknoten generierte elektrische Erregung breitet sich dann über die Arbeitsmuskulatur beider Vorhöfe aus. Dies geschieht sehr schnell (Dauer ca. 100 ms), da benachbarte Herzmuskelzellen über **Gap junctions** elektrisch verbunden sind. Bei den Gap junctions handelt es sich um tunnelartige Kanäle, die von den sog. Connexinen gebildet werden. Über Connexine können neben den Ionen bei Erregungsausbreitung auch niedermolekulare Substanzen wie Glukose transportiert werden. Das Myokard ist somit ein „funktionelles Synzytium“.

Durch die Ventilebene, die aus Bindegewebe besteht (Anulus fibrosus), sind die Vorhöfe von den Herzkammern elektrisch isoliert. Die Erregungsleitung ist hier nur über den **Atrioventrikularknoten (AV-Knoten)** bzw. das His-Bündel möglich. Die über die Vorhofmuskulatur weitergeleitete Erregung kommt am AV-Knoten nach 40–50 ms an. Zu diesem Zeitpunkt sind die Vorhöfe noch nicht vollständig erregt. Durch die geringe Leitungsgeschwindigkeit im AV-Knoten kommt es dort zu einer Verzögerung der Weiterleitung um ca. 120 ms. Dadurch wird gewährleistet, dass die Herzkammern erst nach den Vorhöfen erregt werden, so dass es zu einer koordinierten Herzaktion kommt. Außerdem wirkt der AV-Knoten als Frequenzsieb und schützt die Herzventrikel vor zu hohen Frequenzen der Vorhöfe. Die Funktion des AV-Knotens als **sekundärer Herzschrittmacher** tritt in Erscheinung, wenn es zu einem Ausfall des Sinusknotens kommt. Der AV-Knoten zeigt ebenso

Autorhythmie, die Schrittmacherfrequenz ist allerdings mit 40–60 Schlägen/min langsamer als die des Sinusknotens.
Über das **His-Bündel** sowie über die **Tawara-Schenkel,** die mit den **Purkinje-Fasern** enden, wird die Erregung auf die Herzventrikel weitergeleitet. Die Herzmuskelzellen werden dann sehr schnell von den subendokardialen Anteilen bis in die subepikardialen Schichten erregt. Auch das His-Bündel und die Tawara-Schenkel besitzen eine Eigenfrequenz von 30–40 Schlägen/min, daher werden sie als **tertiärer Herzschrittmacher** bezeichnet.
Für die Erregungsrückbildung benötigt das Herz kein spezielles System wie bei der Erregungsweiterleitung. Sie schreitet von der Herspitze in den subepikardialen Schichten in Richtung Herzbasis sowie nach subendokardial.

Wie wird die Herzfrequenz reguliert?

Das Herz verfügt zwar über die Fähigkeit der Autorhythmie, die Herzfrequenz wird jedoch dem aktuellen Aktivitätsgrad des Körpers angepasst. Dies geschieht über die vegetative Innervation des Sympathikus und des Parasympathikus. Dabei kann es zur Beeinflussung der Frequenz **(chronotrope Wirkung),** der systolischen Herzkraft **(inotrope Wirkung),** sowie der Geschwindigkeit der atrioventrikulären Überleitung **(dromotrope Wirkung)** kommen.
Der Sympathikus wirkt über die postganglionären Nn. cardiaci. Sie entstammen den oberen 5–6 Thorakalsegmenten des Rückenmarks. Die Wirkung wird dabei über die Freisetzung von **Noradrenalin** vermittelt. Dafür ist das Herz mit speziellen Rezeptoren (z. B. β_1-Rezeptoren) ausgestattet. Auch die von der Nebennierenrinde freigesetzten Katecholamine können direkt die Herztätigkeit beeinflussen. Während der Sympathikus positiv chrono-, ino- und dromotrop auf das Herz wirkt, übt der Parasympathikus über den N. vagus die gegenteiligen Effekte auf das Herz aus; der Transmitter des Parasympathikus ist **Acetylcholin.** In Ruhe steht das Herz unter dem hemmenden Einfluss des Vagus (Vagotonus).

Welche Prinzipien liegen dem Elektrokardiogramm zugrunde?

Während einer Herzaktion sind unterschiedliche Bereich des Herzens unterschiedlich aktiv. Die **extrazellulären Potenzialdifferenzen** zwischen erregter (depolarisierter) und unerregter Herzmuskulatur können mit Elektroden an der Körperoberfläche gemessen werden. Potenzialdifferenzen sind als **Dipolvektor** (Richtung und Größe der Potenzialdifferenz) darstellbar, der Dipolvektor zeigt dabei definitionsgemäß von Minus nach Plus (vom erregten zum unerregten Gewebe). An jedem Zellverband im Herzen entsteht somit ein Dipolvektor, dessen Richtung und Größe sich während der Herzerregung ständig ändern. Kommt es zu einer Erregungsweiterleitung im Zellverband, so stimmt die Richtung des Dipolvektors mit der Richtung der Erregungsleitung überein. Bei der Erregungsrückbildung kommt es zu einer Ladungsumkehr. Die Richtung des Dipolvektors ist in diesem Fall der Richtung der Erregungsrückbildung genau entgegengesetzt. Solche Einzelvektoren lassen sich zu einem Integralvektor summieren, der Auskunft über die Erregungsleitung im gesamten Herzen gibt. Zeichnet man zu jedem Zeitpunkt der Herzaktion den entsprechenden Integralvektor und verbindet die Pfeilspitzen, so erhält man eine dreidimensionale **Vektorschleife.**

Welche Ableitungsformen gibt es beim EKG?

Bei den EKG-Ableitungen unterscheidet man **Extremitäten- und Brustwandableitungen.** Durch die Projektion der dreidimensionalen Vektorschleife auf verschiedene Abgriffsebenen kommt es zu unterschiedlichen Kurvenformen. Zu den Extremitätenableitungen gehören die bipolaren Standardableitungen nach **Einthoven** sowie die unipolaren Ableitungen nach **Goldberger.** Bei den Brustwandableitungen werden die bipolaren Ableitungen nach **Nehb** und die unipolaren Ableitungen nach **Wilson** unterschieden.

Welche Abschnitte hat ein Herzzyklus im EKG?

Als Beispiel wird hier die Ableitung II nach Einthoven erläutert (Abb. 3.2). Zuerst kommt es zur Ausbildung der **P-Welle,** die durch die Erregungsausbreitung über die Vorhöfe zustande kommt. Erregungswellen laufen von oben nach unten, dementsprechend ist der Integralvektor herzspitzenwärts gerichtet. Die Erregungsbildung im Sinusknoten wird im EKG nicht registriert, denn die dadurch hervorgerufenen Schwankungen des elektrischen Feldes sind nicht stark genug, um an der Körperoberfläche gemessen zu werden. Im Anschluss an die P-Welle kommt eine isoelektrische **PQ-Strecke,** die eine vollständige Erregung der Vorhöfe zum Ausdruck bringt. Kurze Zeit später kommt es zu einer ventrikulären Erregungsausbreitung. Sie beginnt im Kammerseptum an der Stelle, wo His-Bündel nicht mehr isoliert ist und in die Tawara-Schenkel übergeht. Durch diese initiale ventrikuläre Erregungsausbreitung bildet sich ein herzbasiswärts gerichteter Integralvektor, der in Form einer **Q-Spitze** im EKG abgeleitet wird. Kurze Zeit später breitet sich die Erregung in Richtung Herzspitze aus, intramural von innen nach außen. Dies wird in einem prominenten **QRS-Komplex** wiedergegeben. Die ST-Strecke beschreibt den gleichmäßig erregten Zustand der Herzventrikel. Durch die Erregungsrückbildung in den Kammern entsteht die positive **T-Welle.** Da die Repolarisationsgeschwindigkeit in verschiedenen Herzkammerregionen unterschiedlich ist, läuft sie von der Herzspitze in die Richtung der Herzbasis. Weiterhin findet die Erregungsrückbildung in den subepikardialen Myokardschichten früher als in den subendokardialen Schichten statt. Da die Richtung des Integralvektors entgegen der Depolarisationsrichtung ist, ergibt sich daraus ein Dipolvektor, der einen Winkel von etwa 30° zur Horizontalen in die Richtung der Herzbasis hat. Aus diesem Grund ist die T-Welle positiv. Gelegentlich findet man im Anschluss an die T-Welle eine **U-Welle.** Sie tritt unregelmäßig auf und ist der Ausdruck der Erregungsrückbildungen in den Purkinje-Fasern des Erregungsleitungssystems. Während die Erregungsrückbildung in den Herzkammern mit der T-Welle dargestellt wird, wird die Erregungsrückbildung

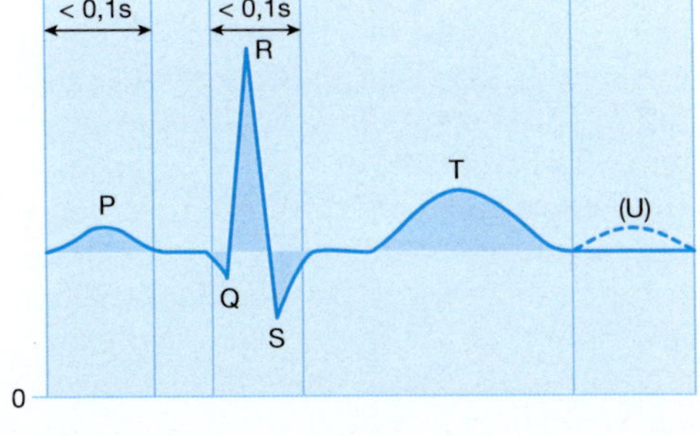

Abb. 3.2 EKG, bipolare Ableitung nach Einthoven II. Über der EKG-Kurve werden die Durchschnittswerte für die Dauer einzelner Abschnitte angegeben [1].

in den Vorhöfen durch den QRS-Komplex überlagert. Der ventrikuläre Integralvektor wird dabei nicht wesentlich beeinflusst.

Welche diagnostischen Hinweise kann ein EKG liefern?

Bei der EKG-Auswertung erhält man u.a. Hinweise zu:
- Herzfrequenz (Normofrequenz, Brady- oder Tachykardie),
- Herzrhythmusstörungen (z.B. Extrasystolen, Blockbildungen, Präexzitationssyndrome, Vorhof- und Kammerflimmern),
- elektrischer Herzachse,
- Hypertrophie (Vorhöfe oder Kammern, Rechts- oder Linksherzhypertrophie),
- Koronarer Herzerkrankung und Herzinfarkt (z.B. Myokardischämie bei Belastung, Infarktlokalisation),
- anderen kardialen oder nicht-kardialen Erkrankungen (z.B. Herzinsuffizienz, Herzvitien, pulmonale Erkrankungen, Elektrolytstörungen).

Wie werden die atrioventrikulären Überleitungsstörungen eingeteilt?

Insgesamt werden drei Schweregrade des AV-Blocks unterschieden. Beim **AV-Block 1. Grades** wird jede Erregung von den Vorhöfen auf die Kammer übertragen. Es kommt dabei jedoch zu einer Verzögerung, das PQ-Intervall ist länger als 200 ms. Beim **AV-Block 2. Grades** kommt es zum intermittierenden Ausfall der Erregungsweiterleitung. Dabei wird entweder nur jede zweite, dritte usw. Erregung weitergeleitet (Typ Mobitz), oder das PQ-Intervall wird immer länger, bis es zu einem Ausfall der Kammererregung kommt (Typ Wenckebach). Kommt es zu einem **totalen AV-Block (3. Grad),** dann schlagen die Vorhöfe und Kammern völlig unabhängig voneinander. Die Frequenz der Vorhöfe stimmt mit der Frequenz des Sinusknotens überein, während die Kammern eine niedrigere Frequenz (tertiäres Automatiezentrum) aufweisen. Der totale AV-Block kann zu einem vorübergehenden Herzstillstand mit Kreislaufkollaps und Bewusstseinsverlust führen (Adams-Stokes-Anfall).

Therapie und Verlauf

Bei einem Verdacht auf eine atrioventrikuläre Überleitungsstörung sollten zunächst alle Medikamente abgesetzt werden, die eine bradykardisierende Wirkung haben. Bei einer akuten symptomatischen Bradykardie sollten die Patienten mittels Monitoring überwacht werden. Zu der medikamentösen Therapie gehört die Gabe von Parasympatholytika (z.B. Atropin) und/ oder Sympathomimetika (z.B. Orciprenalin). Bei einem nicht reversiblen, persistierenden AV-Block ist die **Implantation eines Schrittmachers** indiziert, was auch in diesem Fall empfohlen wird. Regelmäßige Kontrollen sowie das eventuelle Auswechseln der Batterie gehören zu den postoperativen Maßnahmen.

Quintessenz Die elektrischen Ereignisse im Herzen wie Erregungsbildung und -weiterleitung stellen die Grundlage für die Kontraktion des Herzmyokards dar. Durch die Erregungsleitung im Herzen entstehen Potenzialschwankungen im extrazellulären Raum, die bis an die Körperoberfläche weitergeleitet werden und dort mit Hilfe eines EKG aufgezeichnet werden können. Das EKG ist heutzutage aus dem klinischen Alltag nicht mehr wegzudenken. Es gehört zu den grundlegenden diagnostischen Maßnahmen bei kardiologischen Erkrankungen, aber auch zur präoperativen Diagnostik. Es zeichnet sich durch schnelle, unkomplizierte Handhabung aus und wird zu den nicht invasiven diagnostischen Maßnahmen gezählt.

Fall 4

Anamnese

Ein 37-jähriger Mann kommt in die orthopädische Praxis. Gestern habe er seinem Freund beim Umzug geholfen. Beim Schleppen eines Sofas im engen Treppenhaus habe er plötzlich einen sehr starken stechenden Kreuzschmerz verspürt. Dabei strahlte der Schmerz in die Außenseite des rechten Beines bis in die Großzehe aus. Er habe noch bis zum Ende des Tages beim Umzug geholfen, obwohl die Schmerzintensität deutlich zugenommen habe. Am Abend habe er festgestellt, dass die Schmerzen etwas weniger wurden, aber ein leichtes Lähmungsgefühl in den rechten Zehen vorhanden war. In der Nacht habe er außerdem Kribbelgefühle an der Außenseite des rechten Unterschenkels sowie in der Großzehe verspürt, so dass er nicht schlafen konnte. Beim Husten oder Bauchpressen würden die Schmerzen stärker werden.

Aufnahmebefund

Der Patient kommt stark hinkend in das Untersuchungszimmer. Eine orientierende Untersuchung des Herzens, der Lungen und des Abdomens ergibt keinen auffälligen Befund. Der Patient hat keine systemischen Vorerkrankungen und nimmt aktuell keine Medikamente. Bei der neurologischen Untersuchung fallen folgende pathologische Befunde auf: starkes Kribbelgefühl (Parästhesien) und z. T. Taubheitsgefühl (Hypästhesie) lateral an der Schienbeinkante bis hin zur der Spitze der Großzehe. Der Lasègue-Zeichen fällt auf der rechten Seite bei 30° positiv aus. Deutliche Kraftminderung der rechten Zehenheber im Vergleich zur Gegenseite. Bei der Überprüfung der Eigenreflexe lässt sich der Patellarsehnenreflex auf der rechten Seite schwächer als auf der Gegenseite auslösen. Die Achillessehnenreflexe sind allseits gleich und lebhaft auslösbar.

Diagnose

Wie interpretieren Sie die erhobenen Befunde?

Die Ausbreitung der Sensibilitätsstörungen entspricht in diesem Fall dem segmentalen Innervationsbereich von L5. Zur weiteren Sensibilitätsprüfung gehört der Versuch nach **Lasègue:** Dabei wird das gestreckte Bein des liegenden Patienten passiv im Hüftgelenk gebeugt. Liegt eine Wurzelirritation (L5/S1) vor, klagen die Patienten über ausstrahlende Schmerzen im Gesäß und dorsalen Oberschenkel, es kommt zu einer reflektorischen Hemmung der weiteren Beugung.

Welche weiterführenden diagnostischen Maßnahmen veranlassen Sie, um Ihre Verdachtsdiagnose zu bestätigen?

Um die nach der Anamnese und dem neurologischen Befund gestellte Verdachtsdiagnose **Diskusprolaps** auf der Höhe LWK4/5 zu bestätigen, wird eine Magnetresonanztomographie-Untersuchung **(MRT)** veranlasst. Mit dieser Methode kann die Lokalisation und das Ausmaß des Bandscheibenvorfalls genau und zuverlässig beurteilt werden.

Wie sind Reflexe charakterisiert?

Ein **Reflex** wird als die Antwort eines Effektors auf die Erregung von Rezeptoren definiert. Es besteht ein enger Zusammenhang zwischen der Erregung von Rezeptoren und dem qualitativen sowie quantitativen Ausmaß der Reflexantwort. Die Reflexantworten sind dabei keineswegs stereotyp, sondern zeigen mitunter unterschiedliche individuelle Ausprägung. Erst wenn die zentrale Kontrolle über das Reflexgeschehen durch krankhafte Vorgänge vermindert oder aufgehoben wird, kommt es zur Stereotypie.

Der Impuls, der von Rezeptoren aufgenommen und weitergeleitet wird, muss den gesamten **Reflexweg** zurücklegen. Beim Reflexweg handelt es sich um das anatomische **neuronale Substrat** der Reflexantwort. Schematisch dargestellt besteht der Reflexweg aus fünf Anteilen: Rezeptor, afferente Fasern, zwischengeschaltetes Verarbeitungssystem, efferente Fasern und Effektor.

Wie kommt es bei einem monosynaptischen Reflex zu einer Muskelzuckung?

Zu den monosynaptischen Reflexen gehören die **Muskeldehnungsreflexe,** die auch Eigenreflexe genannt werden (z.B. Patellarsehnenreflex). Als Rezeptoren fungieren in diesem Fall die **Muskelspindeln** (Abb. 4.1). Bei deren Aktivierung durch eine Längenzunahme des Muskels (z.B. durch Schlag mit dem Reflexhammer auf die Patellarsehne) kommt es direkt über eine monosynaptische Verschaltung mit den muskelinnervierenden α-Motoneuronen zu einer Reflexantwort, der Muskel kontrahiert sich.

Die Muskelspindel ist in der Lage, die Muskeldehnung bzw. Muskellänge zu messen. Dabei misst sie sowohl die statische Komponente der Muskeldehnung (augenblickliche Länge des Muskels) als auch die dynamische Komponente (Längenänderung in Abhängigkeit von der Zeit). Muskelspindeln sind relativ komplex aufgebaut und bestehen aus einem muskulären und einem nervösen Teil. Beim muskulären Teil handelt es sich um quergestreifte Skelettmuskelzellen, die zur **intrafusalen Muskulatur** gezählt werden (die extrafusale Muskulatur hingegen ist die eigentliche Arbeitsmuskulatur). Die intrafusalen Muskelfasern können wiederum in zwei Typen unterteilt werden: die **Kernsack-** und **Kernkettenfasern.** Die Kernsackfasern

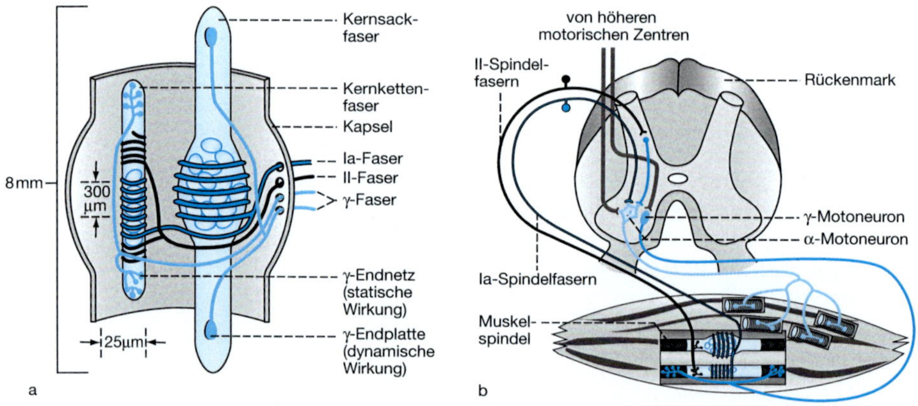

Abb. 4.1 Muskelspindel (a) und Reflexbogen eines Muskeldehnungsreflexes (b), nach [2].

sind v.a. für die Messung des dynamischen Aspekts der Muskellänge zuständig, während die Kernkettenfasern sowohl die statische als auch die dynamische Komponente messen. Die in den Muskelspindeln registrierte Information wird in den afferenten Fasern, die die Muskelspindel innervieren, weitergeleitet – hauptsächlich sind dies Ia-Fasern, zum Teil aber auch sekundäre II-Afferenzfasern.

Wie werden die Reflexe eingeteilt?

Bei den Reflexen werden **Eigen-** und **Fremdreflexe** unterschieden.
Bei **Eigenreflexen** (z.B. Muskeldehnungsreflexe, s. Tab. 4.1) liegen Rezeptor und Effektor im selben Organ. Der Reflexbogen ist **monosynaptisch.** Eigenreflexe ermüden auch bei mehrmaliger Auslösung nicht. Die sehr kurze Refraktärzeit spielt bei der klinischen Überprüfung eine unbedeutende Rolle. Normalerweise stehen die Eigenreflexe unter dem Einfluss hemmender Bahnen aus der Formatio reticularis. Die hemmenden Bahnen verlaufen dabei zusammen mit der Pyramidenbahn im Vorderhorn im Rückenmark. Kommt es zu einer Störung in diesen deszendierenden Bahnen, so werden die Eigenreflexe verstärkt auslösbar. Werden eine oder mehrere Strukturen des Reflexbogens beschädigt, dann kommt es zur Abschwächung oder zum Ausfall des entsprechenden Eigenreflexes. Liegt die Funktionsstörung auf Rückenmarksebene, so kann sie mit Hilfe der klinischen Untersuchung des Reflexstatus lokalisiert werden. In Tab. 4.1 sind die wichtigsten Eigenreflexe der oberen und unteren Extremität aufgelistet, deren Überprüfung zu jeder körperlichen Untersuchung gehört.

Tab. 4.1: Eigenreflexe der oberen und unteren Extremität

Reflex	Nerv	Lokalisation
obere Extremität		
Bizepssehnenreflex	Armplexus, N. musculocutaneus	C5–C6
Radiusperiostreflex	N. radialis	C5–C6
Trizepssehnenreflex	Armplexus, N. radialis	C6–C7
untere Extremität		
Patellarsehnenreflex	N. femoralis	L2–L4
Achillessehnenreflex	N. tibialis	L5–S2

Bei den **Fremdreflexen** (Tab. 4.2) liegen Rezeptor und Effektor in unterschiedlichen Organen. Beispiel für einen Fremdreflex ist die Aktivierung der taktilen Rezeptoren in der Haut. Als Antwort kommt es dann zu einer Zuckung der darunter liegenden Muskulatur. Der Reflexbogen ist dabei **polysynaptisch.** Das bedeutet, dass in der Regel mehrere benachbarte Segmente bei der Verschaltung im Rückenmark eine wichtige Rolle spielen. Bei wiederholter Auslösung kommt es zur Ermüdung durch Habituation. Das Ausmaß der Reflexantwort steht in einer direkten Korrelation zur Intensität des Reizes.

Tab. 4.2: Fremdreflexe an Kopf und Rumpf		
Reflex	**Nerv**	**Reflexzentrum**
Kornealreflex	afferent: N. trigeminus efferent: N. facialis	Medulla oblongata
Pupillenreflex	afferent: N. opticus efferent: N. oculomotorius	Zwischenhirn und Mittelhirn
Bauchhautreflex	afferent: Hautäste der Interkostalnerven 6–12 efferent: Muskeläste der Interkostalnerven 6–12	Th6–Th12

Was versteht man unter dem H-Reflex?

Die klinische Überprüfung der Eigen- und Fremdreflexe gehört zwar zur grundlegenden klinischen Untersuchung und ist mit wenig Aufwand einsetzbar, die Auswertung der Ergebnisse birgt aber einige Probleme. Auf der einer Seite ist dies die subjektive Beurteilung des Ausmaßes der Reflexantwort, auf der anderen Seite die individuell unterschiedliche Art und Weise, wie der Reflexstatus überprüft wird. Um diese Fehlerquellen umgehen zu können, kann ein Reflex mit Hilfe einer elektrischen Nervenreizung ausgelöst werden. Die Reflexantwort kann dabei elektromyographisch erfasst und deren Intensität und Latenzzeit quantitativ bestimmt werden.

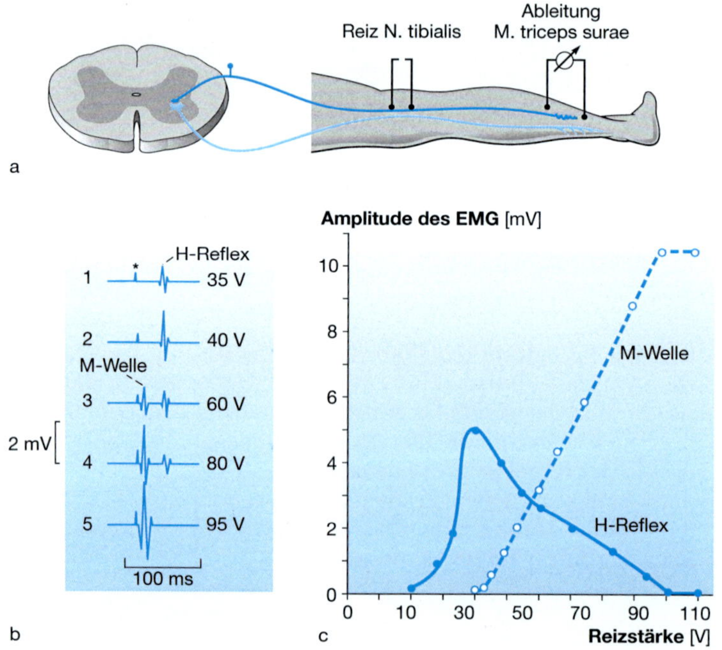

Abb. 4.2 Auslösung (a) und Registrierung (b) des H-Reflexes. Abhängigkeit der Amplitude der H- und M-Welle von der Reizstärke (c) [1].

Für die Auslösung des H-Reflexes (Abb. 4.2) wird der N. tibialis proximal der Kniekehle mit kurz andauernden Rechteckimpulsen durch die Haut gereizt. Bei einer langsamen Zunahme der Reizstärke kommt es zunächst zu der **Aktivierung der afferenten Ia-Fasern,** die eine relativ niedrige Reizschwelle besitzen. Der Reiz wird dabei sowohl orthograd als auch retrograd weitergeleitet. Bei der orthograden Weiterleitung handelt sich um die Weiterleitung in die für diese Fasern „physiologische" Richtung, das bedeutet zum Rückenmark hin. Retrograd wird der Reiz dagegen zu den Muskelspindeln geleitet. Nach der Weiterleitung zum Rückenmark kommt es zur **homonymen Umschaltung.** Homonym bedeutet, dass der Reiz auf die α-Motoneurone desjenigen Muskels projiziert wird, von dessen Muskelspindeln die Ia-Fasern stammen. Dabei kommt es zu einer reflektorischen Zuckung des M. tibialis, die elektromyographisch als eine **H-Welle** registriert wird. Sie ist nach dem Physiologen Paul Hoffmann benannt, der im Jahr 1918 diese Methode zur Auslösung der H-Reflexe erfolgreich eingeführt hat. Die Verschaltung auf Rückenmarksebene sowie die Leitung der Erregung über die Axone der α-Motoneurone benötigt eine gewisse Zeitspanne. Dadurch wird erklärt, dass der H-Reflex mit einer Latenz von etwa 30–35 ms auftritt. Bei höherer Reizstärke kommt es zunächst zur Zunahme der Amplitude der H-Welle. Bei weiterer Steigung der Reizstärke tritt dann mit einer geringen Latenz von 5–10 ms eine andere Welle auf, die sog. **M-Welle.** Das Entstehen dieser Welle wird dadurch erklärt, dass bei Reizen mit höherer Intensität neben den Ia-Fasern auch die Axone der α-Motoneurone, die eine höhere Erregungsschwelle besitzen, **direkt** erregt werden. Auch hier kommt es sowohl zur orthograden als auch zur retrograden Erregungsweiterleitung. Bei den Axonen der α-Motoneurone bedeutet orthograd zum Muskel hin und retrograd zum Rückenmark hin (also genau umgekehrt als bei den Ia-Fasern). Da der Abstand zwischen dem Soleusmuskel und der Kniekehle, in der der Reiz appliziert wird, sehr gering ist, beträgt die Latenzzeit lediglich wenige Millisekunden. Während die Amplitude der M-Welle bei weiterer Zunahme der Reizintensität steigt, kommt es zur Verminderung der H-Welle. Die in den Axonen der α-Motoneurone retrograd geleitete Erregung bewirkt vorübergehende Refraktärität der Fasern. Das bedeutet, dass sie für eine kurze Zeit die Erregung nicht weiterleiten können. Die Impulse, die nach der Erregung der Ia-Fasern entstehen und auf der Rückenmarksebene verschaltet werden, können dementsprechend nicht weitergeleitet werden. Die Amplitude der H-Welle nimmt ab, bis sie schließlich ganz verschwindet.

Therapie und Verlauf

Die magnetresonanztomographische Untersuchung bestätigt die Verdachtsdiagnose eines Bandscheibenvorfalles auf Höhe LWK4/5. Man stellt jedoch nur eine geringfügige Irritation der rechten Spinalnervenwurzel fest. Daher entscheidet man sich im vorliegenden Fall zunächst für eine **konservative Therapie.** Am Anfang der Therapie stehen medikamentöse Schmerzlinderung sowie körperliche Schonung im Mittelpunkt. Ist der Patient schmerzfrei und liegen keine neurologischen Symptome vor, dann kann mit der Physiotherapie begonnen werden. Dabei sollte v.a. die paravertebrale Muskulatur trainiert werden, um eine optimale Körperhaltung zu erreichen.

Liegt eine größere Wurzelirritation vor, dann kommt ein **chirurgischer Eingriff** in Frage. Dabei wird Bandscheibengewebe reseziert, das die Wurzelirritation bedingt. Eine absolute Operationsindikation stellt das **Kaudasyndrom** dar. Das Kaudasyndrom gehört zu den neurologischen Notfällen und ist durch folgende Symptomatik charakterisiert: periphere Lähmung der unteren Extremität, „reithosenartiger" Sensibilitätsausfall, Störungen der spontanen Blasen- und Mastdarmentleerung sowie Impotentia coeundi.

Quintessenz Ein Reflex ist die Antwort der Effektoren des Körpers auf eine Aktivierung von Rezeptoren. Sie spielen eine wichtige Rolle bei vielen Funktionen des Nervensystems als zielgerichtetes motorisches Verhalten. Die Reflexe werden in Eigenreflexe (monosynaptisch verschaltet) und Fremdreflexe (polysynaptisch verschaltet) eingeteilt. Die Überprüfung der Reflexe gehört zu den relativ einfachen, nicht invasiven Untersuchungsmethoden. Sie kann viele wichtige Informationen über die Basisfunktionen des Nervensystems liefern.

Fall 5

Anamnese

Ein 49-jähriger Busfahrer, der völlig beschwerdefrei ist und sich uneingeschränkt leistungsfähig fühlt, kommt zum Arbeitsmediziner. Der Grund ist die fünfjährige Vorsorgeuntersuchung für den Erhalt des LKW- und Busführerscheins.

Aufnahmebefund

49-jähriger Mann in gutem Allgemein- und Ernährungszustand (BMI 25,8 kg/m^2). Auskultations- sowie Perkussionsbefund des Herzens und der Lungen ergeben einen unauffälligen Befund. Herzfrequenz 68 Schläge/min, rhythmische Herzaktion, Herztöne rein, keine Herzgeräusche. Das EKG zeigte einen altersentsprechenden unauffälligen Befund. Bei der Messung des Blutdrucks fallen erhöhte Werte von 155/95 mmHg auf. Bei einer Augenuntersuchung stellte man eine mäßige Sehschärfenminderung im Vergleich zu dem Befund vor fünf Jahren fest. Bei der Spiegelung des Augenhintergrunds fallen geschlängelte prall-gefühlte Netzhautarterien auf, ansonsten keine weiteren Pathologien der Retina.

Diagnose

Wie lautet Ihre Verdachtsdiagnose? Welche weiteren diagnostischen Maßnahmen sind notwendig, um sie zu bestätigen?

Der wichtigste Anhaltspunkt für die weiteren Überlegungen ist **der erhöhte Blutdruck (Hypertonie).** Als nächstes sollte man durch weitere Messungen feststellen, ob es sich um eine manifeste oder eine zufällige Erhöhung des Blutdrucks handelt. Für diesen Zweck hat sich am besten 24-stündige Messung des Blutdrucks bewährt, mit der man außerdem eventuelle tagesabhängige Schwankungen sowie maximale und minimale Werte erfassen kann.

Weitere Befunde

Die 24-stündige Messung des Blutdrucks bestätigte die Verdachtsdiagnose der arteriellen Hypertonie. Der Mittelwert aller gemessenen Werte lag bei 155/90 mmHg. In der Nacht wurden zwar niedrigere Werte von 140/80 mmHg registriert, im Tagesverlauf gab es jedoch Spitzenwerte von 185/105 mmHg.

Aus welchen Anteilen besteht das Gefäßsystem?

Das gesamte Gefäßsystem besteht aus drei hintereinander geschalteten Anteilen (Abb. 5.1).

Zum **Hochdrucksystem** werden die linke Herzkammer in der Systole sowie das anschließende arterielle Gefäßsystem bis zum Ende der Arteriolen gezählt. Das Hochdrucksystem ist für den schnellen Transport des Blutes vom Herzen bis zu den einzelnen Organen sowie in die peripheren Geweben zuständig. Wie der Name schon sagt, herrscht in diesem Gefäßteil ein hoher Druck. Infolge der geringen Dehnbarkeit (um dem hohen Druck standzuhalten) enthält das Hochdrucksystem nur etwa 15–20 % des gesamten Blutvolumens. Um einen kontinuierlichen Blutfluss zu gewährleisten, tritt die Windkesselfunktion der Aorta in Erscheinung. Während der Austreibungsphase der Systole wird durch die Ausdehnung des elastischen Aortenbogens etwa die Hälfte des Schlagvolumens gespeichert. Während der Diastole entdehnt sich die Aortenwand wieder, so dass das vorher gespeicherte Volumen weiterbefördert wird. Dadurch kann erklärt werden, dass der systolische Druck im Blutkreislauf etwa 80 mmHg beträgt und nicht fast auf Null absinkt, wie dies in der linken Herzkammer der Fall ist. Da mit steigendem Alter die Dehnbarkeit der Aorta abnimmt, kommt es zur Einschränkung der Windkesselfunktion, was in einem Anstieg des mittleren Blutdrucks resultiert.

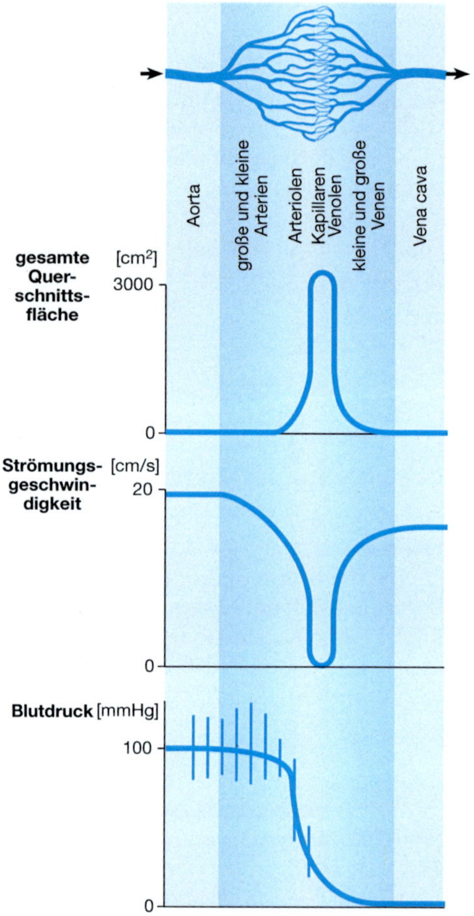

Abb. 5.1 Die einzelnen Abschnitte des Gefäßsystems [1].

An das Hochdrucksystem schließt sich die **terminale Strombahn** an. Dazu gehören alle Blutgefäße der **Mikrozirkulation,** deren mittlerer Durchmesser definitionsgemäß im Bereich von 30–50 µm liegt. Somit werden zur Mikrozirkulation die terminalen Arteriolen, Kapillaren, postkapilläre Venolen und Sammelvenolen gezählt. Die wichtigste Funktion der terminalen Strombahn ist der Austausch von Atemgasen, Nährstoffen und Flüssigkeit, der dabei nach dem Prinzip der Diffusion stattfindet. Im Kapillarbett sind die Voraussetzungen für die Diffusion optimal: große Diffusionsflächen, niedrige Strömungsgeschwindigkeiten, dünne Gefäßwände, sowie sehr starke Gefäßaufzweigung. Die Perfusion der Kapillargefäße wird über die Vasomotorik der davor geschalteten Arteriolen reguliert.

Von den Gefäßen der Mikrozirkulation gelangt das Blut in das **Niederdrucksystem.** Dies sind die Kapazitätsgefäße des Kreislaufs, denn sie enthalten etwa 85% des Blutvolumens. Der mittlere Druck in den Venolen beträgt 15–20 mmHg. Im weiteren Verlauf des Niederdrucksystems sinkt der Druck weiter ab, bis er schließlich im rechten Vorhof nur noch 2–4 mmHg beträgt (zentraler Venendruck).

Welche Mechanismen sind an der Kreislaufregulation beteiligt?

Der Druck im Blutkreislauf wird bei gesunden Personen genau und zuverlässig reguliert, denn davon hängt die adäquate Versorgung von Organsystemen und Geweben mit Sauerstoff und Stoffwechselsubstraten ab. Zu den wichtigsten Mechanismen der Kreislaufregulation gehören nerval-humorale Durchblutungsregulation, Regulation durch Mechanismen in der Peripherie sowie Regulation über Kreislaufreflexe.

Bei der **nerval-humoralen Durchblutungsregulation** handelt es sich um eine zentrale Steuerung über das vegetative Nervensystem. Das Herz und die Gefäße stehen unter sympathischer und z.T. auch parasympathischer Steuerung. Ziel der vegetativen Regulierung ist die Einstellung des Herzminutenvolumens (Produkt aus Herzfrequenz und kardialem Auswurfvolumen) sowie des Gefäßwiderstands. Dabei spielt v.a. der Sympathikus eine wichtige Rolle. Alle Gefäße außer dem Kapillarbett sind sympathisch innerviert. Durch die Tonusänderung der intramuralen glatten Muskulatur der Arteriolen können Gefäßwiderstand sowie Filtration-Reabsorption-Eigenschaften geändert werden. Die sympathische Innervation der Venolen und Venen bewirkt eine Änderung der Kapazität und somit die unterschiedliche Herzfüllung. Als Transmitter fungieren dabei Noradrenalin sowie in geringem Maße Adrenalin. Noradrenalin bindet an konstriktorische α_1-Rezeptoren, die in hoher Zahl in Gefäßen vorkommen. Adrenalin aktiviert in niedrigen Konzentrationen dilatierende β-Rezeptoren. In höheren Konzentrationen werden wiederum α_1-Rezeptoren vorrangig aktiviert.

Die **durchblutungsregulierenden Mechanismen in der Peripherie** sind räumlich begrenzt und dienen der Anpassung der Durchblutung an den lokalen Bedarf, wobei die Regulierung außerordentlich schnell stattfindet. In Abhängigkeit von der funktionellen zellulären Aktivierung kommt es zur Freisetzung lokaler Faktoren, die eine Vasodilatation der Widerstandsgefäße bewirken. Zu den schnellsten Regulationsmechanismen gehört die direkte Verknüpfung von zellulärem Aktionspotential und Vasodilatation. Dies spielt v.a. im Gehirn und im geringen Maße in Herz- und Skelettmuskulatur eine Rolle. Die Vasodilatation wird durch den Anstieg der extrazellulären K^+-Konzentration ausgelöst. Dadurch wird die adäquate Versorgung des Gehirns auf eine sehr schnelle und sensible Weise sichergestellt. Durch die metabolische Aktivität des Gewebes entstehen Wasserstoffionen sowie durch ATP-Spaltung Adenosin und Phosphat, welche ebenfalls direkte vasodilatatorische Wirkung entfalten. Die Autoregulation ist dafür zuständig, dass die Dilatation dabei nicht einen bestimmten Grenzwert überschreitet: Bei einer übermäßigen Steigerung des Perfusionsdrucks kommt es automatisch zu Konstriktion. Zu den anderen regulierenden Faktoren gehören die Gewebshormone. So wirkt Angiotensin II direkt konstringierend und verstärkt darüber hinaus die gefäßkonstriktorische Wirkung des Sympathikus. Histamin und Bradykinin sind relativ starke Dilatatoren. Zudem sind sie in der Lage, die Gefäßpermeabilität zu steigern. Zu den weiteren dilatativ wirkenden Substanzen gehören Prostazyklin, EDRF (endothelium derived relaxing factor) usw., welche in den Endothelzellen gebildet werden.

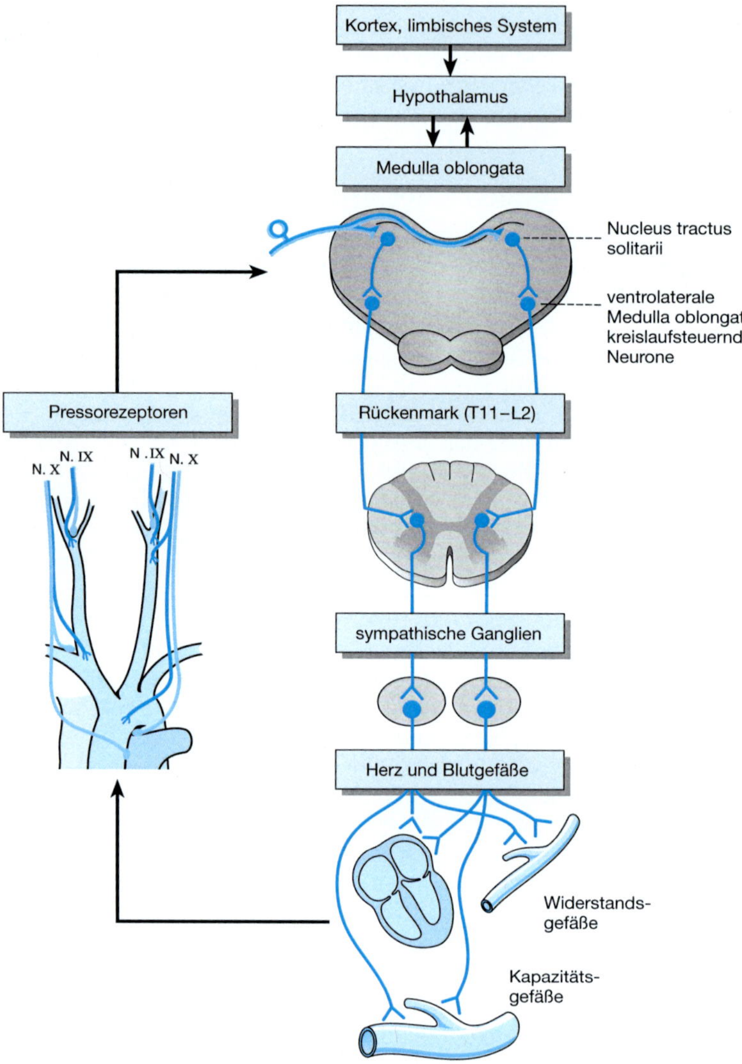

Abb. 5.2 Schematische Darstellung der kurzfristigen Kreislaufregulation [1].

Einige **Kreislaufreflexe** sind an der kurzfristigen Blutdruckregulation beteiligt (Abb. 5.2). So messen die Barorezeptoren (Druckrezeptoren) im Karotissinus an der Karotisgabel und im Aortenbogen permanent den Blutdruck. Die gewonnenen Informationen werden über die afferenten Fasern des N. glossopharyngeus und N. vagus den kreislaufsteuernden Neuronen in der Medulla oblongata zugeleitet. Die Efferenzen aus der Medulla oblongata bestimmen die Sympathikus- und Vagusaktivität, wodurch die Aktivität des Herzens und der Tonus der Gefäße reguliert wird. Diese Kreislaufreflexe sind an der Orthostase maßgeblich beteiligt. Beim Aufstehen in die aufrechte Position kommt es zu einer plötzlichen Umverteilung des Bluts in die unteren Körperpartien. So wird manchen Leuten etwa v.a. in den Morgenstunden schwarz vor Augen, wenn sie plötzlich aufstehen. Durch das Versacken des Bluts wird der venöse Rückstrom zum Herzen kleiner, der Druck an den Barorezeptoren sinkt. Dies wird im Kreislaufzentrum in der Medulla oblongata umgehend registriert und mit einer Sympathikusaktivierung beantwortet. Durch die Konstriktion der Widerstandsgefäße kommt es innerhalb weniger Sekunden zum Anstieg des diastolischen Drucks um wenige mmHg. Die Orthostase kann klinisch mit Hilfe des Schellong-Tests überprüft werden, indem Blutdruck und Herzfrequenz im Liegen und nach dem Aufstehen gemessen werden.

Bei der **langfristigen Blutdruckregulation** steht die Volumenregulation über renale Ausscheidung im Vordergrund. Durch die vermehrte oder verminderte Ausscheidung von Wasser und Elektrolyten kann das zirkulierende Blutvolumen geändert werden. Die Änderungen des Blutvolumens bewirken eine unterschiedliche venöse Füllung, was wiederum die Auswurfleistung des Herzens beeinflusst. Bei erhöhtem Blutdruck, der durch ein zu hohes Blutvolumen verursacht wird, werden die kardiopulmonalen Rezeptoren aktiviert. Es handelt sich um Volumenrezeptoren, die sich im Niederdrucksystem befinden, hauptsächlich in den beiden Herzvorhöfen und in den Pulmonalarterien. Der N. vagus leitet ihre Afferenzen nach zentral. Als Antwort auf den erhöhten Blutdruck wird auf der einen Seite der sympathische Teil des vegetativen Nervensystems gehemmt, auf der anderen Seite wird die Ausschüttung von antidiuretischem Hormon (ADH) und Renin vermindert. Die Nieren scheiden mehr Flüssigkeit aus, und der Blutdruck sinkt wieder.

Wodurch kommt es zum pathologisch erhöhten Bluthochdruck?

Ätiologie und Pathogenese der arteriellen Hypertonie sind weiterhin zum großen Teil ungeklärt. Bei 90 % aller Fälle handelt es sich um eine **essentielle Hypertonie.** Bei der Entstehung der Erkrankung spielen viele Faktoren, wie genetische Prädisposition, Umwelteinflüsse, Kochsalzkonsum, Begleiterkrankungen, Rauchen, Alkoholkonsum usw. eine Rolle. Bei einem viel geringeren Teil (5–10 % der Hypertoniker) liegt eine **sekundäre Hypertonie** vor, z. B. durch eine renale Erkrankung wie Nierenarterienstenose oder renoparenchymatöse Hypertonie, bei der es zur Wasser- und Salzretention infolge verminderter Ausscheidungskapazität der Nieren kommt. Zu den weiteren möglichen Ursachen von arterieller Hypertonie gehören endokrine Erkrankungen (z. B. Phäochromozytom), neurogene Ursachen (z. B. erhöhter Hirndruck) und Schwangerschaft.

Die Hypertonie wird von der Weltgesundheitsorganisation als Erhöhung des systolischen Blutdruckwerts auf über 140 mmHg und/oder des diastolischen Wertes auf über 95 mmHg definiert. Die korrekte Diagnose erfordert **mehrfache** Messungen an verschiedenen Tagen unter Ruhebedingungen, gegebenenfalls sind Langzeitmessungen angezeigt. Normalerweise wird der Blutdruck mit Hilfe einer Blutdruckmanschette (nach Riva-Rocci) und eines Stethoskops (nach Korotkow) durchgeführt. Bei dieser unblutigen, nicht invasiven Messmethode sollte auf ein angemessenes Verhältnis zwischen Manschettenbreite und Armumfang geachtet werden.

Therapie und Verlauf

Das Therapieziel bei Hypertoniepatienten ist die Normalisierung des Blutdrucks mit möglichst einfachen und nebenwirkungsarmen Methoden. Bei leichteren Formen des Blutdrucks sollte zunächst ein Therapieversuch ohne Medikamente gestartet werden. Dazu gehören Gewichtsabnahme und körperliche Aktivität wie mildes Ausdauertraining. Man sollte auf eine salzarme Diät achten, denn etwa die Hälfte aller Patienten sprechen gut auf eine Kochsalzreduktion an. Weiterhin sollten Risikofaktoren ausgeschaltet oder zumindest eingeschränkt werden. Dazu gehört Nikotinkarenz, Einschränkung des Alkoholkonsums und Stressvermeidung. Für die medikamentöse Therapie sind folgende Arzneimittel geeignet: Diuretika, β-Adrenozeptorantagonisten, Hemmstoffe des Renin-Angiotensin-Systems und Vasodilatanzien. Je nach Schwere der Krankheit wird entweder eine Monotherapie oder eine Kombination aus verschiedenen Medikamenten empfohlen.

Wird die Hypertonie nicht ausreichend therapiert, so ist der weitere Verlauf mit zahlreichen z.T. schweren Komplikationen verbunden. So entwickeln etwa 50–60 % aller Hypertoniker eine frühzeitige **Arteriosklerose.** Durch die dauernde Mehrbelastung kommt es zur Kardiomyopathie mit Linksherzinsuffizienz und koronarer Herzkrankheit. Diese pathologischen Herzveränderungen sind die Todesursache bei etwa 2/3 aller betroffenen Patienten. Weiterhin kann es zu Schlaganfall und Herzinfarkt kommen. Aus diesem Grund ist es sehr wichtig, die Hypertonie möglichst frühzeitig zu diagnostizieren, um die erwähnten Folgeschäden zu vermeiden.

Quintessenz Die Hypertonie gehört zu den häufigsten Erkrankungen der industrialisierten Länder – jede zehnte bis fünfte Person leidet daran. Nur in wenigen Fällen (ca. 10 %) ist die Ursache bekannt. Man vermutet, dass in den meisten Fällen ursächlich eine Dysregulation des Blutdrucks vorliegt. In mehr als der Hälfte aller Fälle wird die Hypertonie vererbt. Als begünstigende Faktoren für die Entstehung der Hypertonie spielen Stress, Rauchen und Ernährungsfaktoren (Salz-, Kaffee- und Alkoholkonsum, Übergewicht) eine wichtige Rolle. Zu den Komplikationen der unbehandelten Hypertonie gehört eine frühzeitige Schädigung des Gefäßsystems – die Arteriosklerose.

Fall 6

Anamnese

Eine 56-jährige Verkäuferin stellt sich bei ihrer Hausärztin aufgrund zunehmender Müdigkeit vor. Bereits ein wenig Treppensteigen stelle für sie eine große Anstrengung dar und rufe Atemnot und Herzklopfen hervor. Weiterhin klagt sie über eine erhöhte Infektanfälligkeit, an der sie seit ca. einem Jahr leide. Der Hauptgrund des Praxisbesuches ist aber ein quälender Juckreiz. Die Beschwerden führt die Patientin zum Teil auf die Medikamente zurück, die sie wegen eines Diabetes mellitus Typ 2 und einer arteriellen Hypertonie einnimmt. Die beiden Grunderkrankungen wurden bei ihr vor knapp zwei Jahren diagnostiziert. Auf Nachfragen der Ärztin gibt sie an, die Medikamente nicht regelmäßig einzunehmen.

Aufnahmebefund

56-jährige, leicht adipöse Patientin in gutem Ernährungs- und leicht eingeschränktem Allgemeinzustand. Bei der körperlichen Untersuchung fällt ein erhöhter Blutdruck von 160/95 mmHg auf; die Herzfrequenz beträgt 82/min. Körpertemperatur 36,8 °C, Atemfrequenz 28/min. Kopf und Hals ebenso wie Haut und Schleimhäute unauffällig, kein Sklerenikterus, Herztöne rein, rhythmisch, Lunge: Rasselgeräusche beidseits. Abdomen weich, keine Abwehrspannung, alle peripheren Pulse tastbar, Ödeme an beiden Beinen. Neurologischer Status orientierend unauffällig.

Diagnose

Welche Diagnostik ist erforderlich?

Die von der Patientin geschilderten Beschwerden wie Leistungsknick, Infektanfälligkeit sowie Juckreiz sind recht unspezifisch und geben keinen eindeutigen Hinweis auf eine bestimmte Erkrankung. Da die Patientin sehr selten die Praxis aufsucht, nutzt die Hausärztin die Gelegenheit, die Patientin gründlicher zu untersuchen. Sie veranlasst eine **Blutuntersuchung** und führt eine **Ultraschalluntersuchung der Oberbauchorgane** durch.

Weitere Befunde

Laborwerte:

Laborwert	Abk.	Wert	Referenzbereich	Befund
Hämoglobin	Hb	8,1 g/dl	12–15 g/dl (Frauen)	Anämie
Kalium	K^+	5,6 mmol/l	3,5–5,4 mmol/l	grenzwertige Hyperkaliämie
Phosphat	Ph	2,4 mmol/l	0,83–1,67 mmol/l	Hyperphosphatämie
sonstige Elektrolyte im Referenzbereich				
Creatinin	Crea	5,8 mg/dl	< 0,9 mg/dl (Frauen)	Kreatininretention
Harnstoff	Harnstoff	27,2 mmol/l	3,3–6,7 mmol/l	Harnstoff erhöht
Glucose	Glc	182 mg/dl	70–100 mg/dl	Hyperglykämie, nüchtern
Glykosyliertes Hämoglobin	HbA_{1C}	8,2%	< 6%	Blutzucker-Langzeitwert erhöht

Oberbauchsonographie: Nieren beidseits verkleinert mit unregelmäßiger Oberfläche, Nierenparenchym verschmälert und echodicht, in der linken Niere findet man außerdem zwei kleine echoarme Raumforderungen, die am ehesten unspezifische Zysten sind. Es besteht eine leichte Nierenbeckenstauung beidseits. Leber leicht vergrößert und verfettet. Keine intraabdominelle freie Flüssigkeit.

Welche Verdachtsdiagnose lässt sich aufgrund dieser Anamnese und Befunde stellen?

Vor allem die Laborwerte und die Ultraschalluntersuchung weisen darauf hin, dass die Nierenfunktion bei der Patientin deutlich eingeschränkt ist. Offenbar handelt es sich um eine langsam progrediente Erkrankung. Die erste Verdachtsdiagnose lautet demnach **chronische Niereninsuffizienz.**

Welche Rolle haben die Nieren bei der Bildung von Erythrozyten?

Die Bildung von Erythrozyten wird als **Hämatopoese** bezeichnet. Die Stoffe, die dabei eine Rolle spielen, heißen hämatopoetische Stoffe. Zu den am stärksten hämatopoetisch wirksamen Stoffen gehört das **Erythropoetin** (Abb. 6.1). Es handelt sich dabei um ein Glykoproteinhormon mit einem Molekulargewicht von ca. 30 kDa. Es wird hauptsächlich in der Niere gebildet, und zwar in den peritubulär gelegenen fibroblastenähnlichen Zellen. In der Fetalzeit wird es allerdings im Leberparenchym gebildet. Seine erythropoetische Wirkung besteht darin, dass die Apoptose von erythrozytären Vorläuferzellen im Knochenmark verhindert wird. Weiterhin werden die Vorläuferzellen zur Proliferation und Differenzierung angeregt. Der wichtigste Stimulus für die Synthese und Freisetzung von Erythropoietin ist der **Sauerstoffmangel.** Dadurch erklärt sich die erhöhte Hämoglobinkonzentration während des Aufenthalts von einigen Tagen bis Wochen in großer Höhe. Dieses Phänomen wird als Höhenakklimatisation bezeichnet.

Die Erkrankungen, die eine Schädigung des Nierenparenchyms hervorrufen, gehen mit einer erniedrigten Hämoglobinkonzentration einher. Diese Form der Anämie

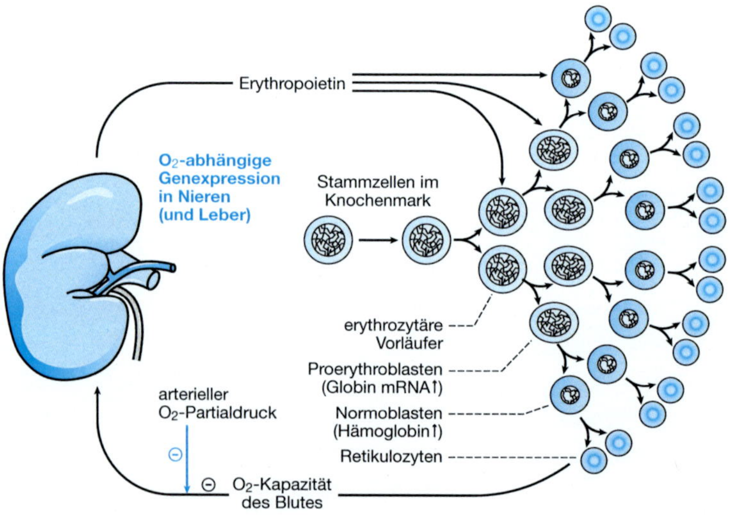

Abb. 6.1 Regelkreis der Erythropoese, nach [2].

wird als **renale Anämie** bezeichnet und ist auf eine erniedrigte Konzentration von Erythropoetin zurückzuführen. In schweren Fällen kann rekombinant hergestelltes Erythropoetin medikamentös eingesetzt werden, um die Anämie zu behandeln. Das Auftreten der renalen Anämie erklärt die rasche Ermüdbarkeit und herabgesetzte körperliche Belastbarkeit der Patientin.

Wieso leiden die Patienten mit chronischer Niereninsuffizienz an Bluthochdruck?

Dem Blutdruck bei Patienten mit chronischer Niereninsuffizienz liegen mehrere pathophysiologische Mechanismen zugrunde. Die herabgesetzte renale Ausscheidungsfunktion bewirkt eine **Natrium- und Wasserretention.** Dadurch erhöht sich das zirkulierende Blutvolumen, wodurch es unweigerlich zum Anstieg des Blutdrucks kommt. Auf der anderen Seite kommt es zur pathologischen Aktivierung des **Renin-Angiotensin-Aldosteron-Systems** (Abb. 6.2). Durch die Einwirkung der Proteinase Renin entsteht aus Angiotensinogen Angiotensin I, welches das Angiotensin-Converting-Enzym zu Angiotensin II umwandelt. Die erhöhte Konzentration von Angiotensin II bewirkt eine Zunahme der NaCl-Resorption im proximalen Tubulus und eine vermehrte Aldosteronsekretion aus der Nebennierenrinde. Dies verschlimmert den bereits entgleisten Elektrolyt- und Wasserhaushalt. Auch die direkte vasokonstriktorische Wirkung von Angiotensin II trägt zur Entstehung des Bluthochdrucks bei.
Bleibt die chronische Niereninsuffizienz unbehandelt, dann schreitet der Untergang des Nierenparenchyms unbehindert fort. Dementsprechend sinkt die lokale Konzentration von **Prostaglandinen,** die in den Zellen des Nierenmarks gebildet werden. Deren vasodilatatorische sowie saluretische Wirkung bleibt aus.

Therapie und Verlauf

Eine Niereninsuffizienz muss sowohl kausal als auch symptomatisch therapiert werden. Kausal steht bei unserer Patientin die Senkung des Blutdrucks und die Einstellung des nierenschädigenden Diabetes mellitus im Mittelpunkt.
Symptomatisch kommen verschiedene Maßnahmen in Frage: ausreichend bilanzierte Flüssigkeitszufuhr, Unterstützung der Diurese (Harnausscheidung) durch Diuretika, Korrektur einer Azidose durch Bikarbonat, Gabe von Kalziumkarbonat und Calcitriol zur Korrektur des Kalzium-Phosphat-Ungleichgewichts, Gabe von gentechnisch hergestelltem Erythropoetin zur Behandlung der Anämie u.a.
Im Endstadium mit dem irreversiblen Untergang des Nierenparenchyms bleibt nur noch der Nierenersatz, entweder durch Transplantation oder durch apparative Maßnahmen (z.B. Dialyse).

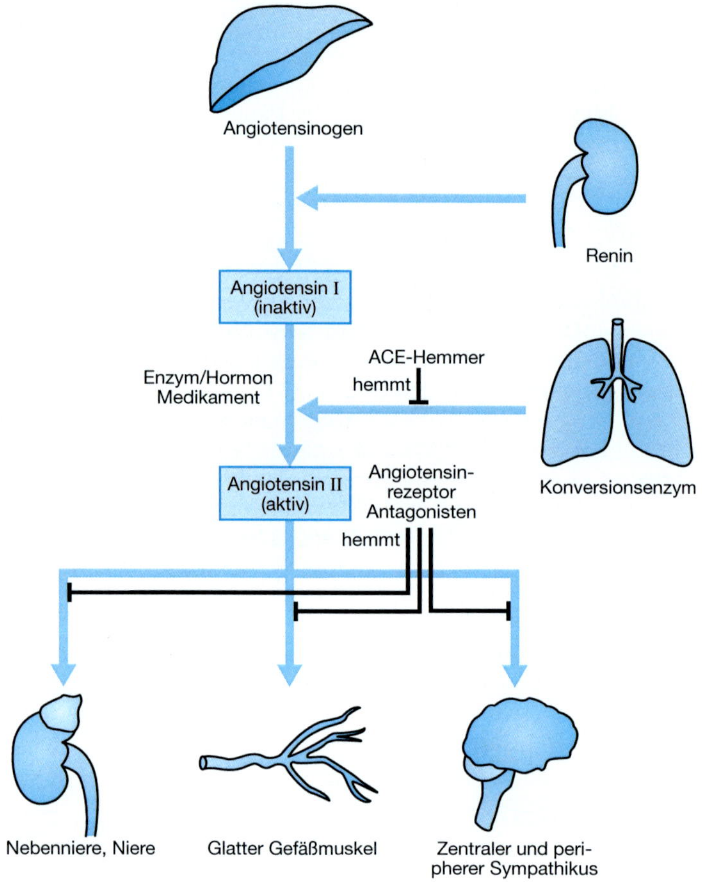

Abb. 6.2 Die Bedeutung des Renin-Angiotensin-Systems beim Entstehen der Hypertonie sowie seine pharmakologischen Hemmstoffe, nach [2].

Quintessenz Eine der Hauptfunktionen der Nieren ist die Regulierung des Elektrolyt- und Wasserhaushalts. Dies ist jedoch nicht ihre einzige Aufgabe. Durch die Freisetzung von Erythropoetin beteiligen sich die Nieren maßgeblich an der Regulation der Erythrozytenbildung. Weiterhin nehmen sie durch die Bildung und Freisetzung von kreislaufaktiven Hormonen an der Blutdruckregulation teil. Kommt es zur pathologischen Einschränkung der Nierenfunktion, so zeigen die Patienten in der Regel mehrere Symptome. Dazu gehören neben der Entgleisung der Elektrolyte Anämie sowie Bluthochdruck.

Fall 7

Anamnese

Ein 61-jähriger Rentner kommt zu seinem Hausarzt aufgrund rezidivierender Oberbauchbeschwerden seit etwa sechs Monaten. Die Schmerzen treten v.a. nach dem Essen auf und strahlen dabei gürtelförmig bis in den Rücken aus. Die Schmerzen sind häufig mit Übelkeit, Völlegefühl und Bauchblähungen verbunden. In der letzten Zeit habe er etwa neun Kilogramm an Gewicht verloren. Den Gewichtsverlust führt er auf mangelnden Appetit zurück.

Aufnahmebefund

61-jähriger Patient in gutem Allgemeinzustand und reduziertem Ernährungszustand. Körpertemperatur 37,2 °C. Das Körpergewicht beträgt 52 kg bei einer Körpergröße von 174 cm (BMI 17 kg/m^2). Bei der Palpation des Abdomens fällt eine elastische Spannung der Oberbauchdecke („Gummibauch") auf, keine eindeutige Abwehrspannung. Es besteht eine diffuse mäßige Druckschmerzhaftigkeit. Bei der Auskultation des Abdomens finden sich lebhafte Peristaltikgeräusche in allen vier Abdomenquadranten. Die restliche körperliche Untersuchung ergibt einen unauffälligen Befund.

Welche weiteren diagnostischen Maßnahmen veranlassen Sie?

Es sollten zunächst allgemeine diagnostische Maßnahmen wie ein **Labor** veranlasst werden. Neben den allgemeinen Laborparametern werden die spezifischen Werte von Leber und Bauchspeicheldrüse angefordert. Gleichzeitig wird die Bestimmung von Chymotrypsin und Elastase im Stuhl durchgeführt. Weiterhin sollte im vorliegenden Fall die **Sonographie des Abdomens** durchgeführt werden. Dabei können pathologische Veränderungen von Oberbauchorganen sowie freie Flüssigkeit im Abdomen erfasst werden.

Untersuchungsbefunde

Labor: Es findet sich eine deutliche Erhöhung der Pankreasenzyme Lipase, Elastase und Amylase. Auch die Leberwerte liegen oberhalb des Referenzbereichs. Bei den allgemeinen Laborwerten fällt eine stark erhöhte Blutglukose auf. Die restlichen Werte liegen innerhalb des Referenzbereichs.

Stuhluntersuchung: Die Konzentrationen von Chymotrypsin und Elastase sind deutlich erniedrigt.

Abdomensonographie: Es findet sich ausgedehnte Verkalkungen der Bauchspeicheldrüse. Als ein weiterer pathologischer Befund fällt die Verkleinerung und Verfettung der Leber mit einer unregelmäßigen Oberfläche auf. Keine freie Flüssigkeit.

Diagnose

Welche Diagnose würden Sie anhand der vorliegenden Befunde sowie der Patientenanamnese stellen?

Die erhobenen Untersuchungsbefunde liefern einen eindeutigen Hinweis auf eine **Störung der Bauchspeicheldrüse.** Dafür sprechen die pathologischen Ergebnisse der Labor- und Stuhluntersuchung. Es handelt sich in diesem Fall um eine **chronische Pankreatitis** mit einer starken Beeinträchtigung der pankreatischen Funktionen. Als häufige Ursache käme z.B. ein Alkoholabusus in Frage.

Wie ist die Bauchspeicheldrüse anatomisch aufgebaut?

Die Bauchspeicheldrüse ist S-förmig und liegt retroperitoneal zwischen der Konkavität des Duodenums und der Milz. Sie wird in Pankreaskopf, -körper und -schwanz eingeteilt.

Die Bauchspeicheldrüse ist eine gemischt **exokrin-endokrine Drüse,** wobei der exokrine Anteil überwiegt. Zytoarchitektonisch ähnelt das exokrine Pankreas den kleinen Speicheldrüsen. Es handelt sich um eine azinöse, rein seröse Drüse. Die den Pankreassaft produzierenden Drüsenzellen bilden Azini. Diese Endstücke setzen sich in Schaltstücke fort. Im weiteren Verlauf treten dann die Ausführungsgänge auf, deren Wandepithelien morphologische Unterschiede zu denen der Schaltstücke aufweisen. Schließlich münden alle kleineren Ausführungsgänge in den Hauptausführungsgang, der quer über den gesamten Drüsenkörper verläuft und Ductus pancreaticus genannt wird.

Mitten im exokrin tätigen Teil der Bauchspeicheldrüse sind die **Langerhans-Inseln** verteilt. Es handelt sich dabei um kleine endokrine Epithelkomplexe, die aus unterschiedlichen Zellen aufgebaut sind. Die einzelnen Langerhans-Inseln werden von Bindegewebe umhüllt, das zahlreiche Blutkapillaren enthält. So gelangen die dort gebildeten Hormone in den Körperkreislauf und können dann ihre Wirkung entfalten.

Welche Rolle spielt die Bauchspeicheldrüse bei der Verdauung?

Der exokrine Anteil des Pankreas nimmt eine wichtige Stellung bei der Verdauung ein. Täglich werden etwa 2 Liter **Pankreassaft** produziert und in das Lumen des Magen-Darm-Trakts sezerniert. Der Pankreassaft enthält eine Reihe von **hydrolytischen Enzymen** (Tab. 7.1), die in den Pankreasazini synthetisiert und zunächst intrazellular in den Zymogengranula gespeichert werden.

Tab. 7.1: Hydrolytische Enzyme des Pankreassaftes

Proenzym	Enzym	Substrate	Spaltprodukte
Trypsinogen	Trypsin	Proteine, Polypeptide	Poly-, Oligopeptide
Chymotrypsinogen	Chymotrypsin	Proteine, Polypeptide	Poly-, Oligopeptide
Proelastase	Elastase	Proteine, Elastase	Poly-, Oligopeptide
Proexopeptidasen	Exopeptidasen	Poly-, Oligopeptide	Aminosäuren
	Lipase	Triazylglyzerole	Fettsäuren, Monoazylglyzerole
Prophospholipase A	Phospholipase A	Phospholipide	Fettsäuren
	α-Amylase	Stärke, Glykogen	Oligosaccharide, Maltose
	Maltase	Maltose	Glukose
	Ribo- und Desoxyribonukleasen	RNA, DNA	Nukleotide

Etwa 90 % der Pankreasenzyme sind proteolytische Enzyme: Endo- und Exopeptidasen. Die meisten Enzyme werden als **inaktive Vorstufen** synthetisiert und freigesetzt. Die Aktivierung im Lumen des Magen-Darm-Trakts erfolgt durch ein Enzym, das sich an der luminalen Zellmembran der Duodenalschleimhaut befindet. Es handelt sich um die Enteropeptidase, die v.a. aus Trypsinogen das biologisch aktive

Trypsin bildet. Trypsin zeichnet sich durch eine Autokatalyse aus und ist in der Lage, die anderen inaktiven Enzymvorstufen durch proteolytische Spaltung zu aktivieren. Die Tatsache, dass die meisten Enzyme im Pankreas in einer inaktiven Form gebildet werden, erklärt, dass es im Pankreas bei gesunden Personen zu **keiner Selbstverdauung** (Autodigestion) kommt. Weiterhin wird vorzeitige Trypsinbildung und somit die Autodigestion durch die Anwesenheit von Trypsininhibitoren in den Ausführungsgängen der Bauchspeicheldrüse verhindert.

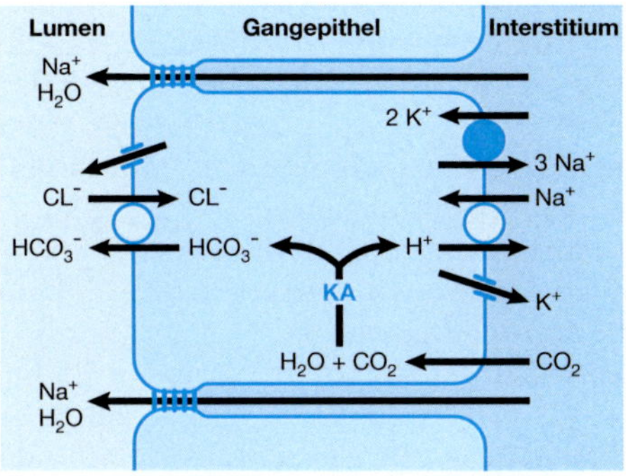

Abb. 7.1 Schematische Darstellung des Elektrolyttransports in den pankreatischen Ausführungsgängen, nach [2].

Zu den weiteren Hauptbestandteilen des Pankreassaftes gehören Elektrolyte: Cl^-- und HCO_3^--Anionen sowie Na^+- und K^+-Kationen. Im Vergleich zum Blutplasma ist der Pankreassaft isoton. Die Konzentration von den einzelnen Ionen kann zwar in Abhängigkeit von der aktuellen Sekretionsrate variieren, die Gesamtosmolarität bleibt jedoch konstant. Die HCO_3^--Sekretion findet in der Bauchspeicheldrüse in den Ausführungsgängen statt (Abb. 7.1). Die Menge des sezernierten Bikarbonats hängt von der Na^+-K^+-ATPase ab. Das Bikarbonat wird dabei über einen luminalen HCO_3^-/Cl^--Austauscher sezerniert. Es spielt die entscheidende Rolle bei der Neutralisation des sauren Speisebreis, der aus dem Magen in den Zwölffingerdarm gelangt. Da die duodenale Schleimhaut über keine Schutzmechanismen verfügt, wie dies im Magen der Fall ist, kann es bei vermindertem HCO_3^--Gehalt des Pankreassaftes zu einem Geschwür des Zwölffingerdarms (Ulcus duodeni) kommen.

Wie kann die Sekretion des Pankreassaftes stimuliert werden?

Die Sekretionsrate des Pankreassaftes ist nicht konstant. In der digestiven Phase steigt sie an. Der Anstieg der Sekretionsrate ist auf die **vagale Aktivierung** durch das vegetative Nervensystem sowie auf die Wirkung des **Cholezystokinins** zurückzuführen. Cholezystokinin gehört zu den klassischen gastrointestinalen Hormonen und wird in den sog. I-Zellen im Duodenum und Jejunum synthetisiert. Gelangen Proteinabbauprodukte und langkettige Fettsäuren in den Zwölffingerdarm, werden die I-Zellen aktiviert und Cholezystokinin freigesetzt. Neben der Steigerung der pankreatischen Sekretion kommt es zur Gallenblasenkontraktion. Weiterhin wird eine Relaxation des M. sphincter Oddi hervorgerufen. Das Maximum der Sekretion setzt bereits wenige Minuten nach Einnahme einer Mahlzeit ein und hält etwa drei bis vier Stunden an.

Es lassen sich drei Aktivierungsphasen der Pankreassaftsekretion unterscheiden. Sie ähneln stark den Sekretionsphasen des Magensaftes. Am Anfang der Sekretion steht die **kephale Phase.** Sie wird bereits beim Anblick, Geschmack, Geruch, Kauen und Schlucken der Speisen eingeleitet. Als Folge der Aktivierung steigt sowohl die Bikarbonatsekretion als auch die Sekretion von Verdauungsenzymen. Diese Funktionssteigerung der Bauchspeicheldrüse wird in erster Linie durch die erhöhte vagale Aktivität hervorgerufen. Gelangen die Speisen in den Magen, dann kommt es zur **gastralen Phase.** Während dieser Phase kommt es zur weiteren Erhöhung der Sekretionsleistung. Ausgelöst wird sie durch die Dehnung der Magenwand sowie durch die vagovagalen Reflexe. Die gastrale Phase mündet in die dritte und die letzte Aktivierungsphase, die **intestinale Phase.** Die Regulation und Koordination der Syntheseleistung in dieser Phase ist v. a. auf die Wirkung von zahlreichen gastrointestinalen Hormonen zurückzuführen. Der Einfluss von N. vagus ist dagegen viel geringer. So wird durch den fallenden pH-Wert im Duodenallumen aus den S-Zellen der Mukosa der Beichspeicheldrüse das Hormon **Sekretin** freigesetzt. Es bewirkt v. a. die Sekretionserhöhung von Bikarbonat. Dadurch wird der saure Speisebrei im Duodenum neutralisiert.

Neben den Hormonen mit stimulierenden Wirkungen gibt es auch eine Reihe von **inhibitorischen Hormonen.** Dazu gehören **Somatostatin,** das **pankreatische Polypeptid** und **Enteroglukagon.**

Bei einer gesunden Person unter normalen Bedingungen liegen während der Verdauung etwa 10 % der maximal möglichen Sekretionsrate vor. Somit weist die Bauchspeicheldrüse große Sekretionsreserven auf. Auch bei völligem Fehlen der Verdauungsenzyme von Speichel und Magensaft liegt nur eine unbedeutende Beeinträchtigung der Verdauung vor.

Welche endokrinen Funktionen hat die Bauchspeicheldrüse?

Zu dem endokrin tätigen Teil der Bauchspeicheldrüsen gehören die **Langerhans-Inseln.** Die Langerhans-Inseln bestehen zu 80 % aus **Insulin**-produzierenden **B-Zellen** und zu 15% aus **A-Zellen,** die **Glukagon** produzieren. Weiterhin findet man verhältnismäßig wenige **D-Zellen,** die für die Produktion von **Somatostatin** zuständig sind.

Beim Insulin handelt es sich um ein Peptid aus 51 Aminosäuren. Es besteht aus zwei Ketten, die über zwei Disulfidbrücken miteinander verbunden sind. Die Insulinsekretion steht unter einer genauen Kontrolle und ist eng an die Plasmakonzentration von Glukose gekoppelt (Abb. 7.2). Ein Anstieg der Glukosekonzentration bewirkt die Freisetzung von Insulin im Pankreas. Bei steigender Glukosekonzentration gelangt mehr Glukose in die pankreatischen B-Zellen. Die aufgenommene Glukose wird in der Zelle abgebaut, so dass die intrazelluläre ATP-Konzentration steigt. Die erhöhte Konzentration von ATP hemmt die ATP-sensitiven K^+-Kanäle. Daraufhin kommt es zu einer Depolarisation und zur Öffnung von spannungsabhängigen Ca^{2+}-Kanälen. Der Anstieg der intrazellulären Ca^{2+}-Konzentration bewirkt dann die Exozytose von Insulin.

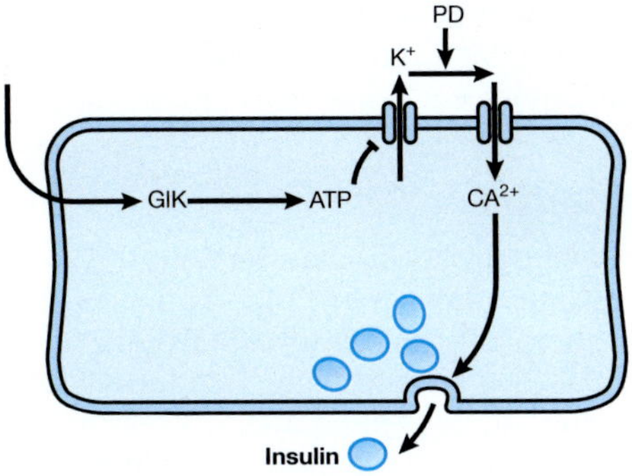

Abb. 7.2 Regulation der Insulinfreisetzung durch die extrazelluläre Glukosekonzentration, nach [2].

Welche sind die anderen Faktoren, die eine Stimulation oder Hemmung der Insulinsekretion bewirken?

Der Anstieg der Glukosekonzentration im Blutplasma **(Hyperglykämie)** gehört zu den wichtigsten Stimulatoren der Insulinsekretion. Neben der Hyperglykämie rufen aber auch erhöhte Konzentrationen von **Aminosäuren, Azetat** und in geringerem Ausmaß auch von **Fettsäuren** eine Insulinfreisetzung hervor. Weiterhin wird die Insulinsekretion durch unterschiedliche **gastrointestinale Hormone** reguliert. So steigern Glukagon, Sekretin, Gastrin, Kortikotropin, Cholezystokinin und Somatotropin die Ausschüttung von Insulin. Dadurch steigt die Insulinkonzentration bereits vor der enteralen Resorption von aufgenommenen Nahrungsbestandteilen. Eine **hemmende Wirkung** auf die Insulinausschüttung haben **Somatostatin** und **Pankreatostatin.** Somatostatin wird in den D-Zellen der Langerhans-Inseln gebildet. Es wird in geringeren Mengen zusammen mit dem Insulin freigesetzt. Dadurch wird einem zu starken Absinken der Glukosekonzentration vorgebeugt.

Welche Folgen hat eine eingeschränkte Funktion der Bauchspeicheldrüse?

Beim Verlauf der Entzündung der Bauchspeicheldrüse (Pankreatitis) werden eine chronische und eine akute Form unterschieden. Bei der chronischen Pankreatitis, wie im vorliegenden Fall, liegt ein fortschreitender Untergang des Pankreasparenchyms vor. Durch den progredienten Verlauf der Erkrankung kann es zum Ausfall der exokrinen Funktionen **(exokrine Insuffizienz)** kommen. Das Fehlen der Verdauungsenzyme verursacht die Malabsorption. Es kommt zu Gewichtsverlust, Fettstühlen und Mangelerscheinungen. Das gesamte klinische Bild ist aber nicht einzig und allein auf den Ausfall der Pankreasfunktionen zurückführen. Auch der chronische Alkoholabusus, der in 2/3 aller Fälle die Ursache einer chronischen Pankreatitis ist, kann Gewichtsverlust und Reduzierung des Allgemeinzustands hervorrufen.
Der Ausfall der endokrinen Funktionen des Pankreas **(endokrine Insuffizienz)** kommt in den meisten Fällen mit einer gewissen Verzögerung nach dem Auftreten der endokrinen Insuffizienz. Durch den zunächst relativen Mangel an Insulin kommt es zum Diabetes mellitus. Als Folge des pathologischen Glukosestoffwechsels kommt es zur Hyperglykämie.
Neben der chronischen Form gibt es eine **akute Form der Pankreatitis.** Sie tritt fünfmal häufiger als die chronische Form auf und unterscheidet sich von ihr dadurch, dass nach Verschwinden von auslösenden Faktoren in der Regel eine mitunter kom-

plette Heilung möglich ist. Genauso wie bei der chronischen Form wird die akute Pankreatitis am häufigsten durch **Alkoholabusus** sowie **Gallenwegserkrankungen** wie Gallensteinleiden (Choledocholithiasis) hervorgerufen.

Therapie und Verlauf

Bei der kausalen Therapie der chronischen Pankreatitis hat die absolute Alkoholkarenz die wichtigste Bedeutung. Nimmt der Patient Medikamente ein, so sollten sie auf pankreastoxische Nebenwirkungen überprüft werden (u.a. Steroidhormone, Aminosalizylate, manche Antiepileptika, Diuretika u.a.). Ist eine Abflussbehinderung durch Gallenwegsteine für die Pankreatitis ursächlich, so sollte sie umgehend operativ beseitigt werden. Zu den symptomatischen Therapieansätzen gehört neben der Schmerzbehandlung die Substitution der exokrinen und endokrinen Insuffizienz. Bei der exokrinen Insuffizienz wird einerseits die Nahrung angepasst: Man achtet auf kohlenhydrat- und eiweißreiche Kost. Auf der anderen Seite werden die fehlenden Pankreasenzyme (v.a. Lipase) verabreicht. Die beginnende endokrine Insuffizienz lässt sich in der Regel diätetisch gut einstellen. Beim progredienten Erkrankungsverlauf kann es zu einem insulinpflichtigen Diabetes mellitus kommen. Dessen Behandlung mit Insulin gestaltet sich häufig aufgrund der hohen Komplexität (gleichzeitige gestörte Glukagonsekretion, hohe zelluläre Insulinempfindlichkeit, exokrine Pankreasinsuffizienz usw.) als sehr schwierig.

Quintessenz Bei der chronischen Pankreatitis handelt es sich um eine fortschreitende Entzündung des Pankreas mit irreversiblen Schäden des Drüsenparenchyms. Da die Bauchspeicheldrüse sowohl exokrine als auch endokrine Funktionen besitzt, kommt es im Falle der Erkrankung zu unterschiedlichen klinischen Symptomen. Durch die Beeinträchtigung der exokrinen Funktionen tritt Malabsorption mit daraus resultierendem Gewichtsverlust auf. Die Entwicklung des Diabetes mellitus ist auf die Störung des Insulinproduzierenden endokrinen Pankreasteils zurückzuführen.

Fall 8

Anamnese

Ein 43-jähriger Malermeister stellt sich am Montag in seiner hausärztlicher Praxis vor. Er klagt seit gestern über grippeähnliche Symptome wie starke Kopfschmerzen, Schwindel und Übelkeit. Fieber sowie Husten bestehe nicht. Auf weiteres Befragen seiner Ärztin gibt er an, dass er am Sonntag kleine Reparaturen an seinem Wagen in der Tiefgarage vorgenommen habe. Er vermute, dass er sich dabei erkältet habe.

Aufnahmebefund

43-jähriger Mann in gutem Allgemein- und Ernährungszustand. Körpertemperatur 36,8 °C. Auskultation sowie Perkussion von Herz und Lungen ergeben keinen auffälligen Befund. Abdominalbefund ebenso unauffällig. Bei der orientierenden neurologischen Untersuchung werden folgende Befunde erhoben: Hirnnerven unauffällig, Reflexe der oberen und unteren Extremität leicht gesteigert auslösbar. Auffallend ist die kirschrote Hautfarbe im Gesicht und am Rumpf. Weiterhin fällt auf, dass der Patient während der Untersuchung gewisse kognitive Defizite aufweist. Er wirkt z. T. abwesend, fragt häufig nach und hat offenbar Schwierigkeiten, sich zu konzentrieren. Beim genaueren Befragen stellt sich heraus, dass während der Reparaturen am Auto der Motor über längere Zeit lief. Die Arbeiten wurden in einer geschlossenen Garage ohne ein Belüftungssystem durchgeführt.

Diagnose

An welche Diagnose denken Sie aufgrund der vorliegenden Befunde?

Die anamnestisch erhobenen Daten sprechen für eine **Kohlenstoffmonoxid-Vergiftung.** Auch die klinischen Symptome, wie Kopfschmerz, Schwindel, Übelkeit sowie kognitive Defizite passen dazu. Weiterhin findet man bei der Mehrzahl der betroffenen Personen gesteigerte Eigenreflexe sowie eine kirschrote Hautfarbe, wie dies bei unserem Patienten der Fall ist. Die noch in der Praxis durchgeführte Messung der Sauerstoffsättigung des Blutes ergibt einen erniedrigten Wert von 76 % (normal > 95 %), wodurch unsere Verdachtsdiagnose bestätigt wird.

Wie wird Sauerstoff im Blut transportiert?

Da der Löslichkeitskoeffizient des Sauerstoffs im Blut sehr gering ist, bedarf es eines speziellen Transportvehikels. Eine zentrale Stellung beim Sauerstofftransport nimmt das **Hämoglobin** ein, der in den Erythrozyten enthaltene rote Blutfarbstoff. Es handelt sich dabei um ein tetrameres kugelförmiges Protein, dessen Molekulargewicht etwa 64,5 kDa beträgt. Das menschliche Hämoglobin besteht aus vier Untereinheiten, die sich gegenseitig beim Sauerstofftransport beeinflussen. Jede Untereinheit enthält eine Polypeptidkette sowie eine prosthetische Gruppe, das **Häm** (Abb. 8.1). Das Häm ist aus vier Pyrrolringen aufgebaut, die im Zentrum über ihre vier Stickstoffatome einen zweiwertigen Eisenatomkomplex binden. Während des Sauerstofftransports wird dabei an das Fe^{2+}-Atom Sauerstoff angelagert. Dieser Prozess wird als **Oxygenierung** bezeichnet. Da das Eisenatom dabei seine Zweiwertigkeit beibehält, handelt es sich hier nicht um eine Oxidation. Die Entkoppelung von Sauerstoffmolekülen wird **Desoxygenierung** genannt.

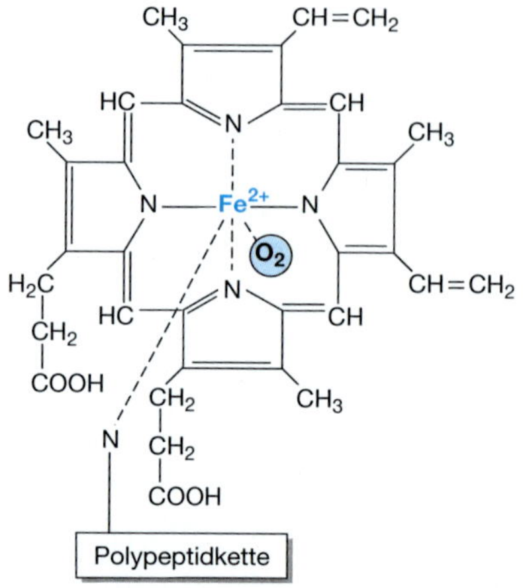

Abb. 8.1 Chemische Struktur des Häms [1].

Unter optimalen Bedingungen kann ein Gramm Hämoglobin 1,34 ml O_2 binden, dies ist die sog. **Hüfner-Zahl.** Beachtet man, dass die durchschnittliche Hb-Konzentration beim Mann 160 g/l und bei der Frau 140 g/l beträgt, dann kann man mit Hilfe der Hüfner-Zahl die maximale Sauerstoffkapazität berechnen. Sie beträgt beim Mann 214 ml O_2/l Blut und bei der Frau 160,5 ml O_2/l Blut. Dieser Wert wird aber in Wirklichkeit nie erreicht, auch unter Beatmung mit reinem Sauerstoff.

Von welchen Faktoren hängt die Oxygenierung des Hämoglobins ab?

Der Oxygenierungsgrad des Hämoglobins oder Sättigung hängt in erster Linie vom arteriellen **Sauerstoffpartialdruck** ab. Diese Abhängigkeit gibt die **Sauerstoffbindungskurve** des Hämoglobins wieder (Abb. 8.2). Auffallend ist dabei der S-förmige Verlauf der Kurve. Der Verlauf wird durch die sich ändernde Affinität des Hämoglobins gegenüber Sauerstoff bei zunehmender O_2-Beladung erklärt. Wie bereits erwähnt wurde, handelt es sich beim Hämoglobin um ein tetrameres Molekül. Die Tetramerstruktur erlaubt die Ausbildung **kooperativer Effekte.** Das Hämoglobinmolekül ändert seine Gestalt bei der Aufnahme und Abgabe von Sauerstoff. Das Molekül ist also strukturell nicht starr, sondern besitzt eine bemerkenswerte hochflexible Konformität. Die Sauerstoffanlagerung bewirkt eine kleine Änderung der räumlichen Anordnung der Globinkette mit dem Porphyringerüst. Dadurch wird die Bindungsstelle für Sauerstoff besser zugänglich, wodurch die Affinität des Hämoglobins gegenüber Sauerstoff steigt.

Betrachtet man die Sauerstoffbindungskurve in Details, so stellt man fest, dass sie im mittleren Abschnitt einen relativ steilen Verlauf zeigt. Das bedeutet, dass die Sauerstoffsättigung bereits bei einer geringen Abnahme des Sauerstoffpartialdrucks abnimmt. Im weiteren Verlauf flacht sich die Kurve ab – die Abhängigkeit der Sättigung von vorhandenem Sauerstoff wird weniger signifikant. Dies hat eine sehr große praktische Bedeutung. Der mittlere Teil der Kurve spiegelt die Verhältnisse im Gewebe ab, wo der Sauerstoff bei fallendem Sauerstoffpartialdruck sofort abgekoppelt wird. So wird die Versorgung der Zellen mit Sauerstoff sichergestellt. Der flache Kurvenverlauf im höheren Sauerstoffpartialdruckbereich garantiert eine ausreichende O_2-Sättigung auch unter nicht optimalen Bedingungen. Bei einem arteriellen O_2-Partialdruck von 60 mmHg (dies entspricht etwa 60 % des normalen O_2-Partialdrucks auf Meereshöhe) beträgt die Sauerstoffsättigung des Blutes etwa

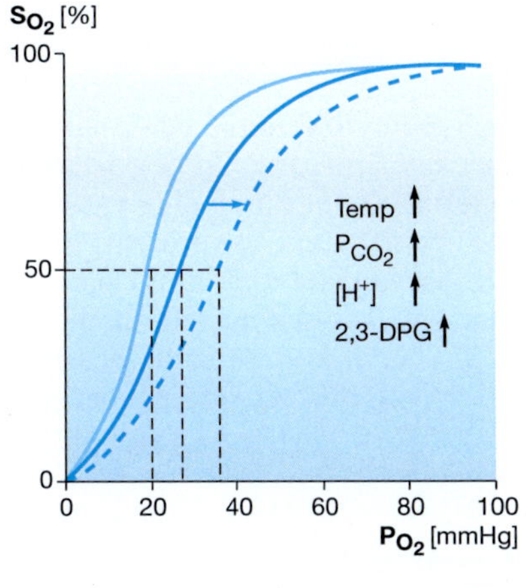

Abb. 8.2 Die Sauerstoffbindungskurve des Hämoglobins. Bohr-Effekt [1].

90 %. Das bedeutet, dass der Körper auch im Gebirge mit vermindertem Sauerstoffgehalt der Luft noch ausreichend mit Sauerstoff versorgt werden kann. Somit kann das Hämoglobin als ein Vehikel für Sauerstoff angesehen werden, das bestens für die Bedürfnisse des menschlichen Körpers geeignet ist.

Wie kann die Sauerstoffaffinität des Hämoglobins beeinflusst werden?

Der Verlauf der Sauerstoffbindungskurve ist keineswegs konstant: Die Kurve kann entweder nach links oder rechts verschoben werden. Um diese Verschiebung erfassen zu können, benutzt man als Maß den **P_{50}-Wert.** Dieser ist als Sauerstoffpartialdruck definiert, bei dem das gesamte Hämoglobin zur Hälfte mit Sauerstoff gesättigt ist. Unter Normalbedingungen beträgt der **P_{50}-Wert** etwa 27 mmHg.
Eine Verschiebung der Kurve nach links bedeutet eine Zunahme der Sauerstoffaffinität des Hämoglobins. Eine Verschiebung nach rechts dagegen bedeutet eine erschwerte Sauerstoffabkopplung aufgrund der höheren Affinität.
Zu den wichtigsten Einflussfaktoren, die eine Verschiebung der Sauerstoffbindungskurve bewirken können, gehören **Temperatur, pH-Wert,** der Partialdruck des **Kohlenstoffdioxids** sowie die erythrozytäre Konzentration von **2,3-Disphosphoglycerat.** Der pH-Wert sowie P_{CO2} stehen dabei in engem Zusammenhang miteinander: Erhöht sich der P_{CO2} durch einen erhöhten Energieumsatz, so kommt es zwangsläufig zu einer Erhöhung der Protonenkonzentrationen, denn CO_2 wird im Blut zu Kohlensäure hydratisiert, welche dann mit Hilfe der enzymatischen Unterstützung der Karboanhydrase in Bikarbonat und Protonen dissoziiert. Als Folge davon kommt es zur Erniedrigung des pH-Wertes. Steigende Konzentration von CO_2 oder H^+ vermindern akut die Sauerstoffaffinität des Hämoglobins. Dadurch kann vermehrt O_2 in den Geweben abgegeben werden, wo gerade viel Sauerstoff verbraucht wird. Diese Abhängigkeit der O_2-Abgabe vom P_{CO2} und pH-Wert wird **Bohr-Effekt** genannt (Abb. 8.2).
Der Temperatur-Effekt spielt im Vergleich zum Bohr-Effekt unter normalen Bedingungen eine viel geringere Rolle. Zu beachten ist jedoch, dass bei akzidentellen Unterkühlungen (wie z.B. Unfällen nach einer Schneelawine) unter einer kritischen Temperaturgrenze von etwa 23 °C die Sauerstoffaffinität des Blutes so stark ansteigt, dass es zum Tod durch O_2-Mangel kommen kann, weil sich der Sauerstoff vom Hämoglobin nicht entkoppeln kann. Auf der anderen Seite dient das Aufwär-

men vor dem Training nicht nur der Vermeidung von Muskelzerrungen, sondern verbessert auch die Sauerstoffversorgung der Muskulatur.
Die erythrozytäre Konzentration vom 2,3-Diphosphatglycerat spielt v.a. bei der Anpassung der Sauerstoffaffinität bei langfristig vermindertem O_2-Angebot eine Rolle. Kommt es zur Erniedrigung des arteriellen pO_2, z.B. durch einen längeren Aufenthalt im Gebirge oder durch eine krankhafte Verminderung der Hb-Konzentration (Anämie), wird Glukose vermehrt auf einem anderen metabolischen Weg verstoffwechselt. Als ein Nebenprodukt dieses Stoffwechselzyklus entsteht 2,3-Diphosphatglycerat, welches in der Lage ist, die Sauerstoffbindungskurve nach rechts zu verschieben. Dadurch kommt es zu einer erleichterten Entkoppelung von O_2, was wiederum der O_2-Unterversorgung des Gewebes entgegenwirkt.

Wie kann die Sauerstoffsättigung bestimmt werden?

Mit Hilfe der **Oxymetrie** kann die Sauerstoffsättigung des Blutes gemessen werden. Das arterielle Blut, dessen Hämoglobin voll mit O_2 gesättigt ist, hat eine auffallend rote Farbe, während das venöse, niedrig gesättigte Blut eher dunkelrot ist. Die Farbintensität kann spektrophotometrisch quantitativ bestimmt werden. Im sichtbaren Bereich der Lichtwellenlängen hat das oxygenierte Hämoglobin ein doppelgipfliges Extinktionsmaximum, während die Extinktion des desoxygenierten Hämoglobins nur ein einziges Maximum aufweist. In dem Bereich, wo die beiden Extinktionskurven möglichst wenig kongruent sind, können sehr kleine Unterschiede in der O_2-Sättigung gemessen werden. Das Verfahren der Oxymetrie gehört zur den Routinemethoden, um z.B. die Sättigung während eines chirurgischen Eingriffes oder beim Monitoring auf der Intensivstation zu kontrollieren.

An welchen anderen Prozessen nimmt das Hämoglobin teil?

Neben dem Sauerstoff ist das Hämoglobin auch am Transport von Kohlenstoffdioxid beteiligt, denn obwohl CO_2 eine bessere Löslichkeit aufweist als O_2, wird nur ein geringer Teil im Blutplasma in physikalischer Form gelöst transportiert. Ein weiterer unwesentlicher Teil des Kohlendioxids (etwa 5 %) bindet direkt an Hb unter Bildung von **Carbaminohämoglobin.** Der Großteil von CO_2 wird als Bikarbonat transportiert. Die normalerweise sehr langsam ablaufende Bildung von Kohlensäure aus Wasser und Kohlenstoffdioxid wird in Erythrozyten enzymatisch mit Hilfe der Karboanhydrase sehr stark beschleunigt. Die gebildete Kohlensäure ist instabil und dissoziiert in Bikarbonat und Protonen. Die meisten HCO_3^--Ionen diffundieren dann wieder in das Blutplasma. Um die Ladung der erythrozytären Membran stabil zu halten, geschieht dies im Austausch mit Cl^--Ionen. Diese Chloridverschiebung wird **Hamburger-Shift** genannt. Die Protonen, die neben dem Bikarbonat bei der Dissoziation der Kohlensäure entstehen, werden direkt durch das **Hämoglobin abgepuffert,** so dass es unter Normalbedingungen zu keiner Azidose kommt. Im Lungenkreislauf laufen die oben erwähnten Reaktionen in umgekehrter Richtung ab. Es entsteht wieder CO_2, welches dann abgeatmet werden kann.

Welche Besonderheiten weist das fetale Hämoglobin auf?

Das fetale Hämoglobin zeigt strukturelle Unterschiede gegenüber dem Hämoglobin von Erwachsenen. Es hat zwei γ-Ketten an Stelle der β-Ketten. Die γ-Ketten besitzen weniger Bindungsstellen für 2,3-Bisphosphoglycerat. Die Sauerstoffbindungskurve des fetalen Hämoglobins ist im Vergleich zum adulten Hämoglobin nach links verschoben. Der P_{50}-Wert ist um 5 mmHg geringer und beträgt 22 mmHg. Diese **höhere Sauerstoffaffinität des fetalen Hämoglobins** ist notwendig, um die Versorgung des Fetus mit Sauerstoff sicherzustellen. Ohne Adaptation wäre das fetale arterialisierte Blut bei dem O_2-Partialdruck, der in der mütterlichen Plazenta normalerweise herrscht, weniger als zur Hälfte mit Sauerstoff gesättigt. Die Beladung des fetalen Hämoglobins mit Sauerstoff in der Plazenta wird weiterhin durch den Bohr-Effekt verbessert. Durch die Ansäuerung in der Plazenta sinkt die Sauerstoffaffinität des mütterlichen Hämoglobins. So garantieren die höhere Sauerstoffaffinität des fetalen Hämoglobins sowie die höhere Hämoglobinkonzentration von 160 g/l eine sichere Sauerstoffversorgung des ungeborenen Kindes.

Wieso sind CO-Vergiftungen sehr gefährlich?

Das Kohlenstoffmonoxid hat eine mehr als **250-mal höhere Bindungsaffinität zum Hämoglobin als Sauerstoff.** Das bedeutet, dass es bereits bei einem Bruchteil des O_2-Partialdrucks ein effektiver Konkurrent um die Bindung an Hämoglobin ist. Das mit Kohlenstoffmonoxid beladene Hämoglobin steht demnach dem Sauerstofftransport nicht mehr zur Verfügung, so dass es im schlimmsten Fall zum Tod durch O_2-Mangel kommen kann.

Therapie

Als Soforttherapie hat sich die **Maskenbeatmung mit reinem Sauerstoff** bewährt. Dadurch versucht man das Kohlenstoffmonoxid von den Bindungsstellen am Hämoglobin zu verdrängen. Dass dies mitunter erfolgreich ist, zeigt die Verkürzung der Halbwertszeit von fünf Stunden auf eine Stunde. In besonders schweren Fällen kann eine O_2-Überdruckbehandlung in speziellen Barokammern in Betracht gezogen werden. Trotz intensiver Behandlung ist in einem Teil der Fälle mit bleibenden neurologischen Defiziten zu rechnen, wie Bewegungsstörungen, Gedächtnisstörungen usw.

Quintessenz Die Kohlenmonoxid-Vergiftung gehört zu den häufigsten zum Tode führenden unabsichtlichen Vergiftungen. Besonders heimtückisch sind dabei die physikalischen Eigenschaften des Gases: Es ist farblos und geruchlos. Das normalerweise für den Sauerstofftransport zur Verfügung stehende Hämoglobin wird durch die CO-Bindung blockiert. Im schlimmsten Fall kann es zur inneren Erstickung kommen. Zu den weiteren wichtigen Funktionen des Hämoglobins gehören der CO_2-Transport sowie seine Beteiligung am Puffersystem des Blutes.

Fall 9

Anamnese

Ein 46-jähriger Beamter kommt aufgrund unterschiedlicher Beschwerden zu seinem Internisten. Im letzten halben Jahr habe er häufiger unter Kopfschmerzen gelitten, was er früher sehr selten gehabt hätte. Dabei spüre er über den gesamten Tag ein komisches Druckgefühl im ganzen Kopf. Weiterhin habe er bemerkt, dass seine Leistungsfähigkeit enorm nachgelassen habe. Früher sei er etwa zwei- bis dreimal pro Woche ins Fitnessstudio gegangen. In der letzten Zeit sei dies aber nicht mehr möglich gewesen, denn er ermüde sehr schnell. Außerdem habe er ständig Durst und müsse dementsprechend außerordentlich häufig Wasser lassen.

Aufnahmebefund

Bei der körperlichen Untersuchung fallen folgende pathologische Befunde auf: Der Blutdruck ist auf 160/95 mmHg erhöht. Die Laboruntersuchung ergibt eine Hypokaliämie sowie eine Hypernatriämie (restliche Laborwerte im Referenzbereich). In der Untersuchung des Urins ist eine erhöhte Kaliumausscheidung (> 30 mmol pro Tag) auffällig. Das angefertigte EKG zeigt eine diskrete ST-Senkung, ansonsten ergeben Auskultation und Perkussion des Herzens einen unauffälligen Befund.

Diagnose

Wie deuten Sie die erhobenen Befunde?

Der erhöhte Blutdruck sowie der entgleiste Elektrolythaushalt (Hypokaliämie und Hypernatriämie) gehören zu den Hauptsymptomen bei diesem Patienten. Diese Symptomatik können jedoch viele Erkrankungen verursachen. Eine davon ist die erhöhte Aldosteronkonzentration – **Hyperaldosteronismus.** Die anschließend durchgeführte MRT (Magnetresonanztomographie) zeigt ein Adenom der Nebennierenrinde. Es lässt sich somit die Arbeitsdiagnose **Morbus Conn** stellen.

Wie wird die K^+- und Na^+-Ausscheidung in der Niere reguliert?

Die Konzentrationen von Kalium und Natrium bedürfen einer strengen Überwachung und Kontrolle. Zu den wichtigsten Regulatoren der Elektrolytkonzentrationen gehört das **Aldosteron** aus der Gruppe der **Mineralokortikoide.** Indem Aldosteron die K^+- und Na^+-Konzentration reguliert, wird dabei gleichzeitig das extrazelluläre Volumen mitbestimmt.

Aldosteron wird in der **Nebennierenrinde** in den Zellen der Zona glomerulosa produziert. Als Ausgangsmolekül dient Cholesterin, welches in fünf Syntheseschritten modifiziert wird. Die einzelnen Syntheseschritte werden dabei von P-450-Enzymen katalysiert.

Die Hauptfunktion von Aldosteron ist die **Erhöhung der renalen Na^+-Reabsorption.** Gleichzeitig wird in der Niere die **Sekretion von Kalium gesteigert.** Dieselben Wirkungen zeigt das Aldosteron in Kolon, Speichel- sowie Schweißdrüsen. Aufgrund der relativ starken Lipophilie kann Aldosteron die Zellmembran überwinden und somit seine Wirkung intrazellulär entfalten. Dabei bindet es sowohl an Glukokortikoidrezeptoren (low-affinity receptor) als auch an Mineralokortikoidrezeptoren (high-affinity receptor). Der Aldosteron-Rezeptor-Komplex ist dann in der Lage, die Membran des Nukleus zu überqueren, wo er dann die Transkription von bestimmten Genen modulieren kann.

Zu den Zielzellen des Aldosterons in der Niere gehört das Epithel der Pars convoluta des distalen Tubulus sowie des Anfangsteils des Sammelrohrs. Dort erhöht Aldosteron die Aktivität von mehreren Schlüsselproteinen, die am Na^+-Transport beteiligt sind. So wird die Transkription der **Na^+-K^+-ATPase** erhöht. Weiterhin steigt durch die Aldosteronwirkung die Expression von **apikalen Na^+-Kanälen** und **Na^+-K^+-Cl^--Kotransportern.** Die Hauptwirkung dieser Mechanismen ist die Erhöhung der Na^+-Reabsorption. Die gleichzeitig auftretende erhöhte K^+-Sekretion erscheint als Nebeneffekt der Na^+-Reabsorption. Der quantitative Zusammenhang zwischen der Na^+-Resorption und K^+-Sekretion ist aber im distalen Tubulus nicht konstant und scheint noch weiteren Regulationsmechanismen zu unterliegen.

Welche Regulationsmechanismen der Aldosteronsekretion gibt es?

Bei der Kontrolle der Aldosteronsekretion spielen drei Faktoren eine entscheidende Rolle: Regulation über das Renin-Angiotensin-Aldosteron-System, über die Kaliumkonzentration im Blut sowie über die Freisetzung von ACTH (adrenocorticotropes Hormon).

Ein Teil des Renin-Angiotensin-Aldosteron-Systems (Abb. 9.1) ist das **Angiotensinogen.** Es handelt sich dabei um ein sehr großes Protein, welches zur Gruppe der α_2-Globuline gehört und in der Leber synthetisiert wird. Im Blut wird es zum **Angiotensin I** gespalten. Dafür wird Renin benötigt, welches im juxtaglomerulären Apparat in den Nieren gebildet wird. Angiotensin I ist physiologisch kaum aktiv. Nach der Abspaltung eines Dipeptids entsteht **Angiotensin II**. Diese Reaktion läuft mit Unterstützung des **ACE** (Angiotensin-Converting-Enzym) ab. Angiotensin II besitzt eine ausgeprägte direkt vasokonstriktorische Wirkung. Es bindet dabei an die G-Protein-gekoppelten AT_{1A}-Rezeptoren. Bei deren Aktivierung wird eine intrazelluläre Kaskade in Gang gesetzt, durch die es zum Anstieg der zytoplasmati-

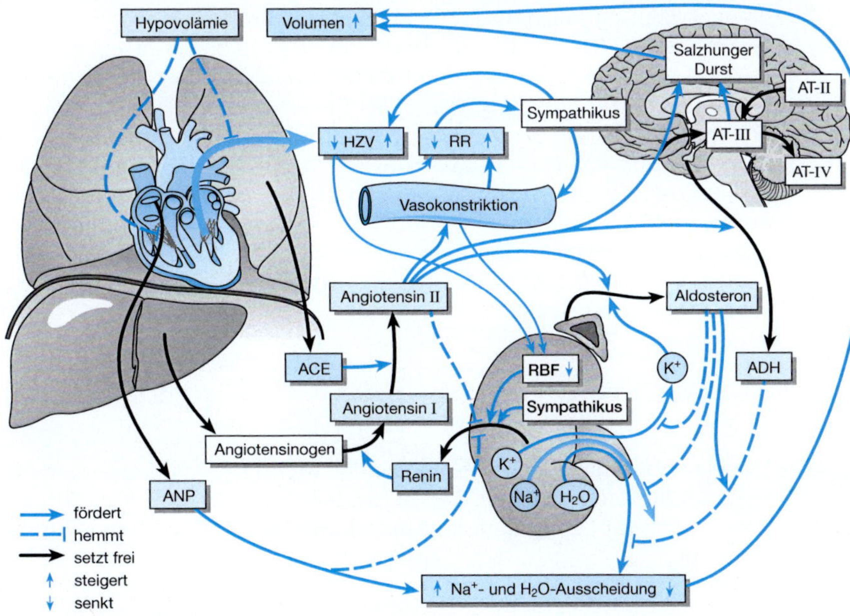

Abb. 9.1 Renin-Angiotensin-Aldosteron-System [1].

schen Ca^{2+}-Konzentration und somit zur Muskelkontraktion kommt. Unter physiologischen Bedingungen ist die Blutkonzentration von Angiotensin II aufgrund der sehr kurzen Halbwertszeit von weniger als einer Minute kaum messbar.
In der Zona glomerulosa der Nebennierenrinde bindet Angiotensin II ebenfalls an AT_{1A}-Rezeptoren. Es kommt zur **Exozytose von Aldosteron,** die an einen Anstieg der intrazellulären Ca^{2+}-Konzentration gekoppelt ist. Weiterhin stimuliert die erhöhte Ca^{2+}-Konzentration die Aldosteronsynthase. Dadurch kommt es zu einer höheren Konversion von Kortikosteron zum Aldosteron.
Die erhöhte **Kaliumkonzentration** gehört zu den weiteren Faktoren, die stimulierend auf die Freisetzung vom Aldosteron wirken. Durch die Erhöhung der extrazellulären K^+-Konzentration kommt es direkt zur Verschiebung des Ruhemembranpotenzials der Zona-glomerulosa-Zellen. Dadurch öffnen sich spannungsabhängige Ca^{2+}-Kanäle, und es kommt zur Exozytose von Aldosteron.
ACTH spielt im Vergleich zu Angiotensin II und extrazellulärer Kaliumkonzentration eine eher geringe Rolle bei der Kontrolle der Aldosteronsekretion.
Auch Sympathikus beteiligt sich an der Regulation der Aldosteronfreisetzung: Der Blutdruckabfall ruft eine β_1-adrenerge Stimulation hervor, wodurch die Reninfreisetzung gesteigert wird. Weiterhin wird bei niedrigem Blutdruck weniger ANP aus den Vorhöfen im Herzen freigesetzt. Die geringe ANP-Konzentration bewirkt wiederum eine Reninfreisetzung und somit eine Erhöhung der Aldosteronsekretion.

Wie kann die Aldosteronsekretion gehemmt werden?

Die Aldosteronsekretion aus der Nebennierenrinde wird über das **indirekte negative Feedback** gehemmt. Der Regelkreis ist insofern negativ, dass als entscheidende Größe nicht das Aldosteron selbst, sondern seine Wirkungen fungieren. Dabei spielen die erhöhte Salzretention mit daraus resultierendem höherem Extrazellulärvolumen und die sinkende K^+-Konzentration eine wichtige Rolle. Eine signifikante Erhöhung des Extrazellulärvolumens inhibiert die Aldosteronsekretion, wobei die oben erwähnten Mechanismen umgekehrt gelten.
Wie bereits erwähnt, ruft eine abnorm hohe K^+-Konzentration eine Aldosteronproduktion bzw. -sekretion aus den Glomerulosazellen der Nebennierenrinde hervor. Daraufhin kommt es zur erhöhten K^+-Sekretion und Na^+-Reabsorption im renalen Sammelrohr. Durch die vermehrte K^+-Ausscheidung normalisiert sich die Plasmakonzentration von Kalium. Als Folge davon sistiert die stimulierende Wirkung von Kalium auf die Glomerulosazellen. Diese Reihenfolge von physiologischen Ereignissen – Hyperkaliämie $\rightarrow$ Aldosteronsekretion $\uparrow$ $\rightarrow$ Kaliumausscheidung $\uparrow$ – spielt möglicherweise eine entscheidende Rolle, bei der Vermeidung von starken Schwankungen der K^+-Konzentration, die u.a. durch die Nahrungsaufnahme zustande kommen können.

Welche weiteren Hormone werden in der Nebennierenrinde synthetisiert?

Die Nebennierenrinde (Abb. 9.2) ist das wichtigste Syntheseorgan bei der Produktion von Steroidhormonen. Die Steroidhormone werden nach ihren Wirkungen in drei Hauptgruppen eingeteilt: **Glukokortikoide, Mineralokortikoide** und **Sexualhormone.**

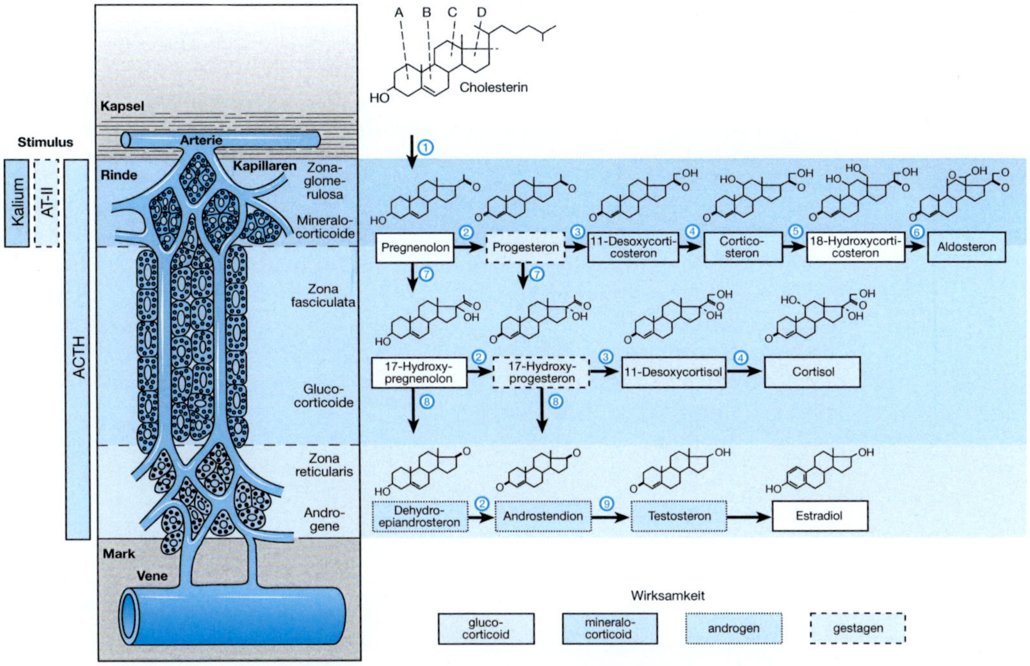

Abb. 9.2 Funktionelle und strukturelle Gliederung der Nebennierenrinde [1].

Die **Glukokortikoide** werden in der Zona fasciculata und Zona reticularis der Nebennierenrinde synthetisiert. Ihr wichtigster Vertreter ist das Kortisol. Eine der wichtigsten Funktionen von Kortisol ist die Erhöhung der Glukosekonzentration im Blutplasma. Kortisol bewirkt einen vermehrten Proteinabbau in Einzelbausteine (Aminosäuren) in einer Reihe von unterschiedlichen Geweben. Weiterhin ist das Kortisol in der Lage, die hepatische Synthesekapazität von Glukose aus glykogenen Aminosäuren zu erhöhen. Es ruft eine Induktion der Schlüsselenzyme der Glukoneogenese in den Hepatozyten hervor. Das Kortisol besitzt aber nicht ausschließlich Wirkungen, die im Zusammenhang mit Glukosestoffwechsel stehen: Es besitzt auch eine starke immunsuppressive und antiinflammatorische Wirkung und nimmt Einfluss auf den Protein- und Fettstoffwechsel sowie die Regulation des Kalziumhaushalts und Knochenumbaus. V. a. die antientzündliche Wirkung auf Leukozyten lässt sich durch den Einsatz von Kortisol oder synthetischer Kortisolanaloga klinisch ausnutzen (die einzelnen Substanzen unterscheiden sich v. a. in ihrer glukokortikoiden und mineralokortikoiden Wirkungspotenz). Das breite Spektrum an Kortisolwirkungen erklärt allerdings auch die verschiedenen Nebenwirkungen, die bei einer Kortisoltherapie auftreten können.

Therapie und Verlauf

Beim Hyperaldosteronismus werden primäre und sekundäre Form unterschieden. Dem **primären Hyperaldosteronismus,** auch Conn-Syndrom genannt, liegt eine Überfunktion der Zona glomerulosa der Nebennierenrinde zugrunde. In den meisten Fällen ist ein Adenom oder eine Hyperplasie ursächlich dafür. Als Therapie der Wahl gilt die Entfernung des Adenoms, die laparoskopisch durchgeführt werden kann. In mehr als 70 % der Fälle lassen sich daraufhin die klinischen Symptome beheben.

Beim **sekundären Hyperaldosteronismus** steht ursächlich eine erhöhte Reninsekretion der Niere im Mittelpunkt. Die pathologische Reninsekretion kann u.a. durch eine Nierenarterienstenose oder Glomerulonephritis verursacht werden – renale Erkrankungen, die mit einer verminderten Perfusion des Nierenparenchyms einhergehen. Weiterhin kann der sekundäre Hyperaldosteronismus durch Krankheiten mit vermindertem Intravasalvolumen ausgelöst werden.

Quintessenz Die Nebennierenrinde wird morphologisch und funktionell in drei Zonen eingeteilt: Zona glomerulosa, fasciculata und reticularis. In der Zona glomerulosa werden Mineralokortikoide synthetisiert, deren wichtigster Vertreter Aldosteron ist. Zu den wichtigsten Wirkungen von Aldosteron gehören Na^+-Resorption und K^+-Sekretion. Die Glukokortikoide werden v.a. in der Zona fasciculata gebildet, während die Zona reticularis der Syntheseort von Sexualhormonen ist.

Fall 10

Anamnese

Ein 8-jähriger Junge wird von seinen Eltern in die kinderärztliche Praxis gebracht. Der Junge sei in der letzten Zeit durch sein Verhalten aufgefallen. Er wirke mehrmals am Tag abwesend. Dabei habe er einen starren Blick und werde ziemlich blass. Dies dauere nur wenige Sekunden. Während dieser Vorfälle reagiere er weder auf Worte noch auf eine Berührung. Diese Vorfälle könnten durch seelische Erregung oder körperliche Anstrengung provoziert werden. Da er sich während der Klassenarbeiten nicht richtig konzentrieren könne, hätten sich seine schulischen Leistungen wesentlich verschlechtert.

Aufnahmebefund

8-jähriger Junge in einem unauffälligen Allgemeinzustand. Die geistige und körperliche Entwicklung ist altersentsprechend. Eine orientierende körperliche Untersuchung ergibt keinen pathologischen Befund. Der Reflexstatus ist unauffällig.

Diagnose

Die Verhaltensstörungen des Kindes sind höchstwahrscheinlich auf eine Funktionsstörung im zentralen Nervensystem zurückzuführen. Es wird ein Elektroenzephalogramm (EEG) angefertigt, das Spike-wave-Komplexe zeigt. Es wird die sog. **Absencenepilepsie des Kindes- und Jugendalters** diagnostiziert.

Welche Formen der Erregungsübertragung gibt es in neuronalen Zellverbänden?

Die elektrische Erregungsübertragung von einer Zelle auf eine andere stellt die Grundlage des Informationsaustauschs dar. Die Erregung wird dabei mittels Synapsen übertragen. Nach morphologischen und funktionellen Kriterien werden zwei Typen von Synapsen unterschieden: **elektrische** und **chemische Synapsen.**

Bei **elektrischen Synapsen** werden die elektrischen Impulse über tunnelartige Verbindungen, die sog. Connexone, von einer Zelle auf die nächste weitergegeben. Diese interzellulären Verbindungen werden auch als **Gap junctions** bezeichnet und sind z. B. im Herzmyokard in hoher Zahl vorhanden.

Bei **chemischen Synapsen** sind die Membranen der prä- und postsynaptischen Struktur durch den synaptischen Spalt voneinander getrennt. Die Weiterleitung von Erregungen erfolgt dabei über chemische Substanzen, die sog. Transmitter.

Welche Wirkung haben Transmitter an der postsynaptischen Membran?

Die chemischen Transmitter sind in der Lage, die Öffnungswahrscheinlichkeit von Membrankanälen zu ändern. Werden die Kanäle transmittergesteuert geöffnet oder geschlossen, dann kommt es zu veränderten Ionenströmen durch die Membran. Diese Ströme werden postsynaptische Ströme genannt. Dabei werden zwei Typen von postsynaptischen Strömen unterschieden: Rufen die Transmitter eine **Depolarisation** der postsynaptischen Membran hervor, dann handelt es sich um exzitatorische (erregende) postsynaptische Potenziale **(EPSP).** Dabei werden in der Regel Na^+- und K^+-Kanäle geöffnet. Es kommt zu einem massiven Natriumeinstrom in die Zelle und einem geringfügigen Kaliumausstrom aus der Zelle. Es resultiert ein Nettoeinwärtsstrom von Kationen, so dass es zur Depolarisation kommt. Bei den inhibitorischen (hemmenden) postsynaptischen Potenzialen **(IPSP)** wer-

den K^+- und Cl^--Kanäle an der postsynaptischen Membran aktiviert. Es wird ein K^+-Ausstrom und ein Cl^--Einstrom hervorgerufen; die Zelle verliert auf der einen Seite positiv geladene Teilchen (Kationen) und bekommt auf der anderen Seite negativ geladene Teilchen (Anionen) hinzu. Die Zelle wird also **hyperpolarisiert,** wodurch eine Aktivierung der Zelle im Sinne einer Depolarisation erschwert wird.
Das Entstehen von EPSPs und IPSPs ist von der jeweiligen Transmittersubstanz abhängig, die die Aktivierung von bestimmten Kanälen bewirkt. Zu den typischen **exzitatorischen Transmittern** gehören Azetylcholin und Glutamat. Bei der Entstehung von IPSPs spielen v.a. die **inhibitorischen Transmitter** GABA und Glyzin eine wichtige Rolle. Dabei sollte beachtet werden, dass im peripheren Nervensystem einige dieser Substanzen in Abhängigkeit von der lokalen Rezeptor-Kanal-Kombination sowohl inhibitorische als auch exzitatorische Wirkung entfalten können. Die postsynaptischen Potenziale können übrigens nicht nur an der postsynaptischen, sondern auch an der präsynaptischen Membran generiert werden. Bei den IPSPs an der präsynaptischen Membran handelt es sich um eine **präsynaptische Hemmung,** durch die die Exozytose des Transmitters aus der Präsynapse und damit die Synapsenaktivität herabgesetzt wird. Über diesen Mechanismus kann ein Transmitter seine eigene Freisetzung begrenzen.

Welche sind die Prinzipien der Erregungsausbreitung in neuronalen Verbänden?

?

Der neuroanatomische Aufbau des Gehirns zeichnet sich durch eine enorme synaptische Verschaltung einzelner Neurone und Neuronenverbände aus. Mittels unterschiedlicher Verschaltungskonzepte kann die Erregung verstärkt oder gehemmt weitergeleitet werden. Bei den modifizierenden Verschaltungsmöglichkeiten unterscheidet man Divergenz und Konvergenz (Abb. 10.1). Bei der **Divergenz** wird von einem einzelnen Neuron oder einer einzelnen Neuronengruppe die Erregung an alle dahinter gekoppelten Neuronen weitergeleitet. Voraussetzung dafür ist allerdings ein ausreichend hoher Impuls und eine intakte Bahnung zwischen den einzelnen Schaltstationen. Um ein eventuell zu niedriges Bahnungsniveau zu überwinden, tritt das Prinzip der **Konvergenz** ins Spiel. Erst wenn mehrere Neurone ihren Impuls zeitlich nahe an ein Neuron weiterleiten, wird dieses aktiviert. So kann über die Divergenz oder Konvergenz die Erregungsweiterleitung reguliert bzw. selektiert werden, damit es nicht zu einer unkontrollierten Erregung benachbarter Hirnabschnitte kommt. Meist treten die beiden Prinzipien eng miteinander verbunden auf.

Wie wird das Elektroenzephalogramm (EEG) abgeleitet und ausgewertet?

?

Kommt es zu neuronalen Aktivitäten im zentralen Nervensystem, dann finden neben den transmembranären Ionenströmen bei zahlreichen Depolarisationen auch Ströme im Extrazellulärraum statt. Diese extrazellulären Ionenströme rufen Schwankungen des Spannungsfeldes hervor, die an der Körperoberfläche mit Elektroden gemessen werden können. Die Amplitude dieser Schwankungen variiert zwischen 1 und 100 µV, sie treten mit einer Frequenz bis zu 80 Hz auf. Die mit am Körper platzierten Elektroden gemessenen Wellen werden verstärkt und direkt auf dem Schreibpapier aufgezeichnet.
Die EEG-Untersuchung (Abb. 10.2) ist unschädlich und schmerzlos, sie wird zu den nicht-invasiven diagnostischen Methoden gezählt. Sie kann beliebig oft eingesetzt werden und gehört mit einem Zeitaufwand von etwa 30 min zu den diagnostischen Standardverfahren in der Neurologie.

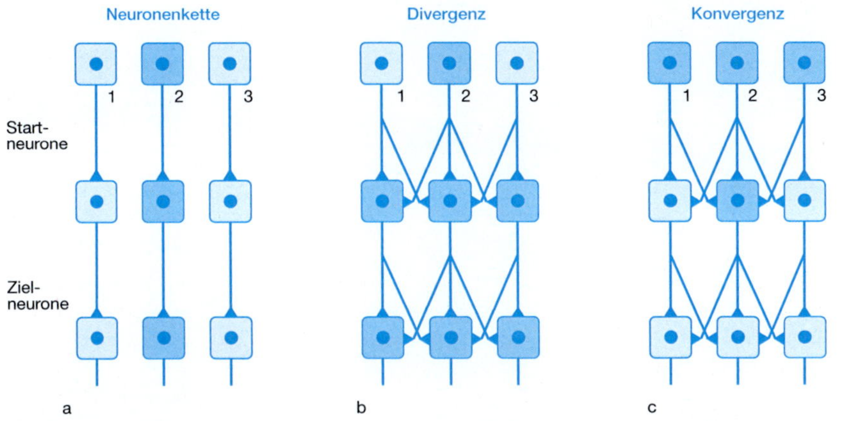

Abb. 10.1 Unterschiedliche Prinzipien der Erregungsausbreitung in den neuronalen Verbänden [1].

Damit die EEG-Befunde objektiv ausgewertet werden könnten, sollte die EEG-Ableitung standardisiert stattfinden. Bei den Elektroden werden je nach Lokalisation frontopolare, frontale, zentrale, parietale, temporale und okzipitale Ableitpunkte unterschieden. Bei der Platzierung der Elektroden wird auf den relativen Abstand zwischen den einzelnen Elektroden geachtet. Da bei der routinemäßigen EEG-Ableitung 19 Elektroden verwendet werden und dadurch einige Gehirnareale nicht erfasst werden, können bei speziellen Fragestellungen noch zusätzliche Elektroden platziert werden.

Die aufgezeichneten EEG-Kurven werden dann beschrieben und nach dem Vorkommen von pathologischen Merkmalen ausgewertet. Dabei werden die Richtlinien der Deutschen EEG-Gesellschaft berücksichtigt. Als erstes werden **Frequenz** und **Amplitude** befundet. Bei der Beschreibung der Grundtätigkeit unterscheidet man vier Frequenzbänder: Deltawellen bis 3 Hz, Thetawellen bis 7 Hz, Alphawellen bis 13 Hz sowie Betawellen bis 30 Hz. Abhängig vom Reifungsgrad des Gehirns und dem aktuellen Aktivitätsniveau dominieren in der EEG-Aufzeichnung die Wellen eines bestimmten Frequenzbereichs (Tab. 10.1).

Tab. 10.1: EEG-Frequenzbänder

Wellen	Frequenz	Reifungsgrad des ZNS	Aktivitätsniveau
Alpha	8–13/s	Jugendliche, Erwachsene	inaktiver Wachzustand bei geschlossenen Augen
Beta	14–30/s	Jugendliche, Erwachsene	Wachzustand bei geöffneten Augen
Theta	4–7/s	Neugeborene, Kleinkinder	Übergang vom Wachzustand zum Schlaf beim Erwachsenen
Delta	0,5–3/s	Neugeborene, Kleinkinder	Tiefschlaf (unabhängig vom Alter)

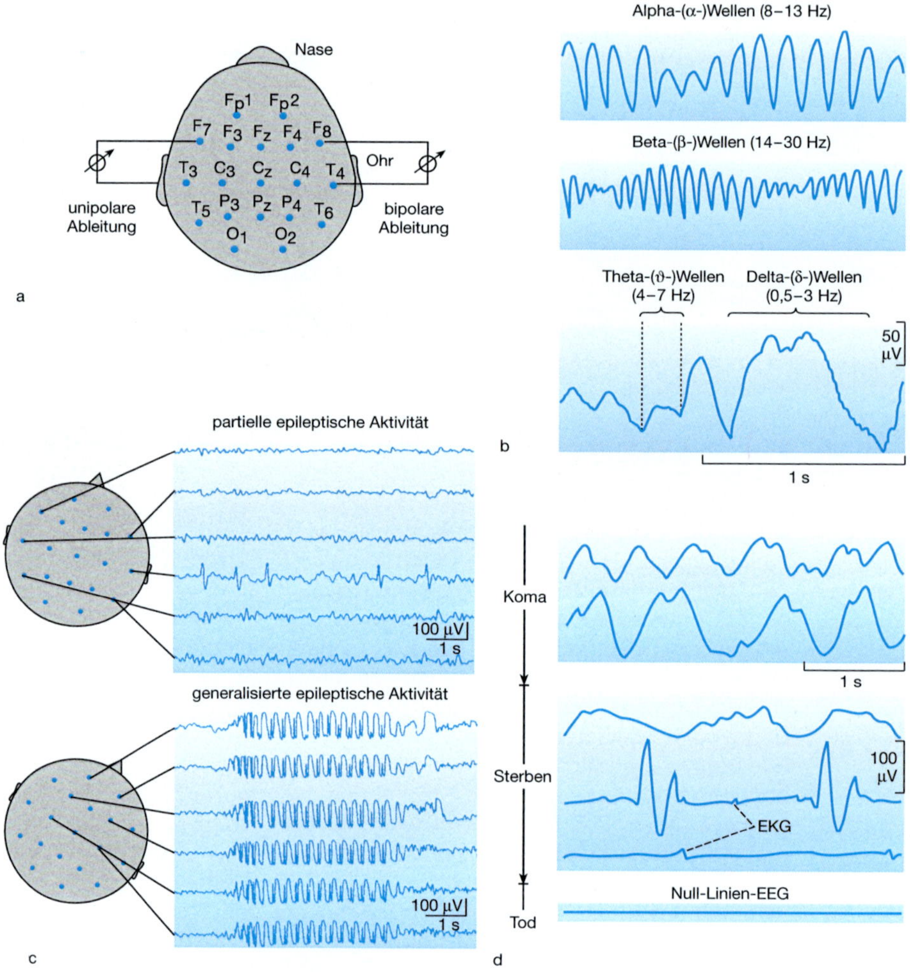

Abb. 10.2 Elektroenzephalogramm, a) Ableitungsschema; b) einzelne Frequenzbänder des EEG, c) EEG bei epileptischer Aktivität [1].

Die Alphawellen bilden den physiologischen Grundrhythmus des ruhenden Gehirns und haben normalerweise ihr Maximum über der Okzipitalregion. Die Betawellen sind dagegen im normalen Ruhe-EEG wesentlich kleiner als die Alphawellen und werden hauptsächlich frontopolar registriert. Sie treten vermehrt bei geistiger Anspannung, unter der Einwirkung von Sinnesreizen, aber auch pathologischerweise bei einigen Intoxikationen auf.

Neben den absoluten Werten von Frequenz und Amplitude wird auch die **Modulation** der EEG-Kurven beschrieben. Man achtet dabei auf die zeitlich abhängige Zunahme und Abnahme von Amplitude und Frequenz. Weiterhin wird festgestellt, ob die elektrische Aktivität von Neuronenverbänden über homologen rechten und linken Hirnregionen symmetrisch ist. Man prüft die Reagibilität, z. B. Blockierung der Wellenaufzeichnung nach Augenöffnen (Alphablockierung oder Arousal-Reaktion).

Welche sind die wichtigsten pathologischen Veränderungen im EEG?

Ein EEG mit pathologischen Veränderungen kann wertvolle und diagnostisch bedeutende Hinweise liefern. Ein unauffälliges EEG dagegen schließt eine Krankheit nicht eindeutig aus. Neben dem EEG-Muster, bei dem im Wachzustand die Alpha- und Betawellen dominieren, gibt es noch weitere Normvarianten. Es handelt sich um EEG-Kurven, die nicht pathologisch sind und nur bei einem geringen Teil der Allgemeinbevölkerung vorkommen. Die wichtigsten pathologischen Veränderungen, die mit dem EEG registriert werden können, sind: **Herdbefunde, Allgemeinveränderungen** sowie **Krampfpotenziale.** Alle Veränderungen können entweder einzeln oder im selben EEG kombiniert auftreten. Alle Befunde können entweder kontinuierlich oder durch völlig unauffällige Intervalle unterbrochen erscheinen. Daher sollte man bei unklaren EEG-Befunden diese Untersuchung mehrmals durchführen.

Bei den Herdbefunden handelt es sich um eine Verlangsamung des Grundrhythmus in einem umschriebenen Gehirnareal. Zum Teil werden im Wachzustand Deltawellen registriert. Die allgemeine Regel lautet: Je kleiner die Frequenz, desto schwerer der Herdbefund. Als Allgemeinveränderungen werden diffuse Verlangsamung und Unregelmäßigkeiten der EEG-Kurven bezeichnet. Sie treten vor allem bei Epilepsie, unterschiedlichen organischen Hirnkrankheiten, Hirntraumen unterschiedlichen Ausmaßes und bestimmten Vergiftungen auf.

Welche Rolle spielt das EEG in der Diagnostik der Epilepsie?

Das EEG findet zwar seine Anwendung bei der Diagnostizierung von zahlreichen neurologischen Erkrankungen, seine größte Bedeutung hat das EEG aber in der Diagnostik der Epilepsie. Besonders aussagekräftig ist die EEG-Aufzeichnung während oder unmittelbar nach einem Anfall. Da das EEG in anfallfreien Intervallen völlig unauffällig sein kann, sollte man bei Verdacht auf Epilepsie eine Langzeitableitung verordnen. Zu den wichtigsten EEG-Veränderungen im epileptischen Anfall gehören die sog. **Spikes** (steil ansteigende und abfallende Potenziale mit erhöhter Amplitude, Dauer ca. 80 ms) und **Waves** (wellenförmiges Potenzial, Dauer 80–200 ms).

Bei Beteiligung der Skelettmuskulatur können mitunter Artefakte registriert werden, die durch Muskelkontraktionen zustande kommen.

Wie kommt es zu epileptischen Anfällen?

Für die Entstehung der epileptischen Aktivität des Gehirns spielen zwei Mechanismen eine entscheidende Rolle. Zuerst kommt es zu **pathologischen Erregungen** in neuronalen Verbänden. Sie können sowohl im Hirnkortex als auch in subkortikalen Regionen ihren Ursprung haben. Die Zellen, die eine epileptische Aktivität haben, zeigen zum Teil ein labiles Ruhemembranpotenzial. Bei den genetisch determinierten Epilepsieformen wird eine angeborene Störung des Zellstoffwechsels gefunden. Auf der anderen Seite **fehlt** die **Erregungsbegrenzung,** so dass sich die pathologischen Nervenzellentladungen ungehindert ausbreiten können. Bei einigen Epilepsieformen wurde eine signifikante Verminderung der lokalen GABA-Konzentration festgestellt, wodurch die GABAergen Hemmungsvorgänge herabgesetzt werden. Weiterhin kommt es zum Teil zur erhöhten Freisetzung von exzitatorischen Transmittersubstanzen wie Glutamat.

Therapie und Verlauf

Der einmalig aufgetretene epileptische Anfall benötigt noch keine dauerhafte medikamentöse Behandlung. Heutzutage stehen mehrere antikonvulsiv wirkenden Substanzen zur Verfügung. Bei etwa 60 % aller Patienten kann eine Monotherapie eine zufriedenstellende Reduktion bis hin zum Verschwinden von Epilepsieanfällen bewirken. Bei etwa einem Zehntel der betroffenen Patienten kann die epileptische Aktivität trotz Mehrfachkombinationen und Ausdosierung nicht eingedämpft werden. In solchen Fällen kann eine epilepsiechirurgische Behandlung sinnvoll sein.

Im vorliegenden Fall wird die medikamentöse Therapie mit Valproinsäure eingeleitet. Valproinsäure wirkt durch Erhöhung der Konzentration des inhibitorischen Transmitters GABA. Somit antagonisiert sie die Wirkung exzitatorischer Neurotransmitter. Die Dosierung sollte einschleichend gesteigert werden, bis keine Anfälle mehr auftreten. Man sollte auf mögliche Nebenwirkungen wie Gewichtszunahme, Tremor, Hepatopathie usw. achten.

Quintessenz Die Epilepsien gehören zu den häufigen Erkrankungen des Nervensystems. Etwa 0,5 % aller Bewohner in Deutschland leiden daran. Sie lassen sich grob in Partialanfälle und generalisierte Anfälle unterscheiden. Pathogenetisch stehen die pathologischen Erregungsentladungen in neuronalen Verbänden im Vordergrund, die sich ungehindert auf benachbarte Bezirke bis hin auf das gesamte Gehirn ausbreiten können. Oft ist die Konzentration der inhibitorischen Transmitter herabgesetzt, so dass die hemmende Wirkung von IPSPs, sowohl post- als auch präsynaptisch, nicht ausreichend ist.

Fall 11

Anamnese

Ein 24-jähriger Mann kommt in seine hausärztliche Praxis. Er klagt über allgemeine Symptome wie Müdigkeit und Leistungsknick. Diese Symptomatik bestehe bei ihm schon seit mehreren Monaten. Der Grund des Arztbesuchs sei eigentlich der ständig vorhandene Durst. Er müsse nachts ein- bis zweimal aufstehen, um Wasser zu lassen. Da er diese Beschwerden von seinem an Diabetes erkrankten Cousin kenne, wolle er sich gründlich untersuchen lassen.

Aufnahmebefund

24-jähriger Mann in einem unauffälligen Allgemein- und Ernährungszustand. Die sorgfältige Untersuchung des Thorax und Abdomens ergibt einen unauffälligen Befund. Auch der neurologische Status zeigt keine pathologischen Abweichungen.

Welche weiteren diagnostischen Maßnahmen veranlassen Sie, um eine Verdachtsdiagnose zu stellen?

Die vorliegende Anamnese sowie der Befund der körperlichen Untersuchung sind zunächst unspezifisch und lassen keine eindeutige Zuordnung zu einem Krankheitsbild zu. Da die Familienanamnese bezüglich des Diabetes mellitus positiv ist, sollte diese Erkrankungen hier diagnostisch ausgeschlossen werden. Für diesen Zweck werden als erstes eine **Laboranalyse** sowie eine **Untersuchung des Urins** durchgeführt.

Weitere Befunde

Bei den **Laborwerten** fällt die mit 3,2 mmol/l erniedrigte Kaliumkonzentration **(Hypokaliämie)** auf. Die Glukosekonzentration liegt mit 88 mg/dl im Referenzbereich. Auch der „Langzeitzuckerwert" HbA_{1C} ist mit 4,1 % nicht erhöht. Die restlichen Laborwerte liegen im Referenzbereich.

Beim **Urinstatus** zeigt sich eine Erhöhung der Glukosekonzentration **(Glukosurie)** und der Aminosäurenkonzentration **(Hyperaminoazidurie).** Weiterhin findet sich eine niedrigmolekulare **Proteinurie.** Es liegt keine Hämaturie vor.

Diagnose

Wie deuten Sie die Resultate Ihrer diagnostischen Maßnahmen?

Die Glukosurie sowie die Hyperaminoazidurie sind mit hoher Wahrscheinlichkeit auf einen Krankheitsprozess in der Niere zurückzuführen. Dafür spricht die normale Blutkonzentration der Glukose. Somit kann ein Diabetes mellitus so gut wie ausgeschlossen werden. Offenbar liegt hier eine **Störung der Rückresorptionsvorgänge** in den Nieren vor. Die weitere Untersuchung (u.a. die genetische Bestimmung) ergibt in diesem Fall das Vorliegen des **Fanconi-Syndroms.**

Wo finden die Rückresorptionsvorgänge in den Nieren statt?

?

Die **Rückresorptionsvorgänge** in den Nieren finden im **Tubulussystem** statt. Das renale Tubulussystem besteht aus mehreren morphologisch und funktionell unterschiedlichen Abschnitten. So gelangt die filtrierte Flüssigkeit zunächst in den proximalen Tubulus und von dort aus in die Henle-Schleife, die für die Leitung der Tubulusflüssigkeit von der Nierenrinde in das Nierenmark und wieder zurück sorgt. An die Henle-Schleife schließt sich der distale Tubulus an. Am Ende des Tubulussystems stehen die Sammelrohre, die letztlich ins Nierenbecken münden. Die einzelnen Tubulusabschnitte sind dabei morphologisch optimal auf ihre Funktionen abgestimmt. So findet man im proximalen Tubulus eine massive Vergrößerung der luminalen Membran (durch Mikrovilli der Bürstensaummembran) und der basolateralen Membran (durch tiefe Einfaltungen). Die Epithelien des proximalen Tubulus sind durch sehr große Transportkapazitäten gekennzeichnet. An der basolateralen zellulären Membran findet man eine hohe Aktivität von **Na^+-K^+-ATPase.** Dadurch herrscht in den Zellen ein steiler elektrochemischer Gradient für Na^+, der ins Zellinnere gerichtet ist. An der luminalen Seite der Tubulusepithelien laufen eine Reihe von Na^+-gekoppelten Transportprozessen ab.

Der quantitativ bedeutendste Transportmechanismus ist dabei **Na^+/H^+-Antiporter** (Abb. 11.1). Dieser sorgt für die Bikarbonatresorption. Bikarbonat gehört zu den niedermolekularen Substanzen und wird somit im Glomerulum frei filtriert. Es muss jedoch rückresorbiert werden, damit es zu keiner Azidose kommt, denn Bikarbonat ist ein wichtiger Bestandteil des Puffersystems, das an der Regulierung des Säure-Basen-Haushalts teilnimmt. Bikarbonat reagiert mit Protonen im Tubuluslumen, wobei zunächst Karbonsäure entsteht, die in Kohlenstoffdioxid und Wasser dissoziiert. Unter Normalbedingungen läuft diese Reaktion sehr langsam ab. Im Tubuluslumen wird sie durch die in der luminalen Zellmembran sitzenden Karboanhydrase (Typ IV) katalysiert. Dadurch steigt die Reaktionsgeschwindigkeit stark an. Das gebildete Kohlenstoffdioxid diffundiert in die Zelle. Zum einen Teil geschieht dies direkt durch die Zellmembran aufgrund der guten Diffusionseigenschaften von CO_2, zum anderen Teil gelangt CO_2 über Wasserkanäle in die Zelle. Intrazellulär kommt es erneut zur Reaktion von CO_2 und H_2O unter Bildung von H^+ und HCO_3^-, wobei auch diese Reaktion von Karboanhydrase beschleunigt wird. Das intrazellulär entstandene Bikarbonat verlässt die Zelle an der basolateralen Seite über Na^+/HCO_3^--Symporter.

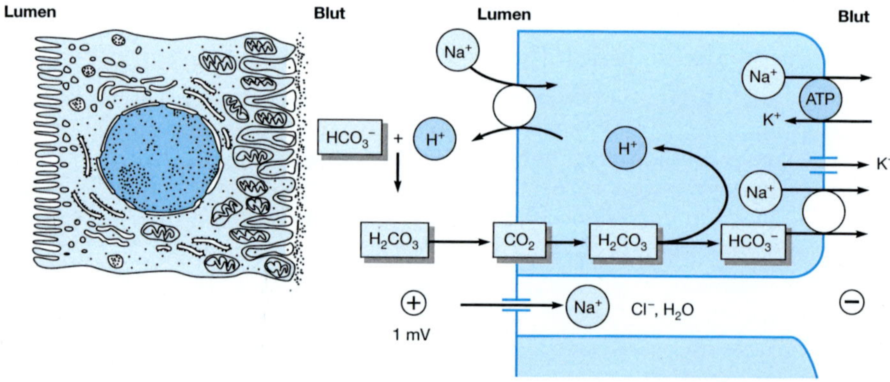

Abb. 11.1 Tubuläre Transportprozesse im proximalen Tubulus [1].

Wie wird der Harn konzentriert?

Die Harnkonzentrierung (Abb. 11.2) gehört zu den wichtigsten Funktionen der Niere. So kann die Osmolarität des Blutes in Abhängigkeit von den Bedürfnissen des Körpers zwischen 50 mosmol/l (stark verdünnter Harn) und bis zu 1200 mosmol/l (hoch konzentrierter Harn) variieren. Die Harnkonzentrierung kommt durch Elektrolyttransporte zustande, welche v. a. in der **Henle-Schleife** stattfinden. So wird im aufsteigenden Teil der Henle-Schleife **massiv NaCl resorbiert.** Die Epithelien der Henle-Schleife sind im Gegensatz zu denen des proximalen Tubulus für Wasser undurchlässig. Das Wasser kann den osmotisch wirksamen Na^+- und Cl^--Ionen nicht folgen. So steigt die Konzentration von NaCl im Interstitium, wodurch es zur deutlichen Erhöhung von interstitieller Osmolarität kommt. Der Urin am Ende der Henle-Schleife ist zunächst hypoton. Die eigentliche Regulierung der Harnosmolarität findet dann im **Sammelrohr** statt. In der Henle-Schleife wird jedoch die Triebkraft für die Harnkonzentrierung, der osmotische Gradient für die Wasserresorption, geschaffen. Die Epithelien, die das Sammelrohr auskleiden, sind mittels **Tight junctions** wasserdicht miteinander verbunden. So ist Sammelrohr im Normalzustand für Wasser nicht durchlässig. Unter Wirkung von **antidiuretischem Hormon (ADH)** kommt es zum Einbau von Wasserkanälen **(Aquaporin 2)** in die luminale Zellmembran von distalem Tubulus und Sammelrohr. Die Aquaporine werden vorher in den Epithelien synthetisiert und verweilen dann in zytoplasmati-

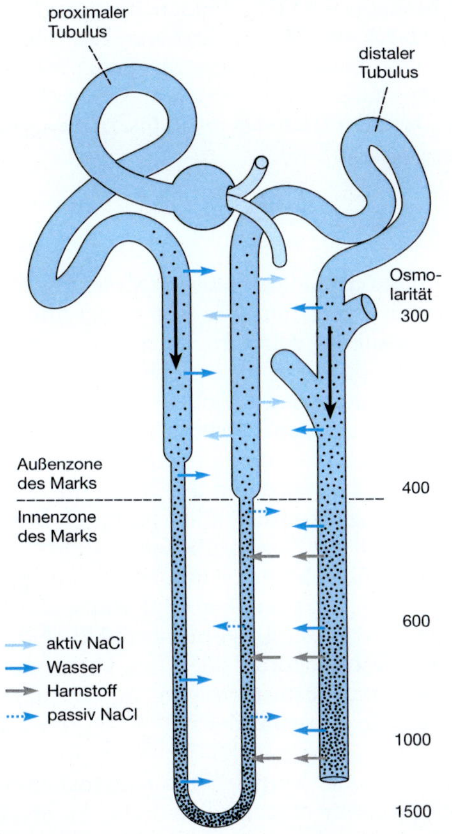

Abb. 11.2 Schematische Darstellung des Prinzips der Harnkonzentrierung [1].

schen Vesikeln. Nach ihrem Einbau in die Zellmembran kommt es zur signifikanten Steigerung der Wasserpermeabilität. Das Wasser kann aus dem Lumen der Sammelrohre resorbiert werden, so dass der Harn konzentriert wird.

Wo wird ADH gebildet und welche weiteren Wirkungen besitzt es?

ADH wird von den Neuronen in den hypothalamischen Kerngebieten **(Nuclei paraventricularis** und **supraopticus)** gebildet. Es handelt sich dabei um ein kleines Peptid, bestehend aus neun Aminosäuren. Steigt die Osmolarität des Blutes, so wird dies von den Neuronen im Hypothalamus durch Zellschrumpfung registriert. Daraufhin wird ADH ausgeschüttet. Ein weiterer wichtiger Stimulus der ADH-Ausschüttung ist die Hypovolämie. Sie wird durch eine Abnahme des kardialen Vorhofdrucks registriert. Eine Zunahme des Vorhofdrucks hemmt dagegen die Freisetzung von ADH. Weiterhin steigt die ADH-Sekretion bei Angst, Erbrechen und Stress. Die Senkung der Körpertemperatur bewirkt eine verminderte ADH-Sekretion.

Neben seiner **antidiuretischen Wirkung** durch den Einbau von Wasserkanälen im Sammelrohr besitzt ADH eine direkte **vasokonstriktorische Wirkung.** Sie tritt jedoch erst bei höheren ADH-Konzentrationen auf. Seine vasokonstriktorische Wirkung entfaltet ADH v.a. in den venösen Kapazitätsgefäßen. Dadurch kommt es zum vermehrten Blutstrom zum Herzen hin, so dass das normale Herzzeitvolumen aufrechterhalten wird.

Bei einem Mangel an ADH scheiden die betroffenen Personen große Mengen eines hypotonen Harns aus. Man spricht vom **zentralen Diabetes insipidus.** Um einer lebensbedrolichen Dehydratation entgegenzuwirken, müssen die Betroffenen bis zu 20 Liter Wasser an einem Tag trinken. Neben dem zentralen Diabetes insipidus gibt es noch den **renalen Diabetes insipidus.** In diesem Fall liegt eine ADH-Unempfindlichkeit der Niere vor.

Wie läuft der Glukose- und Aminosäurentransport in der Niere ab?

Glukose wird aufgrund ihrer kleinen Molekülgröße zu 100 % ultrafiltriert. Im Endharn findet man jedoch nur etwa 0,05 % der filtrierten Menge wieder. Zum größten Teil wird die Glukose dabei im proximalen Tubulus mittels eines Kotransporters, der an Na^+ gekoppelt ist, rückresorbiert. Eine erhöhte Glukosekonzentration im Urin wird als **Glukosurie** bezeichnet. Dabei wird zwischen prärenaler und renaler Glukosurie unterschieden. Die **prärenale Glukosurie** entsteht durch eine starke Erhöhung der Glukoseplasmakonzentration, wie dies beim Diabetes mellitus der Fall ist. Die Transportmechanismen der Niere für Glukose sind bereits bei physiologischer Glukoseplasmakonzentration praktisch komplett ausgelastet. Steigt die Glukosekonzentration im Plasma über die Grenze von 10 mmol/l (180 mg/dl), dann kommt es zur Überschreitung der Transportkapazität des renalen Na^+/Glukose-Kotransporters. Bei der **renalen Glukosurie** steht die verminderte Funktionalität der Glukose-Transporter im Vordergrund. Es kann eine zu geringe Transportkapazität einzelner Kotransporter oder eine verminderte Affinität für Glukose ursächlich sein. Auch eine Beeinträchtigung der Triebkraft der Kotransporter, z.B. durch eine ungenügende Aktivität der Na^+-K^+-ATPase, kann die renale Glukosurie verursachen.

Ähnlich wie Glukose werden auch Aminosäuren fast vollständig resorbiert. Die Resorptionsquote für manche essentielle Aminosäuren liegt bei über 99,8 %. Für die Rückresorption der Aminosäuren stehen mehrere Kotransporter zur Verfügung, die an Na^+ gekoppelt und somit abhängig von der Na^+-K^+-ATPase sind. Die einzelnen Kotransporter zeigen eine Selektivität für strukturell verwandte Aminosäuren. So verlassen die anionischen Aminosäuren wie L-Glutamat und L-Aspartat durch denselben Carrier das tubuläre Lumen, auch z.B. kationische Aminosäuren (L-Arginin, L-Lysin und L-Ornithin) benutzen ihren eigenen Transporter. Eine vermehrte renale Ausscheidung von Aminosäuren wird **Hyperaminoazidurie** genannt. Auch hier kann die Ursache entweder prärenal oder in der Niere selbst liegen.

Wodurch können die Rückresorptionsvorgänge in den Nieren beeinträchtigt sein?

Die Ursachen für Störungen der renalen Rückresorptionsvorgänge können ganz unterschiedlich sein. So kann eine Reihe von **tubulointestinalen Nierenerkrankungen** dafür verantwortlich sein. In erster Linie gehören zu dieser Krankheitsgruppe bakterielle und nicht-bakterielle Erkrankungen des Tubulussystems und des umgebenden Interstitiums.

Die isolierten **Tubulopathien** spielen hier eine eher untergeordnete Rolle. Sie können sowohl primär als angeborene Defekte tubulärer Transportfunktionen als auch sekundär im Rahmen interstitieller Nierenentzündungen auftreten. Es handelt sich dabei um seltene Erkrankungen. Eine davon ist das **Fanconi-Syndrom:** Darunter versteht man eine funktionelle Störung der tubulären Transporte für Aminosäuren, Glukose, Phosphat und Elektrolyte. In den meisten Fällen wird diese Erkrankung durch einen Defekt der basolateralen Na^+-K^+-ATPase in den Tubuluszellen hervorgerufen.

Therapie und Verlauf

Das Fanconi-Syndrom benötigt in der Regel keine Therapie. Nur bei deutlichen Elektrolytentgleisungen sowie beim Vorliegen renaler Störungen des Säure-Basen-Haushalts werden therapeutische Maßnahmen eingeleitet.

Quintessenz Zu den wichtigsten Funktionen der Nieren gehört die Regulierung des Elektrolyt- und Wasserhaushalts. Die tubulären Rückresorptionsvorgänge spielen dabei eine sehr wichtige Rolle. Die größte Transportkapazität zeigt der proximale Tubulus. Dort werden mehr als zwei Drittel von filtriertem Wasser und NaCl rückresorbiert. Weiterhin ist der proximale Tubulus für die Rückresorption von Proteinen, Aminosäuren und Glukose zuständig. Die meisten Transportprozesse sind an den Na^+-Konzentrationsgradient gekoppelt, der durch eine hohe Aktivität der Na^+-K^+-ATPase an der basolateralen Zellmembran aufgebaut wird. Kommt es zur funktionellen Störungen von Transportern (z.B. durch eine verminderte Aktivität der Na^+-K^+-ATPase), so wird der betroffene Stoff vermindert rückresorbiert und vermehrt ausgeschieden. Dementsprechend steigt seine Konzentration im Urin.

Fall 12

Anamnese

Ein 13-jähriger Junge wurde von seinem Hausarzt in die neurologische Ambulanz einer Universitätsklinik überwiesen. Der Mutter des Jungen sei aufgefallen, dass er häufiger unsicher auf den Beinen sei. Diese Gangunsicherheit verstärke sich in der Dunkelheit. Weiterhin klage der Junge über zunehmende Schwäche in den Beinen, so dass er im Sportunterricht nicht ganz mitkomme. Dazu bemerke er seit den letzten drei Wochen zunehmende Sensibilitätsstörungen an den Unterschenkeln, die sich strumpfförmig ausbreiten würden.

Aufnahmebefund

13-jähriger Junge in einem unauffälligen, dem Alter entsprechenden Entwicklungstand. Die orientierende Untersuchung des Thorax sowie des Abdomens ergibt einen unauffälligen Befund. Bei der Erhebung des neurologischen Status fallen mehrere pathologische Befunde auf, u.a. eine deutliche Störung der Gleichgewichtsregulation und Bewegungskoordination **(Ataxie).** Beim Romberg-Versuch, bei dem der Patient mit parallel nebeneinander stehenden Füßen stehen muss, zeigte sich eine deutliche Falltendenz **(Standataxie).** Beim Gehen auf einer geraden Linie weicht der Patient zur Seite ab **(Gangataxie).** Dies verstärkt sich dramatisch bei geschlossenen Augen. Weiterhin finden sich im Bereich der beiden Unterschenkel strumpfförmige Sensibilitätsstörungen (v.a. des Vibrationsempfindens). Die Eigenreflexe der unteren Extremitäten (Patellarsehnenreflex sowie Achillessehnenreflex) sind beidseits nicht auslösbar **(Areflexie).**

Diagnose

Wie interpretieren Sie die erhobenen Befunde?

Im Vordergrund der klinischen Beschwerden steht die Ataxie – die Störung der Gleichgewichtsregulation. Die Ataxie gehört zusammen mit den Sensibilitätsstörungen und der Areflexie der Beine zu den Leitsymptomen der **Friedreich-Ataxie.** Es handelt sich dabei um eine spinozerebelläre Ataxie, die durch degenerative Atrophie der Funiculi posteriores zustande kommt. Um eine Myopathie ausschließen zu können, wird ein **Elektromyogramm** durchgeführt, welches keine Pathologien zeigt. Die sensible **Elektroneurographie** zeigt dagegen verzögerte Nervenpotenziale, die mit dem klinischen Bild der Sensibilitätsstörungen korrelieren.

Wie ist das Kleinhirn aufgebaut?

Der Aufbau des Kleinhirns kann unter anatomischen, phylogenetischen (nach der Entwicklung) sowie pathophysiologischen (nach klinischen Ausfällen bei einer Läsion) Aspekten betrachtet werden (Abb. 12.1). Neuroanatomisch lässt sich das Kleinhirn in den Kortex (graue Substanz) und in die weiße Substanz mit darin liegenden Kleinhirnkernen unterteilen. Im Gegensatz zur Großhirnrinde zeigt die Kleinhirnrinde keine mikroskopischen und zytoarchitektonischen Unterschiede. Sie zeichnet sich durch Bildung zahlreicher Falten aus. Ausgefaltet ergibt sich eine Gesamtoberfläche von etwa 2000 cm^2.

Die **Rinde** gliedert sich in drei charakteristische Schichten:

- die oberflächlich gelegene **Molekularschicht** (Stratum moleculare) mit Korbzellen, Sternzellen und Parallelfasern,

- die **Schicht der Purkinje-Zellen** (Stratum neurinum piriformium) und
- die **Körnerschicht** (Stratum granulosum) mit Körnerzellen und Golgi-Zellen als die tiefste Zellschicht, die an das Kleinhirnmark grenzt.

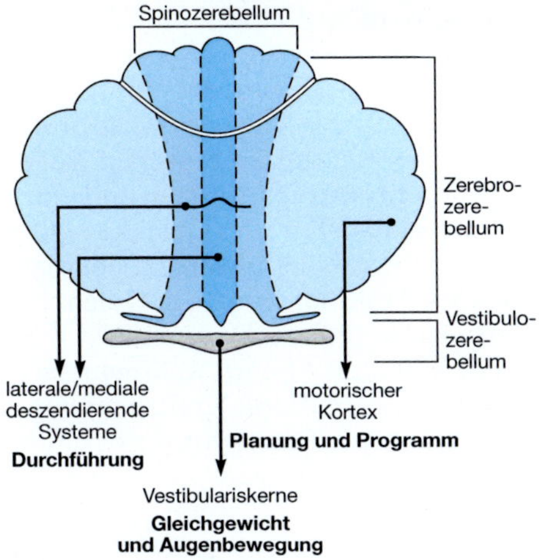

Abb. 12.1 Funktionelle Einteilung des Kleinhirns [1].

Das **Kleinhirnmark** beinhaltet mehrere paarig angelegte **Kleinhirnkerne.** Dazu gehören Nucleus dentatus, Nucleus emboliformis, Nucleus globosus und Nucleus fastigii. Die Kerne dienen der neuronalen Verschaltung bei der Informationsverarbeitung.

Die phylogenetische Einteilung der Kleinhirnstrukturen zeigt deutliche Parallelen zur funktionellen Einteilung. Der phylogenetisch älteste Teil des Kleinhirns **(Archizerebellum)** steht überwiegen im Dienst der vestibulären Wahrnehmung und wird **Vestibulozerebellum** genannt. Dazu gehören Flocculus, Nodulus und Vermis.

Das Zerebellum enthält eine Reihe von Informationen vom sensomotorischen Teil der Großhirnrinde sowie vom Rückenmark. Als **Eingang** dienen die sog. **Kletter-** und **Moosfasern,** die aufgrund ihrer Morphologie so genannt werden. Die Kletterfasern kommen ausschließlich aus der unteren Olive, einem Kerngebiet aus der Medulla oblongata. Die untere Olive enthält wiederum afferente Fasern aus dem prämotorischen Teil der Großhirnrinde. Die Moosfasern ziehen vom Tractus spinocerebellaris zum Zerebellum. Der Tractus spinocerebellaris bildet eine wichtige Verbindung zwischen dem Kleinhirn und dem Rückenmark. Er führt die afferenten Fasern von zahlreichen Propriorezeptoren aus der Körperperipherie. Somit dienen die beiden Fasertypen – Kletter- und Moosfasern – dem Zerebellum als Eingangsebene für Informationen aus dem sensomotorischen Großhirnkortex sowie für sensorische Informationen aus der spinozerebellären Bahn.

Die **Axone der Purkinje-Zellen** stellen die **Ausgangsebene** des Zerebellums dar. Sie projizieren auf die zerebellären Kerne. Der Nucleus dentatus bekommt dabei den größten Teil der Afferenzen.

Welche Strukturen stehen im Dienst der menschlichen Propriozeption?

Unter **Propriozeption** versteht man die **Tiefensensibilität** – die Wahrnehmung der Stellung und Bewegung. Bei der Propriozeption, die auch kinästhetische Sensibilität genannt wird, werden drei Sinnesqualitäten unterschieden: **Stellungs-, Bewegungs-** und **Kraftsinn.** Die propriozeptiven Informationen werden mittels zahlreicher Rezeptoren aufgenommen. Sie befinden sich in den Muskeln, Gelenken, Sehnen, in der Haut sowie in Gleichgewichtsorganen (Abb. 12.2). Die dabei gewonnenen Informationen werden im zentralen Nervensystem verarbeitet und bei der Bewältigung von zahlreichen bewussten und unbewussten Aufgaben benutzt. Beim Stellungssinn wird die Stellung der Gelenke registriert, so wissen wir zu jedem Zeitpunkt, ob die Gelenke gebeugt, gestreckt oder in Neutralstellung sind. Beim Bewegungssinn steht die Wahrnehmung der Gelenkbewegung im Zentrum. Interessanterweise können wir in proximalen Gelenken wie z.B. dem Schultergelenk kleinere Winkeländerungen (0,2–0,4 Grad) wahrnehmen als in den distalen Gelenken (Fingergelenke, 1,0–1,3 Grad). Beim Kraftsinn wird die Muskelkraft wahrgenommen, die benötigt wird, um eine Bewegung durchzuführen oder eine Körperhaltung einzuhalten.

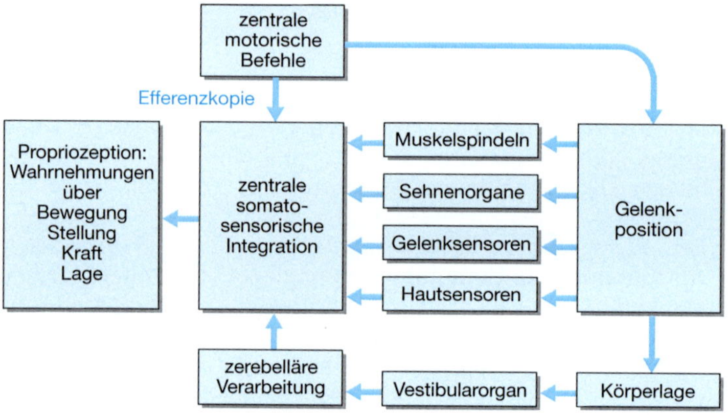

Abb. 12.2 Schematische Darstellung der einzelnen Komponenten bei der Wahrnehmung und Bearbeitung der Propriozeption, nach [2].

Zu den **Sensoren der Propriozeption** gehören mehrere Typen, die sich bezüglich ihres Aufbaus, ihrer neurophysiologischen Eigenschaften sowie ihrer Hauptlokalisation unterscheiden. In den Gelenken finden sich zahlreiche Gelenkrezeptoren vom Ruffini-Typ, die zu der Gruppe der langsam adaptierenden **SA-Mechanorezeptoren** gezählt werden. Weiterhin findet man in den Gelenkkapseln sowie in den perikapsulären Faszien die Pacini-ähnlich aufgebauten **RA-I-** und **RA-II-Rezeptoren.** Sie sind in der Lage, die Gelenkstellung durch die Registrierung der Kapselspannung zu messen. Den wichtigsten Beitrag zur Wahrnehmung der Gelenkstellung liefern jedoch die **Muskelspindeln,** indem sie die Länge bzw. die Dehnung der Muskulatur messen. Ihre Dominanz wird u.a. dadurch deutlich, dass bei Patienten mit künstlichem Gelenkersatz die Propriozeption auch direkt nach der Operation kaum gestört ist. Zu den weiteren Bestandteilen der polysensorischen propriozeptiven Integration gehören die **Golgi-Sehnenorgane.** Sie befinden sich am Übergang zwischen Muskelbauch und Sehne. Über die Spannungsmessung tragen sie zur Registrierung der Kraftentfaltung im dazugehörigen Muskel bei. Auch die kutane Propriozeption mit den Rezeptoren vom Ruffini-Typ wird zur Tiefensensibilität gezählt.

Therapie und Verlauf

Die Friedreich-Ataxie gehört zu den **erblich degenerativen Ataxien** mit einem autosomal-rezessiven Erbgang. Die degenerativen Veränderungen können sich sowohl nur auf die Hinterstränge beschränken als auch andere spinozerebelläre Bahnen und die Pyramidenbahn mit einbeziehen. In fortgeschrittenen Stadien kann auch das Kleinhirn durch degenerative Prozesse betroffen sein. Etwa 40 % der betroffenen Personen bekommen im weiteren Verlauf der Erkrankung einen Diabetes mellitus. In einigen Fällen kommt es zu Degenerationen im peripheren Nervensystem. Viele Patienten zeigen im weit fortgeschrittenen Stadium eine Mitbeteiligung des Herzens (Kardiomyopathie), wodurch die Lebenserwartung eingeschränkt wird. Es kann eine segmentale, axonale Entmarkung sensibler Nervenfasern auftreten. Eine erfolgversprechende medikamentöse Therapie ist bis dato nicht bekannt. Um die Progredienz der Beschwerden zu verlangsamen, werden physiotherapeutischen Maßnahmen eingeleitet.

Quintessenz Das Zerebellum kann aufgrund der afferenten und efferenten Kanäle in funktionell unterschiedliche Kompartimente unterteilt werden. Es werden Vestibulozerebellum, Spinozerebellum und Pontozerebellum unterschieden. Das Kleinhirn spielt eine äußerst wichtige Rolle bei komplexen vestibulären Funktionen sowie bei der Koordinierung der Motorik. Zu den vestibulären Aufgaben des Kleinhirns gehören die Regulierung und Abstimmung der Halt- und Stützmotorik sowie der Okulomotorik. Dafür sind die medianen Abschnitte des Kleinhirns zuständig. Die Kleinhirnhemisphären dagegen übernehmen die Koordination der Zielmotorik sowie das motorische Lernen. Kommt es zu einer Läsion des Kleinhirns oder einer seiner Bahnen, dann hängt die klinische Symptomatik von der genauen Lokalisation ab. Es können dabei sowohl Störungen des Gleichgewichts als auch der Bewegungen auftreten.

Fall 13

Anamnese

Eine 59-jährige Postarbeiterin kommt in die hausärztliche Praxis. Heute Morgen sei ihr aufgefallen, dass ihr Urin eine dunkelbraune Farbe habe. Weiterhin klagt sie seit einer Woche über grippeähnliche Symptome: Halsschmerzen, Gliederschmerzen sowie Schüttelfrost. Nach dem Frühstück habe sie außerdem erbrochen.

Aufnahmebefund

59-jährige Patientin in leicht reduziertem Allgemein- und gutem Ernährungszustand. Subfebrile Temperatur von 37,8 °C. Deutliche Klopfschmerzhaftigkeit im Bereich der Nierenloge beidseits. Rachenhinterwand und Mandeln stark gerötet und eitrig belegt. Die Laboruntersuchung zeigt eine deutliche Erhöhung von Kreatinin und Harnstoff. Weiterhin sind die Entzündungsparameter wie Blutsenkungsgeschwindigkeit, C-reaktives Protein sowie die Leukozyten erhöht. Im Urin lassen sich massenhaft Erythrozyten sowie eine leichte Erhöhung der Proteinkonzentration nachweisen.

Diagnose

An welche Verdachtsdiagnose denken Sie bei dieser Patientin?

Die **renale Funktionsstörung** steht bei den Beschwerden dieser Patientin im Vordergrund. Dafür sprechen das klinische Bild sowie die pathologischen Befunde bei Labor- und Urinuntersuchung. Die Verdachtsdiagnose lautet **akute postinfektiöse Glomerulonephritis.** Bei den Glomerulonephritiden allgemein handelt sich um pathogenetisch, ätiologisch, histologisch und klinisch uneinheitliche Nierenerkrankungen. In ihrem Verlauf kommt es zum glomerulär lokalisierten Entzündungsprozess. Die akute postinfektiöse Glomerulonephritis tritt nach einem Infekt mit β-hämolysierenden Streptokokken auf und gehört zur Gruppe der Immunkomplexnephritiden.

Wie sind die Nieren aufgebaut?

Die Nieren sind ein sehr gutes Beispiel dafür, wie eng die Funktionalität eines Organs mit seiner anatomischen Struktur verknüpft ist. Die kleinste renale Funktionseinheit ist das **Nephron.** Ein Nephron besteht aus einem Glomerulum und dem dazugehörigen Tubulussystem. Jede Niere besitzt 1–1,5 Millionen solcher Nephrone. Das **Glomerulum** ist ein Gefäßknäuel (lat. glomerulum: Knäuelchen) und wird von der Bowman-Kapsel umgeben. Im Glomerulum wird die Plasmaflüssigkeit durch den glomerulären Filter gepresst, es entsteht der sog. **Primärharn** (auch als Ultrafiltrat bezeichnet). An das Glomerulum schließt sich das **Tubulussystem** an, in dem zahlreiche Transportmechanismen wie Rückresorption oder Sekretion stattfinden. Die Tubuli sind also für die Modifizierung des Primärharns zuständig. Sie bestehen aus mehreren morphologisch und funktionell unterschiedlichen Abschnitten.

In einem Längsschnitt der Niere lassen sich **Rinde** und **Mark** unterscheiden. In der Rinde sind v.a. die Glomeruli sowie die gewundenen Abschnitte des Tubulussystems lokalisiert. Im Mark findet man die gerade verlaufenden Tubulusanteile sowie die Sammelrohre.

Die Nieren sind außerordentlich gut durchblutete Organe. Es sind zwei Kapillarnetze hintereinander geschaltet: **Glomerulumkapillaren** sowie **peritubuläre Kapillaren** (auch Vasa recta genannt).

Welche Substanzen können in den Nieren filtriert werden?

Der glomeruläre Filter ist komplex aufgebaut und lässt sich grob in drei Filterbarrieren einteilen (Abb. 13.1). Die erste Filterschicht wird von dem Poren enthaltenden **Endothel der Glomerulumkapillare** gebildet, die zweite durch die **Basalmembran der Kapillare**; die dritte Barriere sind die **Podozyten** (aus dem inneren Blatt der Bowman-Kapsel). Weiterhin gehört zum dritten Bestandteil des glomerulären Filters die zwischen den Podozytenfortsätzen aufgespannte **Schlitzmembran.** Diese drei Barrieren wirken als Größen- und Ladungsfilter: Blutbestandteile mit über 4 nm Größe (also alle zellulären Bestandteile) oder mit einem Molekülgewicht von über 50 kDa werden aufgrund der Filterporengröße zurückgehalten. Weiterhin werden die negativ geladenen Blutproteine von der ebenfalls negativ geladenen Basalmembran abgestoßen. Stabilisiert wird dieser komplexe Filterapparat durch die Podozyten und die Mesangiumzellen. Letztere haben auch phagozytierende Eigenschaften und tragen zur Reinhaltung des Filtersystems bei.

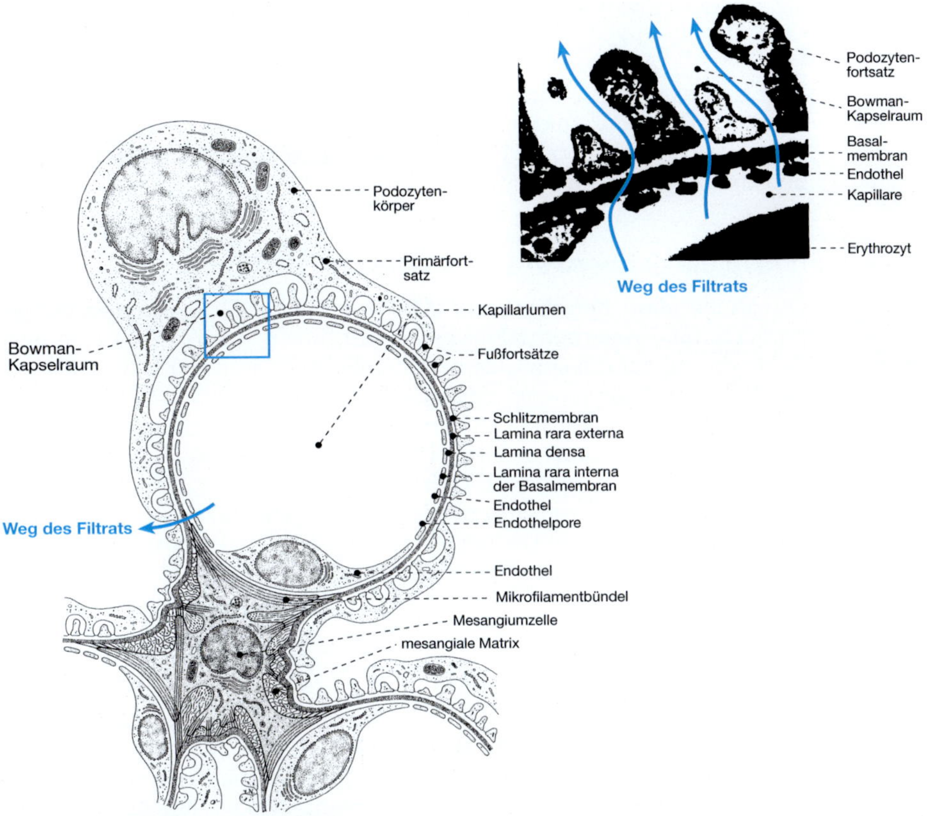

Abb. 13.1 Schnitt durch eine Glomeruluskapillare [1].

Versagt die Barrierfunktion des glomerulären Filters, so kann man beispielsweise hochmolekulare Proteine wie Albumin im Urin nachweisen. Der Kliniker spricht dann von einer **Proteinurie glomerulären Ursprungs.**

Wovon hängt die glomeruläre Filtrationsrate ab?

Wie viel Flüssigkeit filtriert wird, hängt in erster Linie von der Anzahl funktionstüchtiger Nephrone ab. Werden die Nephrone bei einer entzündlichen oder autoimmunen Erkrankung irreversibel geschädigt, so ist der Verlauf danach mit einer Niereninsuffizienz verbunden. Weiterhin hängt die glomeruläre Filtrationsrate von dem Widerstand des Filters (der sog. hydraulischen Leitfähigkeit) und dem **effektiven Filtrationsdruck** ab. Der effektive Filtrationsdruck kann analog zu den Verhältnissen in anderen Kapillaren berechnet werden. Er setzt sich aus der Differenz der hydrostatischen Drücke innerhalb und außerhalb der Kapillare sowie der entsprechenden Differenz der onkotischen Drücke zusammen. Die Drücke außerhalb der Kapillare entsprechen in der Nieren denen der Bowman-Kapsel. Der onkotische Druck in der Bowman-Kapsel beträgt praktisch Null, da fast keine Plasmaproteine filtriert werden. Mit dem kapillaren hydrostatischen Druck $p_{kap} \approx 6{,}7$ kPa (50 mmHg), dem hydrostatischen Druck in der Bowman-Kapsel $p_{bow} \times 1{,}6$ kPa (12 mmHg) und dem plasmaonkotischen Druck $p_{onk} \times 2{,}7$ kPa (20 mmHg) berechnet sich der Filtrationsdruck wie folgt:

$$p_{eff} = p_{kap} - p_{bow} - p_{onk} = 6{,}7 \text{ kPa} - 1{,}6 \text{ kPa} - 2{,}7 \text{ kPa} = 2{,}4 \text{ kPa (18 mmHg).}$$

Der effektive Filtrationsdruck ist nicht in allen Abschnitten des Tubulussystems gleich hoch. Da der onkotische Druck gegen Ende der glomerulären Kapillare ansteigt (es wird proteinfreie Flüssigkeit aus der Kapillare abfiltriert), sinkt der Filtrationsdruck dort gegen Null.

Wie kann man die glomeruläre Filtrationsrate bestimmen?

Die **glomeruläre Filtrationsrate (GFR)** bezeichnet das Volumen des pro Minute produzierten Primärharns. Um sie zu bestimmen, benutzt man eine indirekte Methode, die auf der renalen Clearance-Funktion basiert. Der Begriff **Clearance** ist definiert als die Plasmamenge (ml), die bei der Passage durch die Niere pro Minute von einer Substanz vollständig befreit wird. Für die Bestimmung der GFR benötigt man eine Substanz, die frei filtrierbar ist und sonst auf keinem anderen Weg ins Ultrafiltrat gelangen oder es verlassen kann. Das bedeutet, dass diese Substanz im Tubulussystem weder sezerniert noch resorbiert und auch nicht metabolisiert werden darf. Erfüllt sie all diese Bedingungen, kann man davon ausgehen, dass die im Urin ausgeschiedene Menge mit der initial filtrierten übereinstimmt, und somit die Clearance dieser Substanz der GFR entspricht. Da die Menge gleich Volumen mal Konzentration ist, ergibt sich folgende Formel:

$$\text{Zeitvolumen}_{\text{ausgeschieden}} \times \text{Konzentration}_{\text{Urin}} = \text{Zeitvolumen}_{\text{filtriert}} \times \text{Konzentration}_{\text{Serum}}$$

Für die GFR-Bestimmung in der Klinik benutzt man meistens die **Kreatinin-Clearance.** Kreatinin entsteht im Muskelstoffwechsel aus Kreatin durch einen Ringschluss unter Abspaltung von anorganischem Phosphat. Diese Methode hat neben dem Vorteil, dass es sich um eine endogene Substanz handelt, auch einige Nachteile: So wird Kreatinin zum Teil tubulär sezerniert, zudem kann es in Abhängigkeit von der Muskeltätigkeit und -masse zu Schwankungen des Kreatinin-Plasmaspiegels kommen. Als Alternative kommt bei der GFR-Bestimmung das inerte Polysaccharid **Inulin** in Frage. Dieser Stoff erfüllt zwar die oben genannten Voraussetzungen nahezu perfekt, er muss aber intravenös appliziert werden, so dass diese Methode in der Klinik eine eher untergeordnete Rolle spielt.

Werden die Kreatinin-Konzentrationen im Plasma und im Urin sowie das Urinzeitvolumen gemessen, kann man nach der Umformung der oben stehenden Formel die GFR einfach berechnen:

$$\mathbf{GFR = (V_{Urin} \times [Krea]._{Urin}) / [Krea]._{Serum}}$$

Da dieses Verfahren zur GFR-Bestimmung die relativ aufwändige Sammlung des Urins über 24 Stunden voraussetzt, wird im klinischen Alltag meist zunächst nur der Kreatinin-Wert im Plasma bestimmt. Unter der Annahme, dass die täglich ausgeschiedene Menge Kreatinin ungefähr konstant ist, korreliert die GFR reziprok mit dem Serumkreatinin (also GFR ~ 1/[Krea].Serum). Dieser Zusammenhang lässt sich graphisch als **Hyperbel** darstellen. Damit kann anschaulich erklärt werden, dass erst starke Einschränkungen der GFR (ab ca. 50 %) zu einem Anstieg des Serumkreatinins über die Norm führen. Man spricht daher von einem **kreatininblinden Bereich.**

Wie wird die glomeruläre Filtrationsrate reguliert?

Neben den intakten Glomeruli ist der ausreichende effektive Filtrationsdruck für die Aufrechterhaltung der glomerulären Filtrationsrate entscheidend. Durch die **Autoregulation** ist der renale Blutfluss in einem aortalen Blutdruckbereich zwischen 80 und 180 mmHg ziemlich konstant (Abb. 13.2). Durch die geringen Schwankungen des renalen Blutflusses bleiben auch der effektive Filtrationsdruck und somit die glomeruläre Filtrationsrate konstant. Die Autoregulation beruht auf einer Vasokonstriktion der Nierengefäße bei einem Blutdruckanstieg. Kommt es dagegen zu einem Blutdruckabfall, dann wird eine Vasodilatation eingeleitet, um einen ausreichenden renalen Blutfluss zu gewährleisten. Dieser Autoregulation liegen drei Mechanismen zugrunde. Der Anstieg des mittleren arteriellen Blutdrucks ruft unweigerlich eine Zunahme des intramuralen Drucks in den Gefäßen hervor. Daraufhin reagieren sie mit einer Vasokonstriktion, um die Blutperfusion zu erniedrigen und somit eine weitere Druckzunahme zu verhindern. Diese **myogene Vasokonstriktion** wird **Bayliss-Effekt** genannt. Weiterhin kommt es bei einem längerfristigen Blutdruckanstieg zunächst zu einer Zunahme der glomerulären Filtrationsrate. Eine höhere glomeruläre Filtrationsrate bedeutet, dass mehr Kochsalz filtriert wird. Die Zunahme der Menge von filtriertem Kochsalz wird umgehend in den Zellen der **Macula densa** (Berührungspunkt des distalen Tubulus mit dem „eigenen" Glomerulum) registriert. Deren Aktivierung bewirkt eine Konstriktion des Vas afferens, wodurch die glomeruläre Filtrationsrate gedrosselt wird. Bei diesem **tubuloglomerulären Feedback** steht die Anpassung der renalen Filtrationsrate an die tubuläre Transportkapazität im Vordergrund. Dadurch werden übermäßige Wasser- und Elektrolytverluste bei einem steigenden Blutdruck vermieden. Die Autoregulationsmechanismen reagieren jedoch nicht nur auf eine Zunahme des Blutdrucks. Der Blutdruckabfall ist mit einer Minderperfusion des Nierenmarks verbunden. Eine unzureichende Versorgung der Nierenmarkzellen mit Sauerstoff bewirkt eine Freisetzung von **Prostaglandinen.** Diese rufen wiederum direkt eine Vasodilatation hervor. Die oben genannten drei Mechanismen bewirken eine konstante renale Durchblutung und somit eine perfekte renale Autoregulation.

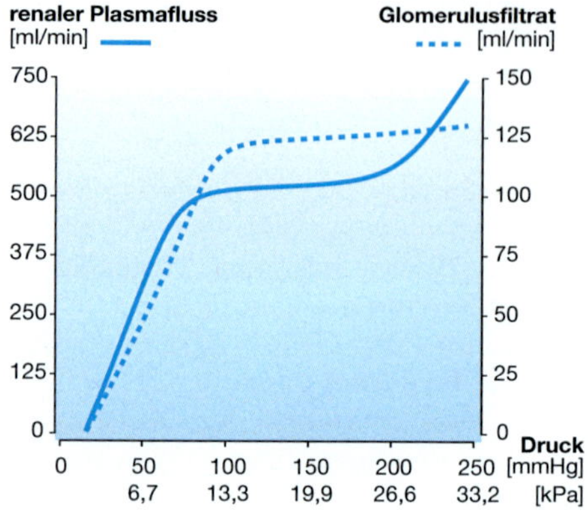

Abb. 13.2 Autoregulation der Niere [1].

Therapie und Verlauf

Zu den allgemeinen therapeutischen Maßnahmen einer akuten Glomerulonephritis gehören Bettruhe, körperliche Schonung sowie salz- und eiweißarme Ernährung. Es sollten regelmäßig die renalen Laborparameter sowie Körpergewicht (Bilanz der Flüssigkeitsaufnahme und -ausscheidung) kontrolliert werden. Der vorhandene Infekt sollte antibiotisch (z.B. mit Penicillin) behandelt werden. Treten im weiteren Verlauf Komplikationen wie Flüssigkeitseinlagerung (Ödeme, Gewichtszunahme, Bluthochdruck usw.) auf, dann wird eine medikamentöse Diurese mittels Schleifendiuretika (z.B. Furosemid) eingeleitet. In etwa der Hälfte aller Fälle kommt es zur kompletten Ausheilung. Bei den Kindern ist die Prognose noch besser (90 %).

Quintessenz Durch die glomeruläre Filtration entstehen in den beiden Nieren etwa 120 ml Ultrafiltrat pro Minute. Die GFR ist u.a. von der Nierendurchblutung abhängig, die durch Autoregulationsmechanismen relativ konstant bei 1,2 l/min gehalten wird. Die Eigenschaften des renalen Filters bestimmen, ob eine Substanz filtriert wird oder nicht. So spielt dabei die Größe sowie die Ladung des Moleküls eine wichtige Rolle. Die normale Filtrationsleistung der Nieren ist jedoch nicht nur vom effektiven Filtrationsdruck, sondern auch von der Unversehrtheit der Glomeruli abhängig. Kommt es zur Zerstörung der Glomeruli, wie dies bei einer Glomerulonephritis der Fall ist, dann können Substanzen bzw. Blutbestandteil in den Urin gelangen, die normalerweise dort nicht vorkommen.

Fall 14

Anamnese

Ein 2-jähriger Junge wird von seiner Kinderärztin in die universitäre Kinderklinik überwiesen. Der Grund sind zahlreiche Hämatome, die im Missverhältnis zum auslösenden Trauma stehen. Dies wurde bereits bei der Geburt festgestellt. Ansonsten war das Kind immer gesund.

Körperliche Untersuchung

2-jähriger Junge, körperliche und geistige Entwicklung dem Alter entsprechend. Man findet zahlreiche Hämatome unterschiedlicher Farbe an Beinen und Armen. Die Beweglichkeit der Gelenke der oberen und unteren Extremitäten ist frei und nicht schmerzhaft. Die sonstige körperliche Untersuchung einschließlich des neurologischen Status ergibt einen unauffälligen Befund.

Diagnose

Wie lautet Ihre Verdachtsdiagnose?

Die zahlreichen Blutergüsse, deren unterschiedliche Farbe auf einen unterschiedlichen Zeitpunkt der Entstehung hindeutet, lassen an eine **Störung des Gerinnungssystems** denken. Da es sich um einen Jungen handelt, kommen in erster Linie **Hämophilien** in Betracht – **X-chromosomal-rezessiv vererbte Blutungsleiden,** die normalerweise nur bei männlichen Patienten klinische Auswirkungen zeigen. Gleichzeitig sollte auf jeden Fall eine Misshandlung des Kindes ausgeschlossen werden!

Welche Untersuchungen sollten zunächst veranlasst werden?

Eine genaue **Familienanamnese** bezüglich der möglichen Blutungsleiden wird erhoben. Um die Blutgerinnungsstatus zu überprüfen, müssen folgende **Laborwerte** berücksichtigt werden: Blutbild, Blutungszeit, Quickwert sowie partielle Thromboplastinzeit.

Familienanamnese

Die Eltern des Kindes sowie seine 5-jährige Schwester zeigen keinerlei Auffälligkeiten. Bei dem Großvater der Mutter, der inzwischen in einem Alter von 87 Jahren verstorben ist, gab es nach einer Appendektomie Wundheilungsstörungen, bedingt durch einen massiven Bluterguss im Bereich der Operationswunde.

Laborbefunde

		Referenzwerte
Thrombozyten	180 000/µl	150 000–300 000/µl
Blutungszeit	3 min	< 6 min
Quicktest (Thromboplastinzeit)	99 %	70–120 %
partielle Thromboplastinzeit	95 s ↑↑	23–35 s

Die restlichen Laborwerte liegen im Referenzbereich.

Wie interpretieren Sie diese Ergebnisse?

Die Familienanamnese ist positiv. Da der Großvater des Kindes mütterlicherseits krank war, die Mutter selbst jedoch gesund ist, erhärtet sich der Verdacht, dass es sich um eine Erkrankung mit einem X-chromosomal-rezessiven Erbgang handelt. In solchen Fällen fungieren die Frauen als Träger des krankhaften X-Chromosoms – sie werden dann **Konduktorinnen** genannt.

Von den Laborbefunden fällt eine pathologisch verlängerte partielle Thromboplastinzeit als ein Hinweis auf eine Störung des Gerinnungssystems wie **Hämophilie A** oder **B** auf. Die im Referenzbereich liegenden Werte für Blutungszeit sowie Thrombozytenzahl deuten darauf hin, dass diese Störung nicht durch eine Thrombozytopenie hervorgerufen wird.

Welche initialen Schritte beinhaltet die Blutgerinnung?

Kommt es zur Verletzung der Gefäßkontinuität, so müssen schnell blutstillende Prozesse in Gang gesetzt werden, um einen größeren Blutverlust zu vermeiden. Man unterscheidet die erste, frühe Phase, die innerhalb der ersten 1–3 Minuten abläuft – **primäre Hämostase** (vorübergehende Blutstillung) –, an die sich die **sekundäre Hämostase** (endgültige Blutstillung) anschließt.

Zu den zwei Hauptmechanismen der **primären Hämostase** (Abb. 14.1) gehören die **Vasokonstriktion** und die **Thrombozytenadhäsion.** Durch die Traumatisierung des Endothels kommt es zur Freisetzung verschiedener vasokonstriktorischer Substanzen wie Serotonin, Thromboxan A_2 und Katecholaminen. Weiterhin ruft die Gefäßverletzung die Konstriktion der glatten intramuralen Gefäßmuskulatur über eine Aktivierung der vasomotorischen Nerven aus.

Eine zentrale Rolle bei der primären Hämostase spielen die Thrombozyten. Die Anzahl der Thrombozyten im Blut beträgt bei gesunden erwachsenen Personen 150 000–300 000 pro µl. Thrombozyten entstehen durch die Abschnürung des Zytoplasmas von **Megakaryozyten** aus dem Knochenmark. Thrombozyten haben einen durchschnittlichen Durchmesser von etwa 1–4 µm und sind 0,5–0,75 µm dick. Elektronenmikroskopisch sind in den Thrombozyten unterschiedliche Granula erkennbar. Nach einer Verweildauer im Blut von 5–11 Tagen werden sie dann in Leber, Milz und Lunge abgebaut. Reguliert wird die **Thrombopoese** durch Zytokine (Interleukin-3, -6 und -11) sowie durch Thrombopoetin, welches in der Leber gebildet wird.

Nach einer Verletzung des Endothels kommt es zum Kontakt zwischen den Thrombozyten, welche im Blut randständig an der Gefäßwand konzentriert zirkulieren, und den Bestandteilen der extrazellulären Matrix, insbesondere Kollagen der subendothelialen Basalmembran (Abb. 14.1). Über einen spezifischen Rezeptor, das **Glykoprotein (GP) Ia/IIa,** kommt es zur Anheftung an Kollagen. Diese Interaktion wird durch den **von-Willebrand-Faktor (VWF)** verstärkt. Beim VWF handelt es sich um ein großes Glykoprotein, welches ausschließlich von Endothelzellen und Megakaryozyten synthetisiert wird. Der VWF ist in der Lage, ultragroße Fäden zu bilden, die hochadhäsive Eigenschaften besitzen und somit über **GP-IIb/IX-Rezeptoren** die Thrombozyten an subendotheliale Strukturen binden können. Diese Eigenschaft besitzt sowohl der akut sezernierte als auch der im Blutkreislauf zirkulierende VWF. Eine weitere Funktion von VWF ist der Schutz des Gerinnungsfaktors VIII vor der proteolytischen Inaktivierung im Blutplasma.

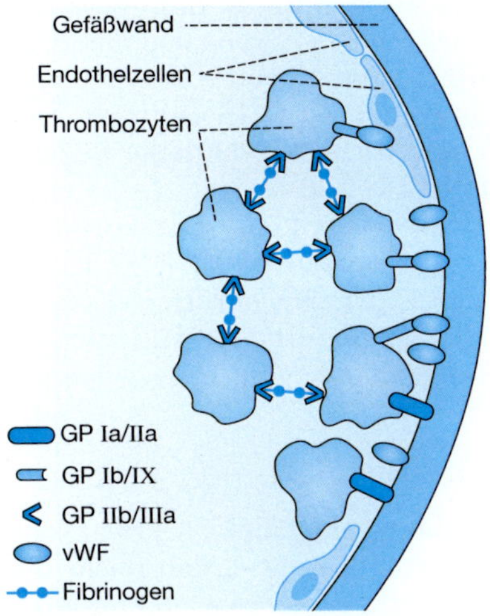

Abb. 14.1 Primäre Hämostase mit schematischer Darstellung der Thrombozytenadhäsion und -aggregation [1].

Nach der Anheftung an das Subendothelium verformen sich die Thrombozyten. Durch die Aktivierung wird aus den intrazellulären Granula Ca^{2+} freigesetzt, welches dann mit den kontraktilen Filamenten Aktin/Myosin interagiert. Die Thrombozyten werden kugelig und bilden stachelartige Fortsätze, die sog. Pseudopodien. Diese Phase der primären Hämostase wird auch **Freisetzungsphase** genannt, denn es kommt zu einer massiven Sekretion von verschiedenen Mediatoren aus Thrombozyten, u.a. VWF, ADP, Thrombin, Adrenalin, Serotonin, Thromboxan A_2 und Plättchen-aktivierender Faktor (PAF). Dadurch erhöht sich das Aktivierungsniveau der Thrombozyten. Es kommt zu einer zunächst **reversiblen Aggregation** unter Anlagerung der neu rekrutierten Thrombozyten. Durch die weitere Einwirkung von ADP, PAF und Thrombin kommt es zu einer Verschmelzung von miteinander aggregierten Thrombozyten. Dadurch wird die **irreversible Aggregation** eingeleitet. Sie wird v.a. durch in den Thrombozyten vorhandenes Thromboxan A_2 erheblich verstärkt und beschleunigt.

Ziel der primären Hämostase ist die Bildung des **Thrombozytenpfropfs,** der auch als weißer Abscheidungsthrombus bezeichnet wird. Dadurch kommt es zu einem zunächst vorübergehenden Verschluss des Endotheldefekts.

Es ist wichtig, dass man vor einem chirurgischen Eingriff etwa eine Woche lang keine Medikamente einnimmt, die die Thrombozytenfunktion beeinträchtigen (z.B. Aspirin®).

Wie wird die Thrombozytenaktivierung in den intakten Gefäßen verhindert?

Für die Hemmung der Thrombozytenaktivierung in den unversehrten Gefäßen sind verschiedene Mechanismen zuständig. Die Oberfläche der Endothelzellen ist mit heparinähnlichen Substanzen benetzt, die stark antikoagulatorische Eigenschaften besitzen. Weiterhin bewirken die Scherkräfte des fließenden Blutes die Freisetzung von NO, EDRF (endothelium derived relaxing factor) sowie Prostacyclin aus den Endothelzellen. Diese Substanzen erhöhen wiederum die intrazelluläre Konzentration von zyklischen Monophosphaten in den Thrombozyten und setzen somit deren

Ansprechbarkeit auf zahlreiche Stimuli herab. Diese Mechanismen sind verantwortlich, dass bei gesunden Personen eine Balance zwischen den prokoagulatorischen und antithrombotischen Prozessen eingestellt wird. So wird verhindert, dass es bei gesunden Personen zu Mikrothrombosierungen im Kreislauf kommt.
Dies hat auch eine wichtige praktische Bedeutung. Während einiger herzchirurgischer Eingriffe ist der Einsatz der Herz-Lungen-Maschine nötig. Dabei sollte beachtet werden, dass während der extrakorporalen Zirkulation keine antikoagulatorischen Mechanismen der Endotheloberfläche wirksam sind. Auf den künstlichen Oberflächen der Schläuche der Herz-Lungen-Maschine können sich leicht die Thromben bilden. Daher erhalten Patienten während eines solchen Eingriffs antikoagulatorische Medikamente.

Aus welchem Grund wird die sekundäre Hämostase eingeleitet?

Der weiße Thrombozytenpfropf wird zwar sehr schnell gebildet, er ist jedoch auch ziemlich instabil. Aus diesem Grund reicht die primäre Hämostase nicht aus, um größere Gefäßdefekte zuverlässig und mittelfristig zu verschließen. Erst durch die Bildung eines **roten Abscheidungspfropfs,** der neben den Thrombozyten noch Erythrozyten und Leukozyten enthält, können die betroffenen Gefäße endgültig verschlossen werden.
Eine zentrale Stellung bei der sekundären Hämostase nimmt das **plasmatische Gerinnungssystem** ein (Abb. 14.2). Dabei handelt es sich um eine Vielzahl von Enzy-

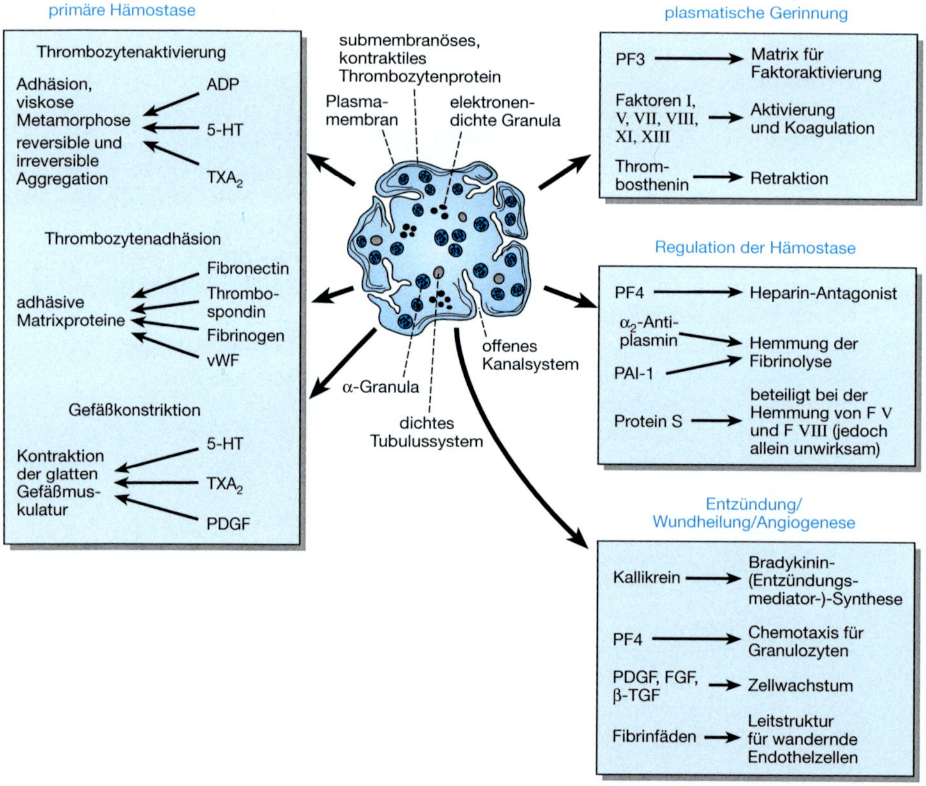

Abb. 14.2 Faktoren der Blutgerinnung und Fibrinolyse [1].

men und Cofaktoren, die an einer enzymatischen Kaskade teilnehmen. Am Ende der Gerinnungskaskade wird Fibrin gebildet, dessen netzartige Struktur den Thrombozytenpfropf stabilisiert.

Wie wird die sekundäre Hämostase aktiviert?

Die sekundäre Hämostase kann auf **intrinsischem** und **extrinsischem** Weg aktiviert werden.

Der **endogene** (intrinsische) Weg beginnt mit der Aktivierung des Gerinnungsfaktors XII (Hageman-Faktor) durch den Kontakt mit einer nicht-endothelialen Oberfläche (z.B. Bestandteile der extrazellulären Matrix wie Kollagen). Der aktivierte Faktor XIIa aktiviert proteolytisch den Faktor XI und setzt somit die Gerinnungskaskade in Gang.

Beim **exogenen** (extrinsischen) Weg wird der Faktor VII über den Faktor III aktiviert (Tissue factor, Gewebsthromboplastin), welches aus zerstörten Gewebszellen stammt. Zusammen mit ionisiertem Ca^{2+} bildet der aktivierte Faktor VIIa die exogene Tenase, die wiederum den Faktor X aktiviert, der auch durch die endogene Tenase, bestehend aus Faktor VIIIa, Phospholipiden und Ca^{2+}, aktiviert werden kann.

Mit der Aktivierung des Faktors X münden beide Wege in die **gemeinsame Endstrecke** ein. Der aktivierte Faktor Xa in einem Komplex mit Ca^{2+} und Phospholipiden bildet Thromboplastin, das Prothrombin zu Thrombin spaltet. Thrombin ist wiederum in der Lage, aus dem langkettigen Fibrinogen lösliche Fibrinmonomere zu spalten. Aus diesen entsteht dann ein Fibrinnetz, das den Thrombus mittelfristig stabilisieren kann.

Was passiert im weiteren Verlauf der Hämostase mit dem gebildeten Thrombus?

Nachdem die Blutung durch die Bildung eines Thrombus gestoppt ist, und die Reparaturvorgänge des Gefäßes abgeschlossen sind, ist es sehr wichtig, dass der Thrombus wieder aufgelöst wird. Dadurch kommt es zur Rekanalisierung des Gefäßes, so dass das Gewebe um das betroffene Gefäß wieder mit dem Blut perfundiert wird. Eine wichtige Rolle dabei spielt die **Fibrinolyse** (Abb. 14.2). Das Wirkungsprinzip der Fibrinolyse ist dem Prinzip der Gerinnungskaskade ähnlich. Wie bei den Faktoren des sekundären Gerinnungssystems handelt es sich bei den an der Fibrinolyse beteiligten Stoffen um Vorstufen, die erst enzymatisch aktiviert werden müssen, damit sie ihre volle Wirkung entfalten können. Zu den wichtigen Aktivatoren und Proaktivatoren der Fibrinolyse gehören der **Tissue plasminogen activator (tPA)** und Pro-Urokinase. Die Pro-Urokinase kann über die intrinsische Wirkung verschiedener Plasmaaktivatoren zur aktiven Form – der **Urokinase** – aktiviert werden. tPA und Urokinase ihrerseits sind in der Lage, das inaktive **Plasminogen** zu **Plasmin** umzuwandeln. Beim Plasminogen handelt es sich um ein inaktives Plasmaprotein, das in den Thromben in großen Mengen vorhanden ist. Die aktive Form des Plasminogens, das Plasmin, gehört zur den Proteasen, welche eine Spaltung vom Fibringerüst bewirken können. Es entstehen dabei Fibrinspaltprodukte. Eine ausreichend hohe Plasminkonzentration kann den nach sekundärer Hämostase gebildeten Thrombus vollständig auflösen. Weiterhin hemmt es die Blutgerinnung, indem es einige Gerinnungsfaktoren spaltet und somit inaktiviert.

Durch seine thrombolytische Wirkung findet rekombinant hergestelltes tPA eine Anwendung in der klinischen Medizin bei der Behandlung eines Herzinfarkts. Dort wird es eingesetzt, um verschlossene Koronargefäße wieder zur rekanalisieren, um die Minderversorgung des Herzmuskels mit dem Sauerstoff (Ischämie) zu beheben.

Wie können Störungen der Blutgerinnung erfasst werden?

Zu den in der Klinik am besten etablierten Verfahren gehören die Messung der Thromboplastinzeit (Quick-Test) und der partiellen Thromboplastinzeit.
Die **Thromboplastinzeit** hängt von den Faktoren des extrinsischen Gerinnungssystems sowie von Prothrombin und Fibrinogen ab. Durch Einnahme von Kumarinderivaten (Vitamin-K-Antagonisten) kommt es zur Herabsetzung der Konzentration der Gerinnungsfaktoren, deren Synthese in der Leber Vitamin-K-abhängig ist (Faktoren II, VII, IX, X). Unter solcher Therapie verlängert sich die Thromboplastinzeit, deren Messung zur Kontrolle des therapeutischen Verlaufs herangezogen wird.
Um die Beeinträchtigungen der intrinsischen Komponente des Gerinnungssystems zu überprüfen, wird die **partielle Thromboplastinzeit** bestimmt. Somit können Hämophilien und andere Gerinnungsstörungen diagnostiziert werden.

Therapie

Grundsätzlich werden bei den Koagulopathien die **fehlenden Gerinnungsfaktoren substituiert,** um weitere Blutungen zu vermeiden. Das Ausmaß der Therapie richtet sich nach dem klinischen Schweregrad der Erkrankung. So reicht bei kleineren spontanen Blutungen in die Muskulatur bereits eine 5–20 %ige Aktivität des Faktors VII aus, damit die Blutungen sistieren – dazu wird in der Regel eine Substitution für die Dauer von zwei Tagen benötigt. Bei schweren, lebensbedrohlichen Blutungen, die intrakraniell, intrathorakal oder gastrointestinal lokalisiert sind, kann die Therapie mehrere Wochen dauern.

Quintessenz Die Hämophilie A gehört mit ihrer Häufigkeit von 1:5 000 männlichen Neugeborenen zu den häufigsten Defekten der sekundären Hämostase. Die Hämophilie B ist mit 1:15 000 männlichen Neugeborenen deutlich seltener. Grundsätzlich stellen die Erkrankungen des Gerinnungssystems einen beachtlichen Teil der internistischen Erkrankungen dar. Viele Beeinträchtigungen des Gerinnungssystems können mit Hilfe von klinischen Tests wie Quick-Test und partieller Thromboplastinzeit erfasst werden. Damit kann sowohl der intrinsische als auch der extrinsische Aktivierungsweg der Gerinnungskaskade überprüft werden.

Fall 15

Anamnese

Ein 69-jähriger Mann klagt über zunehmende Atemnot in den letzten Monaten bei Belastungen wie Treppensteigen, sowie über einen allgemeinen Leistungsknick. Er sagt, manchmal habe er das Gefühl, dass „das Herz nicht ganz mitkommt", so dass er bei längeren Gehstrecken häufiger anhalten müsse. In den letzten Wochen sei hinzugekommen, dass er nur noch mit erhöhtem Oberkörper schlafen könne. Außerdem müsse er nachts drei- bis viermal aufstehen, um Wasser zu lassen. In der Nacht und auch tagsüber habe er einen trockenen Reizhusten, erkältet sei er aber nicht gewesen.

Aufnahmebefund

69-jähriger Mann in gutem Allgemein- und Ernährungszustand. Seit drei Jahren Rentner, zuvor tätig als Bürokaufmann. Kein Alkohol- und Nikotinabusus. Die Mundschleimhaut sowie die Lippen erscheinen leicht zyanotisch. Herz perkutorisch etwas verbreitet, Auskultationsbefund unauffällig. Herzfrequenz 68/min, Herzaktion rhythmisch, RR 170/95 mmHg. Über beiden Lungenflügeln, basal betont, sind feinblasige Rasselgeräusche wahrnehmbar. Abdominalbefund unauffällig. Leber und Milz nicht palpabel. Periphere Durchblutung unauffällig.

Welches Symptom ist bei dem Patient führend? An welche Verdachtsdiagnose denken Sie?

Bei diesem Patient ist die **Atemnot (Dyspnoe)** das führende Symptom. Als Ursache für die Dyspnoe kommen zahlreiche Erkrankungen in Frage. Dazu gehören die Erkrankungen der oberen Luftwege und der Lungen. Weiterhin können Thoraxdeformitäten, Rippenfrakturen sowie Erkrankungen des Zwerchfells für die Atemnot verantwortlich sein. Auch manche kardiale Erkrankungen wie die Herzinsuffizienz gehen mit Dyspnoe einher. Bei einigen Störungen des ZNS (z.B. Enzephalitis) können ebenso Ventilationsstörungen hervorgerufen werden.

Welche diagnostischen Maßnahmen veranlassen Sie?

Neben den allgemeinen diagnostischen Maßnahmen wie **Laboruntersuchung** sollte beim Verdacht auf eine Herzfunktionsstörung das Herz gezielt untersucht werden: **EKG** sowie **Röntgenaufnahme des Brustkorbs** in zwei Ebenen.

Untersuchungsbefunde

Labor: Es fallen eine leichte Erniedrigung der Natrium-Serumkonzentration und leicht erhöhte Transaminasen sowie Kreatinin- und Harnstoffwerte auf. Die restlichen Laborwerte liegen im Referenzbereich.
EKG: Sinusrhythmus mit vereinzelten ventrikulären Extrasystolen. Hinweise auf Beeinträchtigung der Erregungsausbreitung im linken Herzen.
Röntgen-Thorax: Deutliche Herzverbreitung (transversaler Herzdurchmesser mehr als 50 % des Thoraxdurchmessers). Weiterhin findet man beidseitige, v.a. basal lokalisierte interstitielle Flüssigkeitsansammlungen sowie erweiterte und unscharf konturierte Lungengefäße.

Diagnose

Wie sind diese Untersuchungsbefunde zu deuten?

Die pathologischen Laborwerte geben einen Hinweis auf eine eingeschränkte Nierenleistung. Die Beeinträchtigung der Erregungsausbreitung im linken Ventrikel erklärt die anamnestisch erhobene Verminderung der Herzleistung. Auch die Herzverbreitung sowie Lungenödem im Röntgenbild sprechen dafür. Somit hat sich die Verdachtsdiagnose **Herzinsuffizienz** bestätigt.

Wie ist das Herz aufgebaut?

Bevor man sich mit den mechanischen Vorgängen befasst, sollte man sich die anatomischen Voraussetzungen näher anschauen. Das vierkammerige Herz besteht aus zwei Ventrikeln und zwei Kammern. Man unterscheidet das linke Herz, das in den großen Kreislauf eingeschaltet ist, und das rechte Herz, das das Blut in den Lungenkreislauf pumpt. Bei den Herzmuskelfasern gibt es das **Arbeitsmyokard,** das für die mechanische Pumpvorgänge zuständig ist. Daneben gibt es die spezialisierten Herzmuskelfasern des **Erregungsbildungs- und -leitungssystem.**
Um das Blut in eine bestimmte Richtung fortbewegen zu können, verfügt das Herz über Klappen, die die einzelnen Kompartimente des Herzens räumlich und funktionell voneinander trennen. Die Herzklappen werden passiv durch die Druckdifferenzen geöffnet und geschlossen. Man unterscheidet folgende Herzklappen: Die **Bikuspidal- (Mitral-)** und **Trikuspidalklappe** gehören zu den Atrioventrikularklappen und liegen in der Ventilebene des Herzens. Zu den Semilunarklappen werden die **Pulmonal-** und **Aortenklappe** gezählt, die sich in der Ausflussebene der Ventrikel befinden. Die Ventilfunktion der Herzklappen besteht darin, das Zurückfließen des Blutes zu verhindern, wodurch die Herzarbeit möglich effizient gehalten wird.

Wie läuft das Aktionspotenzial einer Herzmuskelzelle ab?

Das **Ruhemembranpotenzial** (Abb. 15.1) einer Herzmuskelzelle beträgt etwa –90 mV. Aufgrund des sehr geringen Na^+-Leckstroms stimmt es beinahe mit dem K^+-Gleichgewichtspotenzial überein. Durch die initiale Phase der Depolarisation wird der Schwellenwert überschritten, bei dem sich die spannungsabhängigen Na^+-Kanäle öffnen: Es kommt zu einer schnellen, nur wenige Millisekunden dauernden **Aufstrichphase,** die durch einen massiven Na^+-Einwärtsstrom zustande kommt. In dieser Phase kommt es zur Umpolarisation, die Zelle wird innen positiv. Der **Overshoot-Wert** beträgt dabei etwa +30 mV. Bis zu dieser Phase unterscheidet sich das Aktionspotenzial einer Herzmuskelzelle nicht wesentlich von dem einer Nervenzelle.
Charakteristisch für das Myokard dagegen läuft die **Repolarisation** ab. Sie wird in drei, zeitlich eng aufeinander folgende Phasen unterteilt und beginnt mit der kurzen **initialen Phase.** Dabei nähert sich das Membranpotenzial der Nulllinie. Nach der initialen Phase tritt die **Plateau-Phase** auf. Diese lang andauernde Repolarisationsphase ist hochspezifisch für die Herzmuskulatur und wird durch folgende zwei Mechanismen hervorgerufen:
Ca^{2+}-Kanäle öffnen sich, die einen depolarisierenden langsamen Ca^{2+}-Einwärtsstrom ermöglichen.
Die Membranleitfähigkeit für Kalium wird infolge der Depolarisation reduziert, so dass der repolarisierende K^+-Auswärtsstrom geringer wird.

Diese Mechanismen bedingen den waagerechten Verlauf der Aktionspotenzialkurve in dieser Phase. An die Plateau-Phase, die etwa 100–150 ms dauert, schließt sich **Endphase** der Repolarisation an. Das Ende der Plateau-Phase wird durch das Schließen der Ca^{2+}-Kanäle eingeleitet. Weiterhin wird eine weitere Population von K^+-Kanälen geöffnet. Schließlich steigt die membranäre K^+-Leitfähigkeit, so dass die Repolarisation mit dem Erreichen des Ruhemembranpotenzials abgeschlossen wird. Durch die längere Repolarisation mit ihrer Plateau-Phase dauert das Aktionspotenzial einer Herzmuskelzelle etwa 200–400 ms, d.h. etwa 100-mal länger als bei einer Nerven- oder Skelettmuskelzelle.

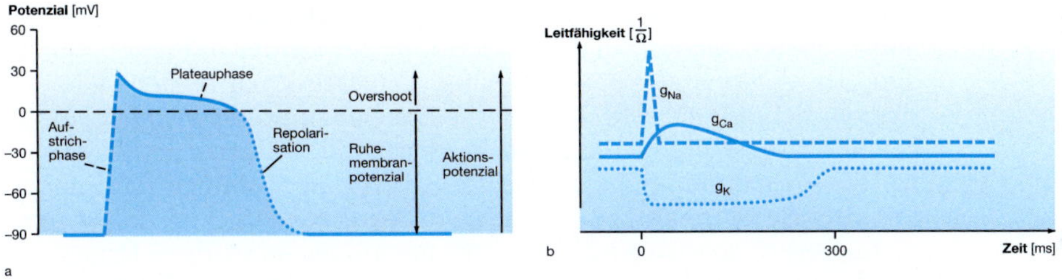

Abb. 15.1 Aktionspotenzial (a) sowie Ionenleitfähigkeit (b) an Herzmuskellzellen [1].

Die Ca^{2+}-Kanäle, die für die Ausbildung der Plateau-Phase zuständig sind, stellen ein mögliches Angriffsziel bei medikamentöser Therapie dar. So werden bei Antiarrhythmien Ca^{2+}-Kanal-Blocker (sog. „Kalzium-Antagonisten", z.B. Verapamil, Diltiazem) gegeben. Weiterhin zeigen die anorganische Kationen Ni^{2+}, Co^{2+} und Cd^{2+} ebenfalls eine kalziumantagonistische Wirkung. Sie werden jedoch nur experimentell in vitro eingesetzt.

In welche Phasen wird der Herzzyklus unterteilt?

Grob lässt sich der Herzzyklus in zwei Phasen unterteilen: **Kontraktionsphase (Systole)** und **Erschlaffungsphase (Diastole).** Um die Herzmechanik sowie die einzelnen Phasen des Herzzyklus besser zu charakterisieren, benutzt man ein Druck-Volumen-Diagramm (Abb. 15.2).

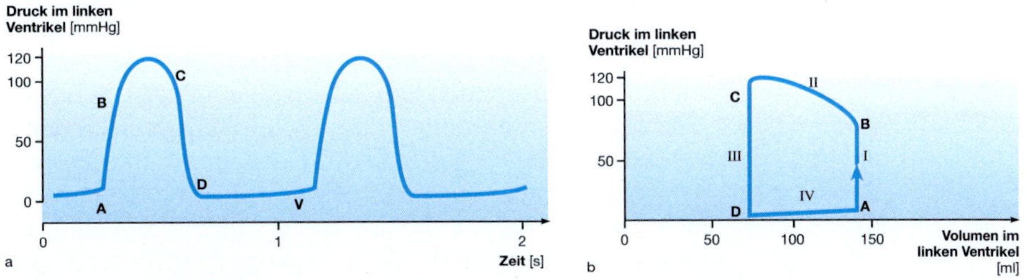

Abb. 15.2 Druckverlauf im linken Herzventrikel. a) Druckverlauf über die Zeit; b) Druck-Volumen-Diagramm [1].

Die Systole beginnt mit der **Anspannungsphase.** Dabei kommt es zu einer isovolumetrischen Kontraktion der mit etwa 140 ml Blut gefüllten Herzkammer. Der Begriff isovolumetrische Kontraktion bedeutet, dass der Druck im Ventrikel steigt, ohne dass es zur Änderung des Volumens kommt. Durch den Druckanstieg schließen sich die Atrioventrikularklappen, so dass das Blut nicht in die Vorhöfe zurückfließen kann. Da aber der Ventrikeldruck zur Beginn der Anspannungsphase noch niedriger ist als der Druck in der arteriellen Ausflussbahn, bleibt die Aortenklappe noch geschlossen. Erst wenn ein kritischer Wert von etwa 80 mmHg überschritten wird, wird sie geöffnet. Somit geht die Anspannungsphase in die **Austreibungsphase** über. Das Blut wird unter weiterer Zunahme des Druckes in die Aorta ausgeworfen, daher wird die Kontraktion in dieser Phase auxobar genannt. Das Volumen der Kammer wird von 140 ml auf die Hälfte reduziert, somit beträgt das ventrikuläre Auswurfvolumen etwa 70 ml. Am Ende der Auswurfphase bleiben noch 70 ml in der Kammer – das sog. enddiastolische Volumen. Der Anteil des Blutes, der ausgeworfen wird, wird als Ejektionsfraktion bezeichnet und gehört zu den wichtigen diagnostischen Kriterien bei der Beurteilung der kardialen Pumpfunktion. Im finalen Teil der Austreibungsphase beginnt der Druck zu sinken. Die Aortenklappe schließt sich. Als nächstes beginnt die **Entspannungsphase,** mit der die Diastole eingeleitet wird. Während dieser Phase bleiben alle Klappen geschlossen, genauso wie bei der Anspannungsphase. Da das ventrikuläre Volumen unverändert bleibt, erfolgt die Entspannung isovolumetrisch. Wird der Druck in der Kammer niedriger als im Vorhof, so wird die Atrioventrikularklappe durch diese Druckdifferenz geöffnet. Dadurch strömt das Blut in die Kammer hinein – die Entspannungsphase wird durch die **Füllungsphase** abgelöst. Das endsystolische Volumen von 70 ml steigt wieder auf 140 ml. Da der Druck dabei nicht nennenswert zunimmt, läuft diese Phase isobar ab.

Welche Herztöne können klinisch auskultiert werden?

Aufgrund der mechanischen Vorgänge im Herzen entstehen niederfrequente Schwingungen, die mit einem Stethoskop auskultiert werden können. Im klinischen Sprachgebrauch werden die akustisch wahrnehmbaren Ereignisse als **Herztöne** bezeichnet, während pathologische Schallerscheinungen als **Herzgeräusche** bezeichnet werden. Bei gesunden Personen sind zwei Herztöne deutlich hörbar: Der 1. Herzton ist dumpf und länger, der 2. Herzton heller und kürzer.

Der **1. Herzton** entsteht durch die isovolumetrische Kontraktion des ventrikulären Myokards während der Anspannungsphase. Somit steht der 1. Herzton am Anfang der Systole. Der **2. Herzton** wird durch den Schluss der Pulmonal- und Aortenklappen hervorgerufen. Der 2. Herzton steht somit am Ende der Systole. Wenn man die unterschiedlichen Dauern von Systole und Diastole betrachtet, so kann man leicht nachvollziehen, dass der Abstand zwischen dem 1. und 2. Herzton viel kürzer ist als zwischen dem 2. und 1. Herzton.

Neben den ersten beiden Herztönen kann u. U. der 3. und der 4. Herzton auskultiert werden. Der 3. Herzton ist durch Füllung des linken Ventrikels in der Diastole bedingt und tritt zeitlich nach dem 2. Herzton auf. Bei Kindern und Jugendlichen ist er physiologisch, bei Erwachsenen dagegen deutet er auf eine diastolische Ventrikelüberlastung (z. B. bei Mitralinsuffizienz) hin. Der 4. Herzton entsteht durch die Vorhofkontraktion am Ende der Ventrikeldiastole. Vom zeitlichen Ablauf her tritt er unmittelbar vor dem 1. Herzton auf. Auch er kommt bei Kindern ohne einen Krankheitswert vor. Bei Erwachsenen können eine Aortenstenose, eine Herzinsuffizienz oder ein Myokardinfarkt ursächlich sein.

Wie wird die Herzleistung reguliert?

Die Auswurfleistung des Herzens wird ständig den wechselnden Belastungen angepasst. Dafür sind mehrere Mechanismen zuständig. So wird die Herzleistung z.T. über die **vegetative Innervation** reguliert. Durch die positiv-chronotrope Wirkung des Sympathikus kommt es zum Anstieg der Herzfrequenz und somit zu einem höheren Herzzeitvolumen. Weiterhin kann über diesen Weg die Kontraktilität verbessert werden, man spricht von positiv-inotroper Wirkung. Durch die effizientere Kontraktilität steigen v.a. die isovolumetrischen Maxima, wodurch das Schlagvolumen zunimmt. Auf der anderen Seite kann bei gleichem Füllungsvolumen gegen einen höheren Druck gepumpt werden, wie dies bei erhöhtem Gefäßwiderstand (z.B. bei der Hypertonie) der Fall ist.

Was versteht man unter dem Frank-Starling-Mechanismus?

Neben dem vegetativen System spielt der **Frank-Starling-Mechanismus** eine zentrale Rolle bei der Anpassung der Herzleistung an die jeweiligen Bedürfnisse. Diesem Mechanismus liegt der Zusammenhang zwischen der Herzfüllung und der Auswurfleistung des Herzens zugrunde. Der entscheidende Parameter dabei ist die enddiastolische Herzfüllung. Sie bestimmt die Vordehnung der Muskelfasern und wird daher Vorlast des Herzens („preload“) genannt. Grundsätzlich gilt, dass mit einer höherer Vorlast ein höheres Schlagvolumen verbunden ist. Dies wird dadurch erklärt, dass es mit zunehmender Füllung zunächst zu einem optimalen Überlappungsbereich zwischen den Aktin- und Myosinfilamenten kommt. Bei weiterer Dehnung wird jedoch die Spannungsentwicklung geringer, wenn die Interaktion der kontraktilen Filamente nicht mehr optimal ist. Weiterhin kommt es mit zunehmender Sarkomerlänge zu einer Erhöhung der Ca^{2+}-Empfindlichkeit der kontraktilen Elemente. Bei stärkerer Sarkomerdehnung wird der Abstand der Myosinköpfe zu den Aktinfilamenten geringer. Es wird vermutet, dass dadurch die Affinität von Troponin-C für Kalzium steigt, was positive Auswirkungen auf die Kontraktilität der Herzmuskelfasern hat.

Wodurch kann eine Herzinsuffizienz ausgelöst werden?

Bei Herzinsuffizienz kommt es zur signifikanten Minderung der kardialen Pumpleistung. Als Folge davon ist die optimale Versorgung des Organismus mit Sauerstoff und Substraten nicht mehr sichergestellt. Die physiologischen Kompensationsmechanismen wie der Frank-Starling-Mechanismus schaffen es nur im initialen Stadium, die Herzleistung auf normalem Niveau zu halten. Im weiteren Verlauf kommt es dann zur erheblichen Verschlechterung der Situation, wenn die Herzinsuffizienz unbehandelt bleibt. Als wichtigste Ursache für die Entwicklung der Herzinsuffizienz gilt die **Hypertonie,** gefolgt von der **koronaren Herzerkrankung.** Dabei ist folgende pathogenetische Sequenz typisch: Hypertonie → koronare Herzkrankheit → Herzinfarkt → Herzinsuffizienz. Zu den bedeutenden Risikofaktoren gehören Rauchen, Diabetes mellitus, Hypercholesterinämie, Übergewicht und Alkoholabusus. Auch Herzklappenerkrankungen sowie bakterielle und virale Entzündungen können die Herzleistungsminderung bewirken.

Therapie und Verlauf

Bei der medikamentösen Therapie der Herzinsuffizienz ist die **Entlastung des Herzens** eine der wichtigen Therapieoptionen. Der eventuell vorhandene Bluthochdruck sollte ausreichend eingestellt werden. Dafür werden ACE-Hemmer, Angiotensin-II-Rezeptorantagonisten und Diuretika verwendet. Es kommt zur Senkung des peripheren Widerstands sowie des zirkulierenden Blutvolumens, so dass die Nachlast herabgesetzt wird. Um die kardiale Pumpleistung zu verbessern, werden **Herzglykoside** eingesetzt. Sie bewirken eine Hemmung der Na^+-K^+-ATPase, wodurch die intrazelluläre Na^+-Konzentration steigt. Der Na^+-Konzentrationsgradient, der für den Auswärtstransport von Kalziumionen verantwortlich ist, wird reduziert. Es kommt zu einer vermehrten Aufnahme von Kalziumionen in das sarkoplasmatische Retikulum. Bei der Kontraktion steht mehr Ca^{2+} zur Verfügung, es resultiert eine verbesserte elektromechanische Kopplung, was als positiver-inotroper Effekt bezeichnet wird.

Quintessenz Die Beeinträchtigung der Pumpfunktion kann sowohl das ganze Herz (globale Herzinsuffizienz) als auch nur den linken oder den rechten Teil betreffen. Bei der Linksherzinsuffizienz steht die Stauung im davor geschalteten Lungenkreislauf im Vordergrund. Durch den dadurch bedingten erhöhten Druck in Lungenkapillaren tritt vermehrt Flüssigkeit ins Interstitium, es kommt zum Lungenödem und Atemstörungen (Dyspnoe). Bei der Rechtsherzinsuffizienz staut sich das Blut im großen Körperkreislauf. Es treten Beinödeme sowie Aszites auf.

Fall 16

Anamnese

Eine 71-jährige Frau kommt in Begleitung ihrer Tochter zu ihrem behandelnden Kardiologen. Sie leidet schon seit zwei Jahren an einer chronischen Linksherzinsuffizienz nach einem Hinterwandinfarkt. Vor drei Wochen bekam sie neue Medikamente, die sie aber anscheinend nicht gut verträgt. Sie habe mehrmals am Tag Kribbelgefühle in den Fingern sowie Muskelzuckungen der Arme und Beine. Die Hauptsorge sind jedoch die erneuten Herzbeschwerden. Im Laufe des Tages merke sie mehrmals, dass ihr Puls ganz unregelmäßig werde. Bereits bei einer geringen Belastung komme sie außer Atem. Es werde ihr schwindlig, so dass sie in den letzten Tagen jegliche Körperbelastung vermieden habe.

Jetzige Medikation

Seit dem Herzinfarkt nimmt die Patientin β-Blocker, die eine nachgewiesene protektive Wirkung auf das Herz haben. Zu den weiteren Medikamenten gehört eine Diuretikakombination (Hydrochlorthiazid und Amilorid), um die kardiale Nachlast gering zu halten.

Aufnahmebefund

71-jährige, adipöse (BMI 31,2 kg/m^2) Frau in leicht reduziertem Allgemeinzustand. Bei der Auskultation des Herzens fällt eine starke Arrhythmie bei einer Frequenz von 80/min auf. Der auskultatorische sowie perkutorische Befund der Lungen ergibt keinen pathologischen Befund. Beim Erheben des neurologischen Status werden gesteigert auslösbare Eigenreflexe an der oberen und unteren Extremität festgestellt.

Welche weiteren diagnostischen Maßnahmen würden Sie angesichts der erhobenen Befunde veranlassen?

Die **Herzrhythmusstörungen** stehen als wichtigstes Symptom im Vordergrund, so dass vorrangig deren Ursache geklärt werden muss. Das **Elektrokardiogramm** ist dabei die erste Wahl, denn es ist schnell durchführbar und gehört zu den nicht invasiven Methoden. Weiterhin wird ein **Röntgenbild des Brustkorbs** angefertigt, um die Größe und Form des Herzens sowie eventuelle pathologische Veränderungen der Lungen zu beurteilen. Es wird Blut abgenommen, um **labordiagnostisch** Elektrolyte sowie Funktionsmarker der Niere zu bestimmen.

Untersuchungsbefunde

Das EKG bestätigt die tachykarden Herzrhythmusstörungen. Weitere Pathologien wie Hypertrophie oder erneuter Myokardinfarkt können ausgeschlossen werden. Die Röntgenaufnahme des Thorax zeigt eine geringfügig vergrößerte linke Hälfte des Herzens. Es besteht jedoch kein Unterschied zu einer Aufnahme, die vor zwei Jahren im Rahmen der Nachsorgeuntersuchung gemacht wurde.

Laborbefunde

In den Laborwerten fällt eine erhebliche **Hyperkaliämie** von 6,8 mmol/l auf, das Kalium liegt also deutlich außerhalb des Referenzbereichs (3,6–4,8 mmol/l). Die sonstigen Elektrolyte liegen im Referenzbereich. Weiterhin werden **erhöhte Kreatininwerte** von 1,4 mg/dl (Referenzbereich 0,5–0,9 mg/dl) gemessen.

Diagnose

An welche Diagnose denken Sie?

Die **Herzrhythmusstörungen** stehen offensichtlich im Zusammenhang mit der deutlich erhöhten Kaliumkonzentration. Die **Hyperkaliämie** ist wiederum auf die vorliegende Einschränkung der Nierenfunktion zurückzuführen. Weiterhin kann sie durch die Einnahme des kaliumsparenden Diuretikums Amilorid begünstigt werden.

Wodurch kommt es zu unterschiedlichen Konzentrationen von Kalium und Natrium im extrazellulären Raum?

Die Konzentrationen von Natrium und Kalium im intrazellulären und extrazellulären Raum sind unterschiedlich. Verantwortlich für diese Konzentrationsunterschiede ist ein Transportsystem, das Natriumkationen aus der Zelle heraus und gleichzeitig Kaliumkationen in die Zelle hinein befördert. Es handelt sich dabei um einen aktiven Transport, denn er findet unter Energieverbrauch statt. Die Energie wird in der Form von Adenosintriphosphatmolekülen (ATP) bereitgestellt, die zu ADP und anorganischem Phosphat hydrolysiert werden. Dieser Transporter wird daher als **Na^+-K^+-ATPase** bezeichnet. Die Na^+-K^+-ATPasen kommen ubiquitär vor, die höchsten Aktivitäten werden im Nervengewebe sowie in Geweben mit starker sekretorischer Funktion wie Nieren und Leber gefunden. Es handelt sich um einen sehr effizienten Transporter: Jede Pumpe transportiert pro Sekunde 150 bis 600 Natriumkationen.

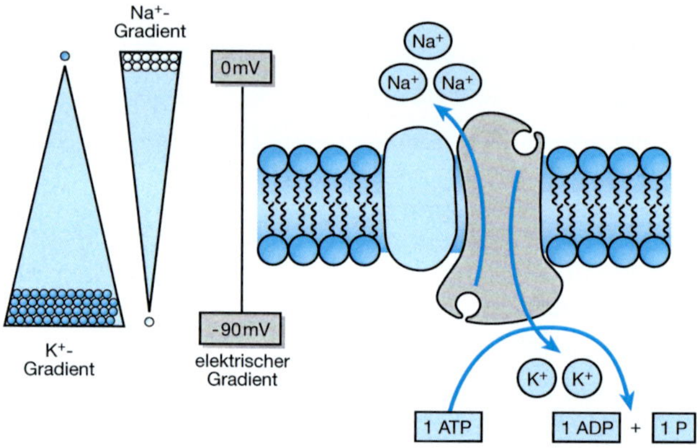

Abb. 16.1 Schematische Darstellung der Na^+-K^+-ATPase [3].

Der Reaktionszyklus der Na^+-K^+-ATPase ist sehr komplex und besteht aus mehreren Einzelschritten, in denen es zur Ankoppelung bzw. Entkoppelung der Kationen sowie zur Hydrolysierung von ATP kommt. Pro Molekül ATP werden **drei Na^+-Ionen aus der Zelle** und **zwei K^+-Ionen in die Zelle** transportiert (Abb. 16.1). Dadurch steigt die intrazelluläre Kaliumkonzentration, während die Konzentration von Natrium in der Zelle sinkt. Dabei handelt es sich um einen elektrogenen Prozess, weil pro Pumpzyklus eine positive Ladung aus der Zelle heraus transportiert wird. Durch die ständige Aktivität von Na^+-K^+-ATPasen werden Konzentrationsgradienten aufgebaut – für Na^+ in die Zelle gerichtet, für K^+ nach extrazellulär gerichtet. Dieser Konzentrationsgradient ist die erste treibende Kraft für die Ionenbewegung entlang der Zellmembran.

Wovon ist die Aktivität der Na^+-K^+-ATPase abhängig?

In erster Linie ist die Na^+-K^+-ATPase auf eine zuverlässige **Energiezufuhr** angewiesen. Etwa ein Drittel des gesamten Energieverbrauchs der Zellen wird für die Na^+-K^+-ATPase benötigt. Da es sich bei diesem Kationentransport um eine mehrstufige enzymatische Reaktion handelt, ist er stark **temperaturabhängig.** Auch der aktuelle **pH-Wert** kann die Transportrate beeinflussen. Weiterhin ist die Transportaktivität von **Na^+-K^+-Konzentrationen** an beiden Seiten der Membran abhängig. Je mehr Na^+ sich innen befindet und je mehr K^+ außen, desto intensiver ist der Transport. Es ist aber zu beachten, dass die Na^+-K^+-ATPase einen Sättigungswert hat. Außerdem kann die Transportaktivität pharmakologisch beeinflusst werden, z.B. durch die Blockierung mit **Herzglykosiden.**

Wie kommt ein Ruhemembranpotenzial zustande?

Unter Ruhebedingungen ist die zelluläre Membran für K^+, jedoch nicht für Na^+ permeabel. Aufgrund des Konzentrationsgradienten für K^+, der nach außen gerichtet ist, kommt es zu einem Nettoauswärtsstrom von Kalium. Dabei verliert die Zelle andauernd positive Ladungen, während der größte Teil der Anionen in der Zelle verbleibt. Dadurch wird ein elektrisches Feld über der Zellmembran aufgebaut mit negativem Pol intrazellulär und mit positivem Pol extrazellulär. Die Potenzialdifferenz über der Zellmembran wird **Ruhemembranpotenzial** genannt.

Wie kann das Ruhemembranpotenzial berechnet werden?

Das Membranpotenzial stellt die zweite treibende Kraft für Ionenbewegungen entlang der Zellmembran dar. Die positiv geladenen K^+-Kationen werden vom negativen Pol intrazellulär angezogen. Dadurch wird der durch den Konzentrationsgradienten getriebene K^+-Ausstrom limitiert, bis er schließlich sistiert. Bei den meisten Warmblütern liegt das K^+-Gleichgewicht zwischen –80 und –90 mV. Es wird durch Verhältnis der Ionenkonzentrationen innen/außen bestimmt und lässt sich mit Hilfe der **Nernst-Potenzial-Gleichung** berechnen:

$$E = \frac{R \cdot T}{z \cdot F} \ln \frac{Konz_{außen}}{Konz_{innen}}$$

Die einzelnen Komponenten dabei sind:
R – allgemeine Gaskonstante (8,3 $J \cdot K^{-1} \cdot mol^{-1}$), T – absolute Temperatur (K), z – Wertigkeit des Ions, F – Faradaysche Zahl (96500 $C \cdot mol^{-1}$). Werden die Konstanten und der Wert für die Körpertemperatur eingesetzt, lässt sich die Gleichung vereinfachen:

$$E = \frac{61\ mV}{z} \log \frac{Konz_{außen}}{Konz_{innen}}$$

Für Kalium lässt sich dann ein Gleichgewichtspotenzial von –90 mV berechnen. Das mit Hilfe der Messelektroden registrierte Ruhemembranpotenzial der Neuronen beträgt aber –70 mV. Diese Differenz kann dadurch erklärt werden, dass die meisten Zellmembranen nicht nur für K^+, sondern auch für Na^+ und Cl^- permeabel sind. Dieses geringes „Na^+-Leck“ bewirkt eine Verschiebung des Membranpotenzials in die positive Richtung.

Was versteht man unter einem Aktionspotenzial?

Die **impulsförmigen Membranpotenzialschwankungen** werden als Aktionspotenziale bezeichnen und dienen der Erzeugung sowie Weiterleitung von Signalen. Diese Änderungen des Membranpotenzials werden durch Ionenströme über die Zellmembran hervorgerufen. Da aber die Membran für die meisten Ionen entweder gar nicht oder nur bedingt permeabel ist, bedarf es dafür spezieller Einrichtungen. Dabei spielen **Ionenkanäle** eine zentrale Rolle. Sie zeichnen sich durch zwei wichtige Eigenschaften aus. Erstens sind sie meistens hochselektiv. Die **Ionenselektivität** beruht auf unterschiedlicher Größe der hydratisierten Ionen, außerdem müssen die geladenen Ionen bestimmte „Energiehürden" in den Kanälen überwinden. Dadurch wird nur die Passage bestimmter Ionen ermöglicht. Die zweite wichtige Eigenschaft von Ionenkanälen ist, dass sie ihre Konformität und somit ihren funktionellen Zustand ändern können. Man unterscheidet **drei Funktionszustände:**

1) Die Kanäle können geschlossen, d.h. für die Ionen nicht permeabel sein; durch eine Depolarisation können sie jedoch aktiviert werden.
2) Sie können geöffnet und für die Ionen permeabel sein.
3) Sie können geschlossen und nicht aktivierbar sein.

Die Aktivität sowie elektrophysiologische Eigenschaften von Membrankanälen können mit der sog. **Patch-clamp-Methode** untersucht werden. Es handelt sich dabei um eine sehr elegante Methode, bei der mit einer Kapillare ein mikroskopisch kleiner Membranenfleck angesaugt wird. Da die Größe des Membranabschnittes sehr klein ist, geht man davon aus, dass er nur einen bzw. nur ganz wenige Kanäle enthält. Mit dieser Methode kann dann der elektrische Strom gemessen werden, der durch Ionenbewegungen durch die Kanäle hervorgerufen wird.

Wie läuft ein Aktionspotenzial ab?

Eine wichtige Voraussetzung für die Entstehung eines Aktionspotenzials ist das Ruhemembranpotenzial. Die Verschiebungen des Membranpotenzials in die positive Richtung werden Depolarisationen genannt. Wird in der **Initiationsphase** ein kritischer Wert erreicht, dann kommt es zu einem sprunghaften Anstieg der Na^+-Permeabilität durch die Öffnung der spannungsgesteuerten Na^+-Kanäle. Bei diesem kritischen Wert handelt es sich um die Membranschwelle, die ca. 20–30 mV oberhalb des Ruhemembranpotenzials liegt. Durch die Öffnung der Na^+-Kanäle kommt es zu einem massiven Na^+-Einstrom in die Zelle, denn beide Triebkräfte, sowohl elektrische als auch chemische, sind nach intrazellulär gerichtet. Daraus resultiert ein Nettoeinstrom positiver Ladungen, der die **Aufstrichphase** des Aktionspotenzials bildet. Während dieser Phase kommt es zum Ladungswechsel des Membranpotenzials. Der Betrag der Membranpotenzialänderung, der im positiver Bereich liegt, wird **Overshoot** genannt. Bereits während der Aufstrichphase wird der Na^+-Einstrom in die Zelle zunehmend gedrosselt und schließlich beendet. Dafür sind zwei Mechanismen verantwortlich: Erstens kehrt im Overshoot-Bereich die elektrische Triebkraft für Na^+ um und zeigt demnach nach extrazellulär; die Positivität des Zellinneren stößt Na^+ ab. Zweitens kommt es zur Inaktivierung der Na^+-Kanäle. Somit wird die Depolarisation abgeschlossen und die **Repolarisation** eingeleitet. Schon während der Depolarisation steigt die Permeabilität der K^+-Kanäle an. Der daraus resultierende K^+-Ausstrom ist initial jedoch sehr langsam und ist für die Aufstrichphase kaum limitierend. Er nimmt im weiteren Verlauf jedoch deutlich zu. Die Zelle kehrt dadurch zu ihrem Membranpotenzial zurück. Im weiteren Verlauf sind z.T. Nachpotenziale zu beobachten, die durch einen längeren K^+-Ausstrom sowie durch die erhöhte Na^+-K^+-ATPase hervorgerufen werden.

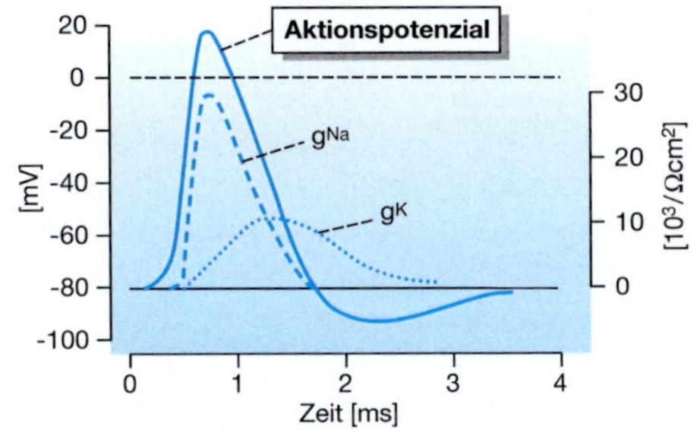

Abb. 16.2 Aktionspotenzial einer Nervenzelle. Gleichzeitig wird die Leitfähigkeit für Na^+ und K^+ angegeben [3].

Wovon hängt die Repolarisation ab?

Das Ruhemembranpotenzial hängt von den Ionenkonzentrationen bzw. von deren Differenzen zwischen dem intrazellulären und extrazellulären Raum ab. **Steigt** die **extrazelluläre Kaliumkonzentration,** so verschiebt sich das Ruhemebranpotenzial in die positive Richtung. Das bedeutet, dass das Schwellenpotenzial für die Öffnung der spannungsabhängigen Na^+-Kanäle leichter erreicht werden kann. Dies resultiert in einer **zellulären Hypererregbarkeit.** Weiterhin wird die Repolarisation bei der Hyperkaliämie stark beeinträchtigt. Durch die höhere Kaliumkonzentration wird die chemische Triebkraft kleiner, die das Kalium im Anschluss an die Aufstrichphase aus der Zelle treibt. Dadurch erklären sich die Herzrhythmusstörungen bei Patienten mit Hyperkaliämie.

Diese Abhängigkeit des Ruhemembranpotenzials von der Kaliumkonzentration stellt das Wirkprinzip der **kardioplegen Lösung** dar, die bei herzchirurgischen Eingriffen angewendet wird. Dabei wird die Aorta abgeklemmt und das Herz mit einer kaliumreichen und natriumarmen Lösung perfundiert. Diese artifiziell erzeugte Hyperkaliämie bewirkt Depolarisationen der Herzmuskelzellen, so dass das Myokard unerregbar bleibt. Das Organ wird vorübergehend stillgelegt, und es kann am Herzen operiert werden.

Therapie und Verlauf

Die Therapie einer akuten Hyperkaliämie folgt folgenden Prinzipien. Erstens sollte weitere Zufuhr von Kalium (z.B. übermäßiger Genuss von Bananen) vermindert werden. Auch müssen die Medikamente, die einer Kaliumausscheidung entgegenwirken, wie z.B. kaliumsparende Diuretika, abgesetzt werden. Weiterhin sollte das Kalium in die Zellen eingeschleust werden, wodurch seine toxische Wirkung im extrazellulären Raum verhindert wird. Zu diesem Zweck wird Insulin mit der Glukose intravenös infundiert. Insulin stimuliert in der Muskulatur sowie im Fettgewebe die intrazelluläre Aufnahme von Kaliumkationen. Die gleichzeitige Gabe von Glukose ist notwendig, um eine Hypoglykämie durch die Insulinwirkung zu verhindern. Auch β-Sympathomimetika bewirken einen Kaliumtransport in die Zelle. Der nächste wichtige Therapieansatz ist die Beschleunigung der Kaliumausscheidung. Es finden orale oder rektale Kationenaustauscher Verwendung, die Na^+ oder Ca^{2+} gegen K^+ in Darm austauschen. Weiterhin wird eine forcierte Diurese durch Schleifendiuretika eingeleitet. Bei Patienten mit eingeschränkter Nierenfunktion kommt die Blutdialyse in Betracht.

Quintessenz Der wichtigste primär aktive Transporter in den menschlichen Zellen ist die Na^+-K^+-ATPase. Pro Arbeitszyklus transportiert sie zwei Kaliumionen in die Zelle und drei Natriumionen aus der Zelle. Die Energie für den Transport wird aus der Hydrolyse von ATP gewonnen. Die resultierenden Konzentrationsgradienten stellen eine treibende Kraft für Ionenströme entlang der Zellmembran dar. Da die Zelle im Ruhezustand praktisch nur für Kalium permeabel ist, kommt es zunächst zum Kaliumausstrom. Das Ruhemembranpotential von menschlichen Zellen ist in der Regel negativ und liegt meistens zwischen –50 und –90 mV. Über die Aktivierung von Na^+-Kanälen kann die Zelle depolarisiert werden, es entsteht ein Aktionspotenzial. Das Aktionspotenzial besteht aus mehreren zeitlich aufeinander folgenden Phasen, deren einwandfreier Ablauf u.a. von den aktuellen Ionenkonzentrationen abhängig ist.

Fall 17

Anamnese

Eine 32-jährige Bankkauffrau kommt in ihre hausärztliche Praxis. In den letzten sechs Monaten habe sie einen starken Leistungsknick bemerkt. Früher habe sie nach der Arbeit noch viel unternommen, in der letzten Zeit habe ihr aber dafür die Kraft gefehlt. Bei leichter körperlicher Anstrengung, aber auch manchmal in Ruhe, leide sie unter Herzrasen und starkem Schwitzen. Weiterhin sei sie zunehmend gereizt geworden. In ihrem Beruf als stellvertretende Leiterin einer Kreissparkasse fühle sie sich in ihrer Tätigkeit häufig überfordert; oft sei sie nicht in der Lage gewesen, sich bei ihren Aufgaben zu konzentrieren. Aufgrund des beruflichen Stresses leide sie an einer starken Schlaflosigkeit. Außerdem habe sie etwa sechs Kilo an Gewicht verloren, obwohl sie eigentlich einen guten Appetit habe.

Aufnahmebefund

32-jährige Patientin in gutem Allgemein- und Ernährungszustand. Die Patientin wirkt nervös und emotional labil. Während des Anamnesegesprächs macht sie einen unruhigen Eindruck und wechselt häufig ihre Sitzposition. Bei der Auskultation des Herzens fällt eine Ruhetachykardie mit 104 Schlägen/min auf. Die Herztöne sind rein, die Herzaktion rhythmisch. Das anschließend durchgeführte Elektrokardiogramm bestätigt die Tachykardie und zeigt ansonsten keinen weiteren pathologischen Befund. Weiterhin findet man bei dieser Patientin eine deutlich vergrößerte Schilddrüse. Sie ist schluckverschieblich und nicht druckschmerzhaft (indolent). Der Tastbefund zeigt eine regelmäßige Oberfläche. Die restliche körperliche Untersuchung ergibt einen unauffälligen Befund.

Welche weiteren Untersuchungen können Sie zur Abklärung einer Schilddrüsenerkrankung veranlassen?

Neben den Allgemeinparametern der Laboruntersuchung sollte die Konzentration der **Schilddrüsenhormone** (insbesondere T_3) sowie des **Thyroidea-stimulierenden Hormons** (TSH) bestimmt werden. Weiterhin sollte eine **Ultraschalluntersuchung** der Schilddrüse veranlasst werden, um pathologische Veränderungen der Organstrukturen zu erfassen. Bei Verdacht auf eine Überproduktion von Schilddrüsenhormonen (Hyperthyreose) aufgrund einer fehlerhaften Regulation kann eine **Schilddrüsen-Szintigraphie** durchgeführt werden. Mit Hilfe der Szintigraphie können autonome Bereiche der Schilddrüse lokalisiert und deren Aktivität bestimmt werden.

Untersuchungsbefunde

Laborbefunde: Erhöhte T_3-Werte sowie stark erniedrigte TSH-Konzentration, ansonsten liegen alle Werte innerhalb des Referenzbereichs.
Sonographie und Szintigraphie: Sonographisch kann ein relativ großer Knoten im rechten Schilddrüsenlappen dargestellt werden. In der Szintigraphie erweist sich der Knoten als intensiv speichernd (heißer Knoten).

Diagnose

Welche klinische Diagnose kann aufgrund der Symptomatik und der erhobenen Befunde gestellt werden?

Die klinische Symptomatik mit psychischen Veränderungen wie Nervosität, Gereiztheit und emotionaler Labilität sprechen für das Vorliegen der **Überfunktion der Schilddrüse** (Hyperthyreose). Diese Verdachtsdiagnose wird auch durch weitere Symptome (schnelle Ermüdbarkeit, Herzrasen, Schwitzen) bestätigt. Der szintigraphische Befund deutet auf einen **benignen autonomen Schilddrüsenknoten** hin.

Welche Hormone werden in der Schilddrüse produziert?

Zu den Schilddrüsenhormonen gehören **Triiodthyronin** (T_3) und **Thyroxin** (T_4). Es handelt sich um dreifach bzw. vierfach iodierte **Tyrosinderivate,** welche sich durch ausgeprägte Lipophilie auszeichnen. In Abb. 17.1 ist die Synthese von Schilddrüsenhormonen in den Follikeln der Schilddrüse in den einzelnen Schritten dargestellt. Für die Bildung von Hormonen ist Iod erforderlich. Es gelangt in die Follikelzellen mittels eines sekundär aktiven Transporters, des **Na^+-I^--Kotransporters** an der basolateralen Seite (1' in Abb. 17.1). Die negativ geladenen Iod-Ionen verlassen die Follikelzellen über spezielle Kanäle auf der luminalen Seite (2' in Abb. 17.1). Dort wird I^- unter Einwirkung von **Peroxidase** zu I_2 oxidiert (5 in Abb. 17.1). Weiterhin wird ins Lumen der Follikelzellen **Thyreoglobulin** (2 in Abb. 17.1) sezerniert. Beim Thyreoglobulin handelt es sich um ein Protein, das reich an Tyrosin ist. Es wird im Golgi-Apparat synthetisiert (1 in Abb. 17.1). Im Follikellumen wird das oxidierte Iod an Tyrosinreste des Thyreoglobulins gekoppelt (3 in Abb. 17.1). Je nachdem, ob ein oder zwei Tyrosinreste mit Iod besetzt sind, entstehen **Mono-** bzw. **Diiodtyrosin-Thyreoglobulin.** In einem weiteren Schritt wird ein iodierter Tyrosinrest auf einen zweiten iodierten Tyrosinrest übertragen (4 in Abb. 17.1). Dadurch entstehen **Tetraiodthyronin** und **Triiodthyronin,** die noch an Thyreoglobulin gekoppelt sind. Besteht im menschlichen Organismus ein Bedarf an Schilddrüsenhormonen, dann werden Tetraiodthyronin und Triiodthyronin vom Thyreoglobulin abgespalten, endozytotisch in die Follikelzellen aufgenommen und dann ins Blut abgegeben (7 in Abb. 17.1).

Bereits in den Follikelzellen wird etwa ein Zehntel von Thyroxin in Triiodthyronin durch eine **Iodotyrosin-Dehalogenase** umgewandelt. Trotzdem ist der Anteil von sezerniertem T_4 etwa 20 mal größer als der Anteil von T_3. In der Peripherie wird T_4 in T_3 durch die **Dejodinase vom Typ 1** umgewandelt. Die höchsten Konzentrationen von Typ-1-Dejodinase findet man in der Leber und in der Niere, aber auch in anderen peripheren Geweben. Dort werden etwa 80 % von Thyroxin in Triiodthyronin umgewandelt. Weiterhin ist die Typ-1-Dejodinase für den Abbau von Schilddrüsenhormonen zuständig, indem es die Dejodinierung von T_3 enzymatisch unterstützt. Neben der Typ-1-Dejodinase findet man in den thyreotropen Zellen der Hypophyse, Gehirnzellen sowie in Zellen des braunen Fettgewebes die Dejonidase vom Typ 2, die zwar einige strukturelle Unterschiede gegenüber dem Typ 1 aufweist, jedoch eine ähnliche Funktion besitzt.

Neben den strukturellen Unterschieden zeigen die beiden Schilddrüsenhormone auch funktionelle Unterschiede. Triiodthyronin besitzt eine 10-mal höhere biologische Aktivität als Thyroxin. Dies erklärt zum Teil, dass die Schilddrüse mehr T_4 als T_3 sezerniert. Erst in der Peripherie wird dann mittels einer Umwandlung von T_4 ins biologisch aktivere T_3 der Bedarf gezielt gedeckt.

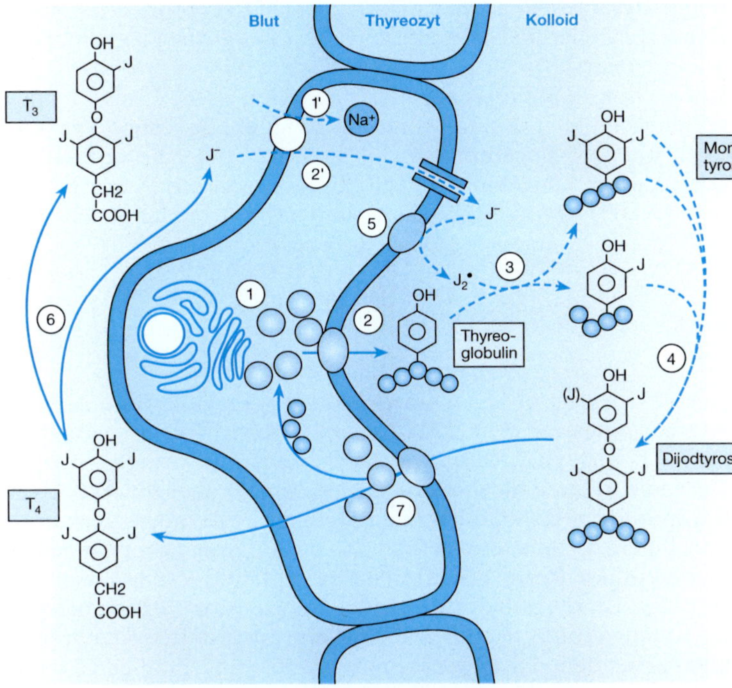

Abb. 17.1 Biosynthese von Thyroxin (T4) und Triiodthyronin (T3) [1].

Welchen Kontrollmechanismen unterliegt die Schilddrüse?

Die Hypophyse reguliert die Synthese und Sekretion von Schilddrüsenhormonen über die Freisetzung von **Thyreotropin** (auch TSH, Thyreoidea-stimulierendes Hormon genannt). TSH wird im hypophysären Vorderlappen (Adenohypophyse) gebildet. Die Hypophyse ihrerseits unterliegt der Kontrolle vom Hypothalamus. Dort wird **TRH** (Thyreotropin releasing hormone) gebildet. Das Hauptprinzip der endokrinen Regulationsachse der Schilddrüse ist das **negative Feedback.** Die TRH-Sekretion wird durch höhere Konzentrationen der Schilddrüsenhormone T_3/T_4 gehemmt.

Beim **TRH** handelt es sich um ein Tripeptid. Es wird in vielen Geweben gefunden, z.B. im zerebralen Kortex, in verschiedenen Abschnittes des Gastrointestinaltrakts sowie in den β-Zellen des Pankreas. Die größte Menge von TRH wird jedoch im Hypothalamus gebildet. Die TRH-Sekretion ist pulsatil, sie geschieht alle 1,8 Stunden. Weiterhin weist die TRH-Sekretion eine zirkadiane Rhythmik mit dem Maximum der Sekretion um Mitternacht auf. Vom Hypothalamus sezerniert gelangt dieses Hormon über das portale Gefäßsystem in die Hypophyse. Dort bindet es an einen speziellen TRH-Rezeptor. Dieser Rezeptor ist an ein G-Protein gekoppelt und triggert bei seiner Aktivierung die Phospholipase C. Diese löst wiederum die Bildung von Diazylglyzerolen aus, die die Proteinkinase C aktivieren. Am Ende dieser intrazellulären Second-messenger-Kaskade steht die Phosphorylierung von Proteinen, wodurch deren Funktionen modifiziert werden. Neben den Diazylglyzerolen wird parallel Inositoltriphosphat (IP_3) gebildet, das die Freisetzung von Ca^{2+} aus den intrazellulären Ca^{2+}-Speichern triggert. Die beiden Mechanismen – Phosphorylierung von Proteinen sowie Anstieg der intrazellulären Ca^{2+}-Konzentration – bewirken eine gesteigerte Synthese und Freisetzung von TSH (Thyreotropin).

Beim **Thyreotropin** handelt es sich um ein Glykoprotein, das nach der Sekretion mit einem speziellen TSH-Rezeptor an der Oberfläche von Follikelzellen in der Schilddrüse reagiert.
Der wichtigste Stimulus der TRH-Sekretion ist die Erniedrigung der Schilddrüsenhormone im Blutplasma. Weiterhin steigt die Sekretion von TRH bei Kälte. Dies spielt v.a. bei Neugeborenen eine wichtige Rolle, die sich nach der Geburt an die neue, kältere Umgebung schnell anpassen müssen. Auch das antidiuretische Hormon (ADH) bewirkt über eine α-adrenerge Stimulation eine Erhöhung der TRH-Sekretion.

Was passiert in den Follikelzellen der Schilddrüse nach Aktivierung des TSH-Rezeptors?

Der TSH-Rezeptor ist an ein G-Protein gekoppelt. Kommt es zur Interaktion des Thyreotropins mit dem TSH-Rezeptor, dann wird die Adenylatzyklase aktiviert. Dadurch wird eine Reihe von Mechanismen in Gang gesetzt. So wird Aufnahme von Iodid in die Zellen erhöht. Dies geschieht über die Aktivierung des Na^+-I^--Kotransporters an der basolateralen Membran. Es kommt zu einer Kumulation von intrazellulärem Iodid, das Verhältnis von Iodid im Serum zum intrazellulären Iodid beträgt in der Regel 1:30. Durch den erhöhten Iodid-Gehalt in den Follikelzellen wird das Thyreoglobulin im Follikellumen vermehrt iodiniert. Gleichzeitig findet die Konjugation von iodinierten Tyrosinresten statt, wodurch sich die an Thyreoglobulin gebundenen Schilddrüsenhormone T_4 und T_3 bilden. Unter dem Einfluss von TSH gelangt das Thyreoglobulin aus dem Follikellumen mittels kontrollierter Endozytose nach intrazellulär. Weiterhin kommt es intrazellulär zur Proteolyse von Thyreoglobulin, wodurch T_4 und T_3 abgekoppelt werden. Die freigesetzten Schilddrüsenhormone werden daraufhin in den Blutkreislauf sezerniert.
Kommt es zu einer **langfristigen TSH-Stimulation,** so reagiert die Schilddrüse darauf mit der **Hyperplasie der Follikelzellen.**

Welche Wirkungen haben die Schilddrüsenhormone in peripheren Geweben?

Die Wirkungen der Schilddrüsenhormone lassen sich in genomische und nichtgenomische Wirkungen einteilen.
Die **genomischen Wirkungen** finden ubiquitär statt, d.h. in fast allen Zellen des menschlichen Körpers. Die T_3/T_4-Hormone sind stark lipophil, so dass die zelluläre Membran für sie keine wirksame Barriere darstellt. So gelangen sie mittels Diffusion in den Zellkern, wo sie mit spezifischen Rezeptoren interagieren können. Es handelt sich dabei um nukleäre Transkriptionsfaktoren. Die Rezeptoren zeigen eine erhöhte Affinität für T_3 im Vergleich zu T_4. Nach der Besetzung der Rezeptoren mit den Hormonen kommt es zur Dimerisation zweier Rezeptoren. Die gebildeten Rezeptordimere binden dann an spezifische Bereiche der DNA, die sog. Thyroid-Hormone-Responsive-Elements. Durch diese Interaktion wird die Transkription zahlreicher Gene reguliert.
Die **nichtgenomischen Wirkungen** von Schilddrüsenhormonen sind eher zweitrangig. Dazu gehört u.a. die schnelle Aktivierung der Typ-2-Deiodinase in den thyreotropen Zellen der Adenohypophyse. Weiterhin kann die Aktivierung der Glukose- und Aminosäuretransporter zum Teil durch die nichtgenomischen Wirkungen erklärt werden. Auch die Stimulation der Kationentransporter für Na^+ und Ca^{2+} in quergestreiften Skelettmuskelzellen gehört dazu.

Allgemein bewirken die Schilddrüsenhormone eine **Erhöhung des Grundumsatzes.** Dabei werden sowohl katabole als auch anabole Reaktionen aktiviert, wodurch es zum vermehrten Stoffwechsel von Fettsäuren, Kohlenhydraten sowie Proteinen kommt. So stimulieren die Schilddrüsenhormone die Glukosesynthese in der Leber. Da gleichzeitig vermehrt Insulin aus dem Pankreas ausgeschüttet wird, kommt es nicht zu einer signifikanten Hyperglykämie. Neben der Induktion der Schlüsselenzyme für die Glukoneogenese werden durch die Wirkung von Schilddrüsenhormonen vermehrt Ausgangsstoffe für die Glukoneogenese (Aminosäuren, Glyzerol usw.) bereitgestellt. Die Schilddrüsenhormone bewirken jedoch nicht nur den Abbau von Muskulatur, sondern auch die Proteinsynthese. Die katabole Komponente überwiegt jedoch, so dass am Ende eine Erniedrigung der Muskelmasse resultiert. Im Fettgewebe rufen die Schilddrüsenhormone den Abbau von gespeicherten Triglyzeriden hervor. Auch hier ist die Hormonwirkung nicht streng einseitig – auch für die Liponeogenese werden z.T. Thyroidhormone benötigt.
Der durch die Schilddrüsenhormone hervorgerufene erhöhte Sauerstoffverbrauch in Muskulatur, Leber und Nieren ist zum Teil auf eine erhöhte Aktivität der Na^+-K^+-ATPase zurückzuführen. Vor allem T_3 ist in der Lage, die Bildung und Aktivität der Na^+-K^+-ATPase zu erhöhen.

Welche Rolle spielen die Schilddrüsenhormone bei der körperlichen und geistigen Entwicklung?

Die enorme Bedeutung der Schilddrüsenhormone bei der körperlichen und geistigen Entwicklung wird deutlich, wenn es bei einem Hormonmangel zum **Kretinismus** kommt. Die betroffenen Kinder zeigen mitunter schwere geistige Retardierung, einen kleinen Körperbau sowie Beeinträchtigungen des motorischen Systems. Die volle Ausprägung des Kretinismus wird Idiotie genannt und zeichnet sich durch schwerste geistige Beeinträchtigung, Taubheit und unproportionierten Zwergwuchs aus. Die geistige Retardierung bei den betroffenen Kindern ist auf unzureichendes Auswachsen von Dendriten und Axonen im zentralen und peripheren Nervensystem zurückzuführen. Auch die Bildung von Neurosynapsen und Myelinscheiden ist beeinträchtigt. Am häufigsten wird der Kretinismus durch einen Iodmangel ausgelöst. Wird diese Erkrankung innerhalb weniger Tage nach der Geburt erkannt und behandelt, kann die Entwicklung normal ablaufen. Daher ist die Screeninguntersuchung aller Neugeborenen heutzutage gesetzlich vorgeschrieben. Seit ihrer Einführung hat die Zahl der erkrankten Kinder deutlich abgenommen.

Welche Erkrankungen der Schilddrüse werden unterschieden?

Die Erkrankungen der Schilddrüse können sich als Funktionsstörungen und Strukturveränderungen manifestieren.
Bei den **Funktionsstörungen** werden die Überfunktion **(Hyperthyreose)** und die Unterfunktion **(Hypothyreose)** unterschieden.
Die Vergrößerungen des Organs, sowohl diffus als auch fokal, gehören zu den **strukturellen Veränderungen.** Die pathologischen **Knoten** können gutartig (benigne) oder bösartig (maligne) sein.
Zu den häufigsten Formen der Hyperthyreose gehören die immunogene Hyperthyreose und die Schilddrüsenautonomie. Bei der immunogenen Hyperthyreose wird die Schilddrüse durch Autoantikörper, die mit dem TSH-Rezeptor interagieren, dauerstimuliert. Die betroffenen Patienten zeigen eine deutliche Vergrößerung der Schilddrüse (Abb. 17.2). Bei der Schilddrüsenautonomie entstehen in der Schilddrüse Areale, die nicht mehr auf die TSH-Regulation reagieren und unkontrolliert

Schilddrüsenhormone produzieren. Zu den wichtigsten Symptomen der Hyperthyreose gehören psychomotorische Unruhe, Herzrhythmusstörungen, Gewichtsverlust, Wärmeintoleranz, warme feuchte Haut sowie Muskelschwäche. Die einzelnen Symptome können dabei in unterschiedlicher Ausprägung auftreten.
Die Hypothyreose kann sowohl angeboren (Athyreose, Schilddrüsendysplasie oder -ektopie) als auch erworben (Folge einer Autoimmunerkrankung wie Hashimoto-Thyreoiditis, iatrogen, hypophysär oder hypothalamisch bedingt) sein. Bei der klinischen Symptomatik einer Hypothyreose stehen Antriebsarmut, Verlangsamung sowie körperliche und geistige Leistungsminderung im Vordergrund. Weiterhin klagen die Patienten über trockene, kühle Haut, heisere Stimme sowie Obstipation.

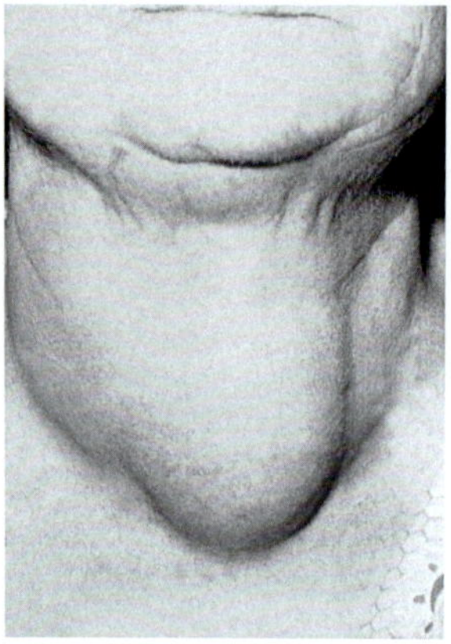

Abb. 17.2 Bild einer Patientin mit stark ausgeprägter Struma.

Therapie und Verlauf

Die Therapiewahl richtet sich nach dem Patientenalter und der Form der Hyperthyreose. Es stehen folgende Möglichkeiten zur Verfügung: medikamentöse **thyreostatische Therapie, chirurgischer Eingriff** und **Radioiodtherapie.** Ziel der thyreostatischen Therapie ist die Blockierung der Synthese von Schilddrüsenhormonen. Bei der operativen Therapie kann je nach dem Ausgangsbefund die Schilddrüse entweder ganz oder nur zum Teil entfernt werden (Thyroidektomie). Bei einer totalen Thyroidektomie müssen postoperativ die Schilddrüsenhormone medikamentös substituiert werden. Bei der Radioiodtherapie wird der radioaktive β-Strahler ^{131}I eingesetzt, der sich selektiv im iodspeichernden Schilddrüsengewebe anreichert. Auf diese Weise können z.B. autonome Areale oder nach einer Thyroidektomie verbliebene Tumorzellen zerstört werden.

Quintessenz Die Schilddrüse ist mit ihren Hormonen ein wichtiger endokriner Regulator der Funktionen des menschlichen Körpers. Zu den wichtigsten Funktionen der Schilddrüse gehören die Steigerung von Grundumsatz und Gesamtstoffwechsel sowie der fördernde Einfluss auf Wachstum und Entwicklung. Weiterhin üben die Schilddrüsenhormone eine Wirkung auf Kalzium- und Phosphathaushalt sowie auf Glykogen- und Proteinsynthese aus. Normabweichungen der Hormonkonzentrationen werden durch eine Über- bzw. Unterfunktion der Schilddrüse verursacht. Beide Störungen sollten auf jeden Fall behandelt werden.

Fall 18

Anamnese

Ein 28-jähriger Bräutigam steht bei seiner Hochzeit vor dem Altar. Er ist sehr aufgeregt und hofft, dass die ganze Zeremonie möglichst schnell vorbei ist. Nun wird ihm auch noch übermittelt, dass sein Trauzeuge gerade im Stau steht und sich um eine unbestimmte Zeit verspäten wird. Der junge Mann wird sehr nervös und fängt an, tief und schnell zu atmen. Kurze Zeit später verspürt er Kribbelgefühle um den Mund herum und in den Fingerspitzen. Anschließend wird es ihm ganz schwindelig, seine Arme verkrampfen sich und er sackt in sich zusammen. Sofort wird ein Notarzt alarmiert.

Klinischer Befund

Der Notarzt findet den Patienten auf dem Boden liegend, Bewusstsein erhalten und nicht eingetrübt. Er ist kaltschweißig. Sehr schnelle und tiefe Atmung, Atemfrequenz 61/min. Herzfrequenz 98/min bei leicht erhöhtem Blutdruck von 135/85 mmHg. Man findet unkontrollierte Kontraktionen der Extremitäten: Pfötchenstellung der Hände sowie Streckkrämpfe der Beine. Die sofort gemessene Blutglukosekonzentration liegt im Referenzbereich.

Diagnose

Welche Diagnose können Sie anhand des klinischen Bildes stellen?

Der Kollaps des Patienten ist höchstwahrscheinlich auf die zu schnelle Atmung **(Hyperventilation)** zurückzuführen. Die Verkrampfung der Muskulatur wird **Tetanie** genannt. Da sie in diesem Fall durch einen Mangel an Kalzium zustande kommt, wird sie **hypokalzämische Tetanie** genannt. Ursächlich liegt hier eine Störung des Säure-Basen-Haushalts vor.

Welche Rolle spielt die Atmung bei der Regulation des Säure-Basen-Haushalts?

Der pH-Wert wird im menschlichen Organismus durch zahlreiche Mechanismen reguliert, denn viele zelluläre Funktionen sind pH-Wert-abhängig. Um die bei metabolischen Vorgängen ansteigende Protonenkonzentration zu kompensieren, sind wirkungsvolle **Puffersysteme** notwendig. Die Blutproteine sind mit etwa der Hälfte der Pufferkapazität an der Konstanthaltung des pH-Wertes beteiligt. Sie besitzen zahlreiche unspezifische Bindungsstellen, die die freien Protonen ab einer bestimmten Konzentration binden können.

Das wichtigste Puffersystem ist jedoch das **Bikarbonat-Kohlensäure-System:**

$$CO_2 + H_2O \Leftrightarrow H_2CO_3 \Leftrightarrow H^+ + HCO_3^-$$

Die Hydratation von Kohlenstoffdioxid zu Kohlensäure läuft dabei sehr langsam ab. Die Reaktionsgeschwindigkeit ist so gering, dass diese Reaktion unter normalen Bedingungen die physiologischen Anforderungen an ein effizientes Puffersystem keineswegs erfüllen würde. Aus diesem Grund wird sie katalytisch beschleunigt. Dies geschieht mit Hilfe von **Karboanhydrasen.** Es handelt sich dabei um eine Familie von Enzymen, die als einen Bestandteil Zink enthalten. Zu dieser Enzymgruppe werden mindestens 16 Vertreter gezählt, die sich im Molekulargewicht, in Lokalisation sowie in der relativen Aktivität voneinander unterscheiden. Eine besondere Rolle spielen dabei die Karboanhydrasen II und IV. Die Karboanhydrase II ist ubiquitär vorhanden. Sie gehört zu den Enzymen mit der höchsten Effizienz

überhaupt. Pro Sekunde setzt ein Enzymmolekül etwa eine Million Kohlenstoffdioxidmoleküle um. In den Erythrozyten sorgt die Karboanhydrase II für den Transport von CO_2 von den peripheren Blutgefäßen in die Lungen. In den anderen Zellen sorgt sie für die schnelle Pufferung von überschüssigen Protonen. Weiterhin scheint die Karboanhydrase in der Lage zu sein, an verschiedene HCO_3^--Transporter zu binden und somit ihre Aktivität zu modulieren. Bei den Patienten, die eine nicht funktionsfähige Karboanhydrase II besitzen, findet man eine renale tubuläre Azidose, zahlreiche zerebrale Kalzifikationen sowie Osteopetrosis vor.
Ein großer Vorteil des Bikarbonat-Kohlensäure-Systems gegenüber dem Proteinpuffersystem ist, dass es sich hier um ein offenes Puffersystem handelt. Auf einer Seite kann CO_2 über die Lunge abgeatmet werden, auf der anderen Seite kann Bikarbonat von der Niere in Zusammenarbeit mit der Leber gebildet oder ausgeschieden werden. Dadurch können auch relativ große Schwankungen des pH-Werts schnell und zuverlässig korrigiert werden.

Gibt es noch weitere Puffersysteme im menschlichen Organismus?

Die Proteine sowie das Bikarbonat-Kohlensäure-System sind die wichtigsten Puffersysteme. Daneben gibt es noch Nicht-Bikarbonat-Puffer, wie **Phosphate** oder **organische Säuren.** Deren Konzentration ist aber sehr gering, so dass sie nicht nennenswert an der Gesamtpufferkapazität beitragen. So führt eine Beeinträchtigung des Bikarbonat-Kohlensäure-Systems zwangsläufig zu einer Störung des Säure-Basen-Haushalts.

Wie können Schwankungen des pH-Werts kompensiert werden?

An der Regulation des Säure-Basen-Haushalts sind **Lungen** und **Nieren** gleichermaßen beteiligt (Abb. 18.1). Die pulmonale Wirkung auf die Konstanthaltung des pH-Wertes wurde bereits besprochen. Die Niere kann bei einer drohenden Alkalose das übermäßige Bikarbonat ausscheiden. Kommt es zur Azidose, dann wird in der Niere vermehrt HCO_3^- gebildet und dabei H^+ ausgeschieden. Ohne eine effiziente H^+-Ausscheidung in den Nieren kann die Azidose allein durch CO_2-Abatmung nicht langfristig kompensiert werden: Die erhöhte Abatmung von CO_2 verbraucht HCO_3^-. An der Regulation des pH-Werts durch die Niere ist weiterhin die Leber maßgeblich beteiligt. Die renale Ausscheidung von Protonen erfolgt zu mehr als 60 % in Form von NH_4^+. NH_4^+ wird in den Nieren aus NH_3 gebildet. Dabei sind die Nieren auf eine effiziente Zufuhr von Glutamin angewiesen. Glutamin wird im menschlichen Organismus zum größten Teil in der Leber synthetisiert. Unter Normalbedingungen wird in der Leber Glutamin in den Harnstoffsynthesezyklus eingeschleust. Dabei werden je zwei Moleküle von NH_4^+ und HCO_3^- eingesetzt. Als Schlüsselenzym bei der Bereitstellung von NH_4^+ fungiert die Glutaminase, die in der Leber v.a. in den periportalen Zellen lokalisiert ist. Kommt es zum Anstieg des pH-Werts, dann steigt die Glutaminaseaktivität. Dementsprechend erhöht sich der Nettoverbrauch von Glutamin. Die Glutaminmenge, die die Niere für die H^+-Ausscheidung benötigt, wird geringer, so dass ein weiterer Anstieg der pH-Werts vermieden wird.

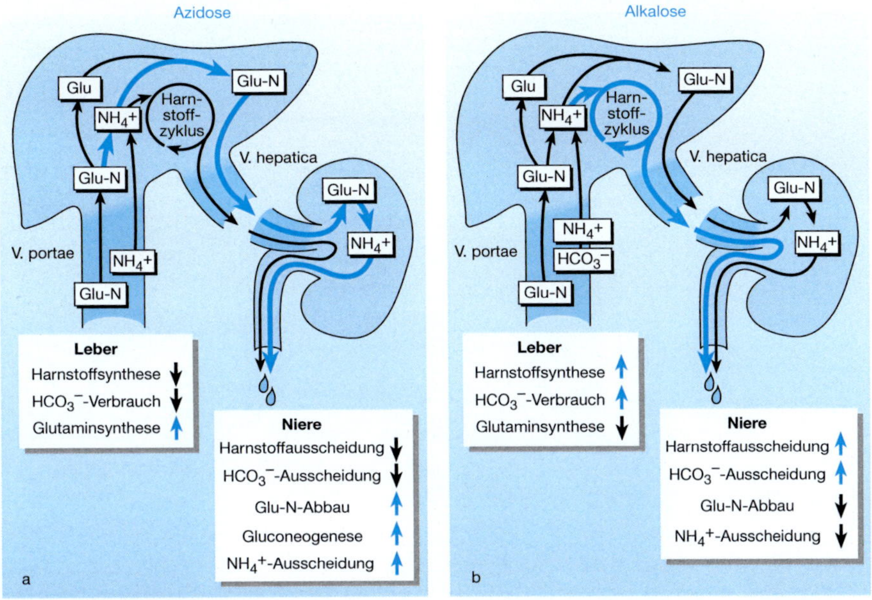

Abb. 18.1 Die gemeinsame Wirkung von Leber und Niere bei der Regulation des Säure-Basen-Haushalts [1].

Bei einer Azidose wird die Aktivität der hepatischen Glutaminase gehemmt. Es wird weniger Glutamin in der Leber verstoffwechselt. Dadurch steigt die Plasmakonzentration von Glutamin. Weiterhin ruft die Azidose eine Stimulation der renalen Glutaminase hervor. Das in der Niere gebildete NH_4^+ wird ausgeschieden und nicht bei Harnstoffsynthese in der Leber verbraucht. Durch die Ausscheidung von NH_4^+ kann der Überschuss an Säure kompensiert werden.

Wie werden die Störungen des Säure-Basen-Haushalts eingeteilt?

Die Störungen des Säure-Basen-Haushalts werden generell nach ihrem Entstehungsmechanismus in **respiratorische** und **nichtrespiratorische Störungen** (Abb. 18.2) eingeteilt.

Bei den **respiratorischen Störungen** des Säure-Basen-Haushalts steht primär eine Änderung der CO_2-Konzentration im Vordergrund. Wird dabei CO_2 infolge einer Bradypnoe vermindert abgeatmet, so kommt es zur erhöhten CO_2-Konzentration. Es entsteht eine **respiratorische Azidose** (Abb. 18.2, Pfeil 1). Weitere mögliche Ursachen für diese Störung können eine erschwerte alveoläre CO_2-Diffusion oder Mangel an erythrozytärer Karboanhydrase sein. Als Kompensationsmechanismus bei respiratorischer Azidose werden die Protonen vermehrt renal ausgeschieden. Weiterhin wird in der Niere vermehrt Bikarbonat gebildet, wodurch die Pufferkapazität des Blutes steigt (Abb. 18.2, Pfeil 5).

Eine **respiratorische Alkalose** (Abb. 18.2, Pfeil 4) kann entstehen, wenn CO_2 vermehrt abgeatmet wird. Die möglichen Ursachen für die Hyperventilation sind sehr vielfältig. Beim Aufenthalt in höheren Lagen mit niedrigem Sauerstoffpartialdruck kommt es physiologischerweise zu einer Hyperventilation, um die Hypoxie zu kompensieren. Die Hyperventilation kann aber auch durch emotionale Aufregungen ausgelöst werden. Bei der respiratorischen Alkalose kann der Überschuss an Basen

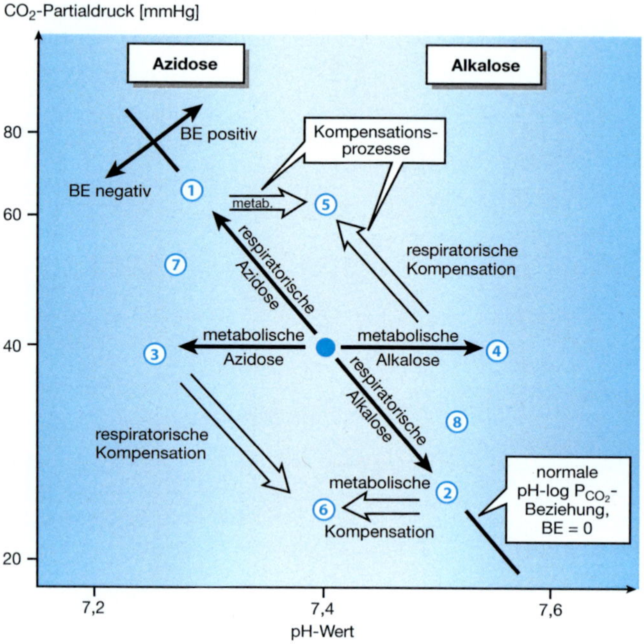

Abb. 18.2 Definitionen von primären Störungen des Säure-Basen-Haushalts und Möglichkeiten ihrer Kompensation [4].

über eine vermehrte HCO_3^--Ausscheidung kompensiert werden (Abb. 18.2, Pfeil 6, Pfeil 3). Weiterhin ruft die Alkalose eine vermehrte Glykolyse hervor. Es kommt zur gesteigerten Laktatbildung und somit zur Erhöhung von H^+.

Die **nichtrespiratorische** bzw. **metabolische** Azidose (Abb. 18.2, Pfeil 1a) entsteht durch die Zunahme der Säurekonzentration infolge einer erhöhten Produktion (Additionsazidose) bzw. verringerten Ausscheidung (Retentionsazidose). Als wichtigstes Charakteristikum treten dabei eine erniedrigte HCO_3^--Konzentration im Blutplasma sowie eine Basenabweichung (BE) nach der negativen Seite in Erscheinung. Zu den weiteren Ursachen für die Erniedrigung von HCO_3^- kommen erhöhter Verlust von HCO_3^- im Magen-Darm-Trakt, herabgesetzte HCO_3^--Bildung in der Niere oder Verschiebung von HCO_3^- in die Zellen in Betracht. Auch eine erhöhte H^+-Konzentration kann eine massive HCO_3^--Erniedrigung bewirken. Die erhöhte H^+-Konzentration kann die Folge von zahlreichen Stoffwechselstörungen sein. So laufen einige Stoffwechselzyklen bei Sauerstoffmangel anaerob ab, es kommt daher zur vermehrten Bildung von Laktat, die eine Erniedrigung des pH-Werts bewirkt. Bei nicht behandeltem Diabetes mellitus Typ 1 (absoluter Insulinmangel) kommt es zur erhöhten Bildung von Ketonkörpern: Azetazetat und β-Hydroxybutyrat. Die Synthese von Ketonkörpern übersteigt dabei die Maximalkapazität der Ketonkörperoxidation. Es entsteht Coma diabeticum mit einer schweren metabolischen Azidose (Ketoazidose), die einen lebensbedrohlichen Zustand darstellt. Auch die Hyperkaliämie geht durch die Fehlverteilung von Protonen mit einer nichtrespiratorischen Azidose einher. Die metabolische Azidose kann teilweise über die vermehrte Abatmung von CO_2 kompensiert werden (Abb. 18.2, Pfeil 6).

Bei der **nichtrespiratorischen Alkalose** (Abb. 18.2, Pfeil 4) steht die erhöhte HCO_3^--Konzentration im Vordergrund. Diese kann durch eine Einschränkung der renalen HCO_3^--Ausscheidung bzw. durch einen HCO_3^--Austritt aus den Zellen nach gesteigerter intrazellulärer Bildung hervorgerufen werden. Auch pathologisch erhöhte

H^+-Verluste können eine nichtrespiratorische Alkalose hervorrufen. Dies ist beim massiven Erbrechen (Verlust von saurem Mageninhalt) oder bei erhöhter H^+-Ausscheidung durch die Nieren der Fall.
Weiterhin können Störungen des Säure-Basen-Haushalts auftreten, die sowohl metabolisch als auch respiratorisch hervorgerufen werden (7 und 8 in Abb. 18.2).

Tab. 18.1: Veränderung der Laborwerte bei Störungen des Säure-Basen-Haushalts

	pH	pCO_2	$[HCO_3^-]$.a	$[HCO_3^-]$.s	BE
Referenzwerte	7,37–7,45	35–46 mmHg		22–26 mmol/l	0 ± 2 mmol/l
respiratorische Azidose	↓	↑	↑	↔	↔
respiratorische Alkalose	↑	↓	↓	↓	↔
nichtrespiratorische Azidose	↓	↔	↓	↓	↓
nichtrespiratorische Alkalose	↑	↔	↑	↑	↑

Bei der Messung der Bikarbonatkonzentration im Blut werden das aktuelle Bikarbonat ($[HCO_3^-]$.a) und das Standardbikarbonat ($[HCO_3^-]$.s) unterschieden (Tab. 18.1). Das aktuelle Bikarbonat ist die momentane HCO_3^--Konzentration im Plasma des Vollbluts. Der Wert ändert sich bei respiratorischen und nichtrespiratorischen Störungen. Dementsprechend ist sein differentialdiagnostischer Wert eingeschränkt. Bei der Messung des Standardbikarbonats wird die Blutprobe volloxygeniert. Demnach ist der Wert vom aktuellen PCO_2 unabhängig. Liegt das Standardbikarbonat außerhalb des Referenzbereichs, so ist dies ein Hinweis auf eine nichtrespiratorische Störung.

Welche Auswirkungen haben Störungen des Säure-Basen-Haushalts auf Glukosestoffwechsel und extrazelluläre Kaliumkonzentration?

Die Alkalose hat einen direkten Einfluss auf den Glukosestoffwechsel. Sie bewirkt eine Erniedrigung der Glukosekonzentration im Blut über die Stimulierung der Glykolyse und die Hemmung der Glukoneogenese. Da bei der Alkalose die Protonenkonzentration niedrig ist, kommt es zur vermehrten Aufnahme von Kalium in die Zellen. Dementsprechend sinkt die extrazelluläre K^+-Konzentration. Die Azidose hat die gegenteiligen Wirkungen auf Glukose- und Kaliumkonzentration. Sie hemmt die Glykolyse und stimuliert die Glukoneogenese, es kommt zur Hyperglykämie. Auch die extrazelluläre K^+-Konzentration ist bei einer Azidose erhöht.

Wie kann das Auftreten von Muskeltetanie bei respiratorischer Alkalose erklärt werden?

Durch die Hyperventilation wird vermehrt CO_2 abgeatmet, wodurch es zur respiratorischen Alkalose kommt. Die Protonenkonzentration im Blut sinkt. Zum Teil sind die H^+-Ionen an Albumin gebunden. Es handelt sich dabei um unspezifische Bindungsstellen, um die u.a. auch das ionisierte Kalzium konkurriert. Normalerweise ist etwa die Hälfte des Serumkalziums an Albumin gebunden, während die andere Hälfte ionisiert (frei) vorliegt. Bei Alkalose verlassen H^+-Ionen vermehrt die Bindungsstellen am Albumin, die nun durch Kalziumionen eingenommen werden, so dass die Konzentration an freiem Kalzium im Blut sinkt. Nur das freie Kalzium kann aber an den molekularen Vorgängen wie Aktionspotenzial, Muskelkontraktion usw. teilnehmen. Eine der vielen Funktionen von Kalzium ist die Stabilisierung der erregbaren Membranen. So verhindert das extrazelluläre Kalzium eine unkontrollierte Aktivierung der spannungsabhängigen Natriumkanäle. Kommt es zu einer Hypokalzämie, so steigt die Wahrscheinlichkeit, dass die zelluläre Membranschwelle erreicht bzw. überschritten wird. Dies bedeutet, dass eine niedrige Kalziumkonzentration mit einer gesteigerten neuronalen Erregbarkeit verbunden ist.

Wie wird der intrazelluläre pH-Wert reguliert?

Bis jetzt wurde die Regulation des pH-Werts im Extrazellularraum ausführlich dargestellt. Auch die klinische Überprüfung des Säure-Base-Haushalts bezieht sich auf den pH-Wert des Blutplasmas, welcher relativ einfach gemessen werden kann. Es ist jedoch auch von ganz besonderer Bedeutung, dass der intrazelluläre pH-Wert innerhalb eines engen Referenzbereichs gehalten wird: Zahlreiche biochemische Reaktionen, die intrazellulär ablaufen, sind vom aktuellen pH-Wert abhängig.
Der intrazelluläre pH-Wert kann mit Hilfe von Ionentransportern sehr genau reguliert werden. So verfügen manche Zellen des menschlichen Körpers über einen **Na^+-H^+-Austauscher.** Es handelt sich dabei um einen sekundär aktiven Transporter. Als Triebkraft für den aktiven Transport fungiert der Konzentrationsgradient von Natriumionen, der durch die Aktivität der Na^+-K^+-ATPase aufgebaut wird. Eine erhöhte Aktivität des Na^+-H^+-Austauschers führt zur Säureausscheidung aus der Zelle. Als Folge davon steigt der intrazelluläre pH-Wert. Zu den weiteren Transportern, die den intrazellulären Säure-Basen-Haushalt beeinflussen können, gehört der **Cl^--HCO_3^--Austauscher.** Bei seiner Aktivierung kommt es zum Transport vom Bikarbonat nach auswärts. Da dadurch die Menge der intrazellulären Basen geringer wird, kommt es zur Senkung des intrazellulären pH-Werts.
Bei einer akuten intrazellulären metabolischen Azidose werden die Na^+-H^+-Austauscher aktiviert. Die überschüssige Menge an Protonen wird nach extrazellulär gepumpt. Dadurch wird die Azidose korrigiert. Weiterhin werden die Transportmechanismen gehemmt, die einer Erhöhung des pH-Werts entgegenwirken könnten. Dazu gehören u.a. die Cl^--HCO_3^--Austauscher.
Neben dem intrazellulären pH-Wert sind auch die Schwankungen des extrazellulären pH-Werts in der Lage, die Aktivität der beiden Transporter zu kontrollieren. Weiterhin werden sie von unterschiedlichen Hormonen, Wachstumsfaktoren sowie dem Zellvolumen beeinflusst.

Therapie und Verlauf

Bei der Hyperventilation sollte man versuchen, auf die betroffene Person beruhigend einzureden. Kommt es bereits zu Symptomen der muskulären Tetanie, lässt man sie aus einer Tüte rückatmen, wodurch der inspiratorische CO_2-Anteil steigt. Erst bei schweren Fällen sollte man Kalzium intravenös applizieren. Dies macht man jedoch mit Bedacht, denn die Gesamtkonzentration von Kalzium bleibt während der Hyperventilation unverändert: Nur das Verhältnis vom am Albumin gebundenen Kalzium zum ionisierten Kalzium ändert sich.

Quintessenz Die Homöostase des pH-Werts im Blut und in Geweben gehört zu den wichtigsten Regulationszielen des menschlichen Organismus, denn viele Funktionen sind vom aktuellen pH-Wert abhängig. Dazu gehören die Funktion der Proteine und Enzyme, die Permeabilität der Zellmembran und die Struktur der Zellen. Für eine langfristige Einstellung des pH-Wertes sorgen die Lungen (CO_2-Abatmung) und die Nieren (H^+- sowie HCO_3^--Ausscheidung). Lokale pH-Wert-Schwankungen, die durch die Aktivitätszunahme einzelner Gewebe zustande kommen können, werden durch die chemische Pufferung kompensiert. Das wichtigste Puffersystem des Blutplasmas ist das Bikarbonatsystem. Ist der pH-Wert im Organismus unter den Normwert erniedrigt, so liegt eine Azidose vor. Eine Alkalose dagegen wird als Erhöhung des pH-Werts über die Norm definiert. Anhand des Entstehungsmechanismus werden die Störungen des Säure-Basen-Haushalts in respiratorische und nichtrespiratorische (metabolische) Störungen eingeteilt.

Fall 19

Anamnese

Eine 24-jährige Frau kommt für die Entbindung in ein Kreiskrankenhaus. Es ist ihre erste Schwangerschaft. Die Geburt verläuft sehr schwierig. Kurz nach der Entbindung kommt es zum Kreislaufkollaps der Mutter, der mit Infusionen behandelt wird. In den ersten Tagen erholt sie sich jedoch relativ schnell, allerdings wird bei ihr Fehlen der Muttermilch festgestellt (Agalaktie). Dies wird auf die durchgemachte Stresssituation zurückgeführt. Einige Zeit später stellt sich die Patientin bei ihrem Frauenarzt vor, weil bei ihr die Menstruation ausbleibt (Amenorrhö).

Aufnahmebefund

Bei der orientierenden gynäkologischen Untersuchung werden die von der Patientin anamnestisch angegebene Agalaktie sowie Amenorrhö bestätigt. Weiterhin ist eine fehlende Schambehaarung auffallend, obwohl die vor der Entbindung durchgeführte Rasur bereits mehrere Wochen zurückliegt. Die restliche körperliche Untersuchung ergibt einen unauffälligen Befund.

Diagnose

An welche Diagnose denken Sie im vorliegenden Fall?

Das Ausbleiben der Milchbildung sowie der Menstruation, aber auch die Haarwachstumsstörungen, sind auf eine **endokrine Störung** zurückzuführen. Da die Patientin diese Beschwerden früher nie gehabt hat und die Symptomatik zeitlich eng mit der Geburt assoziiert ist, kommt hier differentialdiagnostisch das **Sheehan-Syndrom** infrage. Es handelt sich dabei um eine seltene postpartale Nekrose des Hypophysenvorderlappens infolge eines Kreislaufkollapses während oder unmittelbar nach der Geburt. Diese Verdachtsdiagnose wird mit endokrinologischen Funktionstests bestätigt.

Welche Funktionen hat das endokrine System?

Das endokrine System ist an der Überwachung zahlreicher Organfunktionen beteiligt. Die Regulation findet dabei mittels spezieller chemischer Botenstoffe, den Hormonen, statt. Diese interagieren an den Zielorganen mit dafür vorgesehenen Rezeptoren. Die Rezeptoren können auf der Zelloberfläche lokalisiert sein, aber auch intrazellulär im Zytosol oder innerhalb des Zellkerns liegen. Meistens zeichnen sich die Rezeptoren durch eine hohe Spezifität für ein bestimmtes Hormon aus. Dadurch wird gewährleistet, dass nur bestimmte Zellen oder Zellverbände bei Bedarf aktiviert oder gehemmt werden.

Auf welchen Wegen gelangen Hormone an ihre Zielzellen?

Die Beeinflussung von Zielzellen durch das endokrine System kann auf unterschiedliche Art und Weise erfolgen. Man unterscheidet dabei den **endokrinen, parakrinen** und **autokrinen** Aktivierungsweg. Der endokrine Aktivierungsweg ist am häufigsten vertreten. Dabei werden die Hormone von den endokrinen Drüsen ins Blut abgegeben. Die Hormone müssen dann z.T. eine beträchtliche Strecke zurücklegen, bis sie schließlich an ihren Zielorganen ihre Wirkung entfalten können. Liegt das Zielorgan in der unmittelbaren Nähe der hormonproduzierenden Zellen, dann handelt es sich um einen parakrinen Aktivierungsweg. Weiterhin können die freigesetzten Hormone mit Rezeptoren interagieren, die sich an oder in derselben Zelle befinden. Dadurch sind manche endokrine Zellen in der Lage, ihre eigenen Funktionen zu regulieren. Dies bezeichnet man als Autokrinie.

In welche chemischen Stoffklassen werden die Hormone eingeteilt?

Obwohl es sich bei den Hormonen um ganz unterschiedliche Substanzen handelt, lassen sie sich drei großen Stoffklassen zuordnen. Bei dieser Einteilung werden v. a. ihre chemische Struktur sowie ihre Synthese berücksichtigt. Bei diesen Stoffklassen handelt es sich um **Peptid-** bzw. **Proteinhormone, Katecholamine** und **Steroidhormone.**

Die größte Gruppe stellen dabei die Peptid- und Proteohormone dar. Sie werden intrazellulär im rauen endoplasmatischen Retikulum gebildet und anschließend in der Regel in Vesikeln gespeichert. Die meisten Peptidhormone werden als Vorstufen synthetisiert. Es handelt sich dabei um zunächst größere Proteine, die auch als Prohormone bezeichnet werden. Erst im Blutkreislauf oder in der Peripherie kommt es zu einer strukturellen Änderung (meist Abspaltung eines Peptids), wobei die endokrin aktive Form entsteht. Die Steroidhormone werden u.a. in der Nebennierenrinde aus Cholesterin bzw. Dehydrocholesterin synthetisiert. Die Synthese besteht aus mehreren einzelnen Schritten, dabei werden mehrere Enzyme benötigt. Zu der Gruppe der Katecholamine gehören Adrenalin und Noradrenalin. Beide sind Derivate des Katechols und werden aus Tyrosin synthetisiert. Die Synthese findet hauptsächlich im Nebennierenmark statt. Neben den adrenergen biologischen Wirkungen ist Noradrenalin auch ein wichtiger Neurotransmitter.

Was geschieht mit den Hormonen nach ihrer Synthese?

Wie bereits erwähnt wurde, können die Hormone nach ihrer Synthese entweder direkt sezerniert oder intrazellulär in speziellen Vesikeln gespeichert werden. Die gespeicherten Hormone können dann bei Bedarf freigesetzt werden. Dabei werden die hormonproduzierenden Zellen durch bestimmte Stimuli aktiviert, woraufhin die intrazelluläre Ca^{2+}-Konzentration ansteigt. Der Ca^{2+}-Anstieg gehört zu den Voraussetzungen, damit die intrazellulären Vesikel mit der zellulären Membran verschmelzen können. Es wird unter Umständen nur ein Teil des Vesikelinhalts nach außen abgegeben, man spricht dann vom „Kiss-and-Run"-Sekretionsmechanismus.

Im Blutkreislauf bzw. in den peripheren Geweben können dann die inaktiven oder schwach wirksamen Hormonformen in aktive bzw. stärker wirksame Formen umgewandelt werden. Damit diese Aktivierung ablaufen kann, werden spezielle Enzyme benötigt. Zum Teil sind dieselben Enzyme auch für die Inaktivierung von Hormonen zuständig.

Welche Rolle spielt die Hypophyse bei der Kontrolle des endokrinen Systems?

Unter den Kontrollmechanismen des endokrinen Systems nimmt die **Hypophyse** eine besondere Stellung ein. Sie ist an der Hirnbasis in der knöchernen Sella turcica lokalisiert. Die menschliche Hypophyse wird in die vorne gelegene **Adenohypophyse** (Lobus anterior, Hypophysenvorderlappen) und in die hinten lokalisierte **Neurohypophyse** (Lobus posterior, Hypophysenhinterlappen) unterteilt (Abb. 19.1). Die Hypophyse ist sehr gut durchblutet. Die Neurohypophyse erhält arterielles Blut, während die Adenohypophyse an das Portalgefäßsystem angeschlossen ist, welches eine enge Kommunikation mit dem Hypothalamus ermöglicht. Zusammen mit dem Hypothalamus ist die Hypophyse für die Zentralkontrolle des endokrinen Systems verantwortlich.

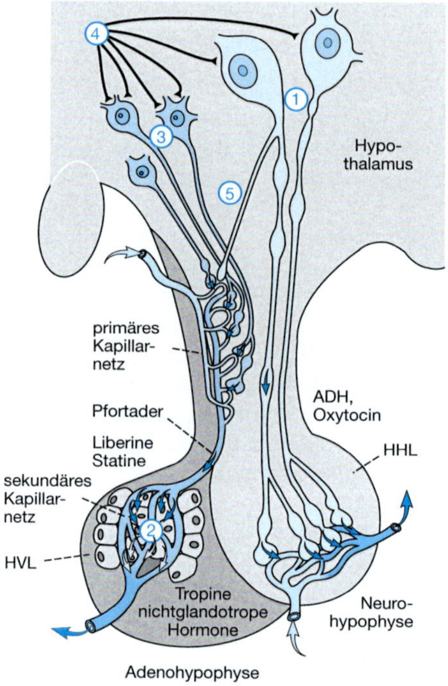

Abb. 19.1 Hypophyse [1].

Die Zellen der Adenohypophyse synthetisieren und sezernieren eine Reihe von Peptidhormonen (Tab. 19.1). Die Hormone der Neurohypophyse werden eigentlich im Hypothalamus synthetisiert, aber dann in die Neurohypophyse transportiert und dort freigesetzt.

Tab. 19.1: Hormone der Adeno- und Neurohypophyse

Hormon	Wichtigste Stimulatoren (↑) und Hemmer (↓) der Hormonausschüttung	Wichtigste Wirkung des Hormons (↑ Stimulation, ↓ Hemmung)
Adenohypophyse (Lobus anterior)		
GH (Growth factor, Somatotropin)	↑ GHRH (Growth factor releasing hormone) ↓ Somatostatin	↑ anaboler Stoffwechsel, Wachstum, Bildung von IGF, Erythropoese ↓ Glykolyse, Glukoseaufnahme in die Zellen, Glukoneogenese
TSH (Thyreoidea-stimulierendes Hormon, Thyreotropin)	↑ TRH (Thyreotropin releasing hormone)	↑ Synthese und Sekretion von Schilddrüsenhormonen
ACTH (adrenokortikotropes Hormon, Kortikotropin)	↑ CRH (Corticotropin releasing hormone)	↑ Freisetzung von Kortikosteroiden

Tab. 19.1: Hormone der Adeno- und Neurohypophyse		
Hormon	**Wichtigste Stimulatoren (↑) und Hemmer (↓) der Hormonausschüttung**	**Wichtigste Wirkung des Hormons (↑ Stimulation, ↓ Hemmung)**
LH (luteinisierendes Hormon)	↑ GnRH (Gonadotropin releasing hormone) ↓ Inhibin	↑ Bildung von Östrogen und Progesteron in Follikelzellen im Ovar, Follikelsprung, Umwandlung in Corpus luteum ↑ Bildung von Testosteron in Leydig-Zellen in Hoden
FSH (follikelstimulierendes Hormon)	↑ GnRH (Gonadotropin releasing hormone) ↓ Inhibin	↑ Bildung von Östrogen und Progesteron in Follikelzellen im Ovar, Follikelreifung ↑ Initiierung von Spermatogenese in Sertoli-Zellen in Hoden
PRL (Prolaktin)	↑ Endorphine, TRH (Thyreotropin releasing hormone), VIP (Vasoactive intestinal peptide) ↓ Dopamin	↑ Initiierung und Unterstützung der Milchproduktion in Milchdrüsen ↓ Freisetzung von Gonadotropin
Neurohypophyse (Lobus posterior)		
Oxytocin	↑ taktile Stimulation der Brustwarze, Dehnung der Cervix uteri	↑ Laktation, Uteruskontraktion
ADH (Adiuretin, Vasopressin)	↑ Verminderung des zellulären Volumens, Angiotensin II ↓ Dehnung von Herzvorhöfen	↑ renale Wasserrückresorption im Sammelrohr, Freisetzung von ACTH, Vasokonstriktion

Wie man der Tab. 19.1 entnehmen kann, spielt die Hypophyse mit ihren Hormonen eine zentrale Rolle bei der Stimulation zahlreicher endokriner Drüsen wie Schilddrüse, Nebennierenrinde, Ovarien und Hoden. Bei der Sekretion und Freisetzung jedes ihrer sechs Hormone untersteht die Adenohypophyse der Kontrolle von Releasing-Hormonen aus dem Hypothalamus. Die Releasing-Hormone werden in den Neuronen synthetisiert, die in der periventrikulären Region des Hypothalamus lokalisiert sind. Nach der Freisetzung gelangen sie via portales Gefäßsystem in die Hypophyse, wo sie ihre Wirkung entfalten können.

Therapie und Verlauf

In einem Teil der Fälle kommt es beim Sheehan-Syndrom zur spontanen Remission, so dass keine medikamentöse Therapie notwendig ist. Bleibt die Symptomatik bestehen, so sollte die medikamentöse Substitution der verminderten Hormone eingeleitet werden. Die Dosierung der Substitutionstherapie richtet sich hauptsächlich nach dem klinischen Befund sowie nach der jeweiligen Belastungssituation (durch außergewöhnliche Belastungen wie Infektion, Operation usw. kann der Bedarf an Medikamenten steigen). Der therapeutische Erfolg sollte regelmäßig durch endokrinologische Tests kontrolliert werden.

Quintessenz Der Hypothalamus gehört zum endokrinen System. Er steuert endokrine Funktionen über das vegetative Nervensystem sowie über die Freisetzung von glandotropen Hormonen der Hypophyse, die unter der Kontrolle des Hypothalamus steht. Die Hypophyse lässt sich in den vorderen Teil (Adenohypophyse) sowie in den hinteren Teil (Neurohypophyse) unterteilen. Kommt es zum Ausfall eines der Bestandteile der endokrinen Hypothalamus-Hypophysen-Achse, so können wichtige Funktionen gestört werden.

Fall 20

Anamnese

Ein 54-jähriger Geschäftsführer eines Logistikunternehmens klagt über allgemeine Symptome wie Kraftlosigkeit und Leistungsminderung. Das Essen schmecke ihm nicht mehr, weil er immer ein Völlegefühl im Oberbauch habe. Deswegen habe er in den letzten zwei Monaten sechs Kilogramm an Gewicht abgenommen. Seit etwa einem Jahr leide er an starkem Sodbrennen. Außerdem berichtet der Patient, dass er bereits bei kleinen Bagatellverletzungen ausgeprägte Blutergüsse entwickle. Dieses Problem habe er früher nicht gehabt. Er habe in der letzten Zeit viel Stress in seinem beruflichen Alltag gemacht. Die Beschwerden führe er z. T. darauf zurück.

Aufnahmebefund

54-jähriger Mann, Nichtraucher, in leicht reduziertem Allgemein- und Ernährungszustand (168 cm, 55 kg, BMI 19,5 kg/m^2). Herz und Lungen auskultatorisch und perkutorisch ohne pathologischen Befund, Herzfrequenz 76/min, RR 145/85 mmHg. Man findet auffallend viele Spider naevi über der Brust und dem oberem Bauchbereich. Die Palpation des Abdomens ergibt folgenden Befund: Bauchdecke weich und ohne Abwehrspannung, Leber zwei Querfinger derb unter dem Rippenbogen tastbar, Milz nicht tastbar. An den beiden Unterschenkeln starke Ödeme sowie zahlreiche Hämatome.

Diagnose

Welche erste Diagnose kann aufgrund der bisherigen Befunde gestellt werden?

Die Allgemeinsymptomatik und v. a. der pathologische Palpationsbefund des Abdomens lassen an eine **Erkrankung der Leber** denken. Darauf deuten auch die zahlreichen Spider naevi hin (kleine spinnenförmige Gefäßzeichnungen in der Haut, gehäuftes Vorkommen bei Lebererkrankungen). Weiterhin liegt hier eine Beeinträchtigung des Gerinnungssystems vor, die eine erhöhte Blutungsneigung beim Patienten hervorruft. Da die meisten Faktoren des Gerinnungssystems in der Leber gebildet werden, ist dies ein weiteres Indiz auf eine Störung der hepatischen Funktion.

Welche weiteren Untersuchungen veranlassen Sie, um die Verdachtsdiagnose zu bestätigen?

Um den Grund für eine eventuelle Lebererkrankung in Erfahrung zu bringen, sollten zunächst **weitere anamnestische Daten** bezüglich des Alkoholkonsums sowie einer möglicherweise vorhandenen Leberentzündung (Hepatitis) erhoben werden. Von den **Laborwerten** werden zunächst allgemeine Laborparameter wie Blutbild, Elektrolyte und Kreatinin untersucht. Weiterhin müssen die Laborwerte beachtet werden, die im Zusammenhang mit Störungen der Leberfunktionen stehen. Dazu gehören: Enzyme der Hepatozyten bzw. des Gallengangepithels (GOT, GPT, γ-GT), Blutgerinnung (Prothrombinzeit, partielle Thrombinzeit), Eiweißlabor. Um die Größe und eventuelle pathologische Befunde der Leber besser zu beurteilen, wird eine **Ultraschalluntersuchung des Abdomens** veranlasst.

Weitere anamnestische Angaben

Es besteht kein Hinweis auf eine durchgemachte oder bestehende Hepatitis: Die Hepatitisserologie ist weitgehend unauffällig. Bei näherem Befragen gibt der Patient an, dass er seit seiner Scheidung vor vier Jahren regelmäßig Alkohol konsumiere. Zur Zeit besteht sein täglicher Alkoholkonsum aus 6–8 Flaschen Bier sowie einer Flasche Wein. Am Wochenende sowie an besonders stressigen Tagen genehmige er sich zusätzlich 2–3 Gläser Whisky. Dabei bekundet der Patient, dass dieser Konsum seiner Meinung nach völlig normal sei. Er könne sich gar nicht vorstellen, dass seine Beschwerden darauf zurückzuführen seien.

Untersuchungsbefunde

Laborwerte: GOT, GPT sowie γ-GT oberhalb des Referenzbereichs, die Albuminkonzentration sowie Quick-Wert dagegen erniedrigt. Die restlichen Werte liegen innerhalb des Referenzbereichs.
Sonographie: Leber leicht vergrößert. Echomuster sehr inhomogen mit unregelmäßiger Leberoberfläche. Es zeigt sich eine beginnende Verfettung des Lebergewebes. Im gesamten Leberparenchym lassen sich zahlreiche knotige Veränderungen nachweisen.
Aufgrund der erhobenen Daten und Befunde ist die Diagnose einer **Leberzirrhose** am wahrscheinlichsten. Als Ursache dafür kommt in diesem Fall am ehesten der Alkoholabusus in Frage.

Welcher pathophysiologische Mechanismus liegt der Entstehungen von Ödemen zugrunde?

Der menschliche Körper besteht zum größten Teil aus Wasser. Der Anteil von Wasser am Körpergewicht liegt bei Erwachsenen bei 60–65 % und bei Neugeborenen bei über 75 %. Das Gesamtwasser des Körpers ist in verschiedenen Kompartimenten verteilt, die durch biologische Membranen voneinander getrennt sind. Etwa zwei Drittel des Wassers befindet sich innerhalb der Zellen im sog. Intrazellulärraum. Der Rest entfällt auf den Extrazellulärraum, der sich aus dem Plasmaraum und dem Interstitium zusammensetzt.
Es findet ein reger Stoff- und Flüssigkeitsaustausch zwischen den Kapillaren und dem interstitiellen Raum statt. Durch diesen Transport wird die Versorgung der Zellen mit Sauerstoff und Nährstoffen sichergestellt, was für eine einwandfreie zelluläre Funktion unabdingbar ist. Das Verhältnis der Filtration und Reabsorption über die Kapillarwand ist bei gesunden Personen ziemlich konstant und gut geregelt. Kommt es zu einer **pathologisch erhöhten transkapillären Flüssigkeitsbewegung,** die ins Interstitium gerichtet ist, so kann es zur Entstehung eines Ödems kommen.

Wie wird der transkapilläre Flüssigkeitstransport reguliert?

Der **effektive Filtrationsdruck** ist für den transkapillären Flüssigkeitstransport entscheidend. Er setzt sich zusammen aus den hydrostatischen sowie kolloidosmotischen Druckdifferenzen, die über der Kapillarmembran herrschen. Diese vier treibenden Kräfte bestimmen maßgeblich, wie viel Flüssigkeit durch die Gefäßwand in das Interstitium filtriert wird (Abb. 20.1). Dies beschreibt die **Starling-Gleichung:**

$$V = (P_{Kapillaren} - P_{Interstitium}) - (\pi_{Kapillaren} - \pi_{Interstitium})$$

Da sowohl der kolloidosmotische (π) als auch der hydrostatische Druck (P) im Interstitium vernachlässigbar klein sind, kann die Starling-Gleichung vereinfacht werden:

$$V = P_{Kapillaren} - \pi_{Kapillaren}$$

Das bedeutet, dass die Änderung des hydrostatischen und/oder kolloidosmotischen Drucks im Kreislaufsystem eine Änderung der filtrierten Flüssigkeitsmenge bewirkt.

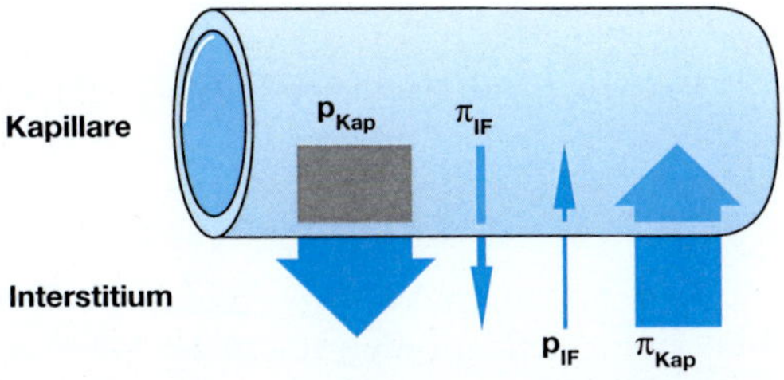

Abb. 20.1 Schematische Darstellung des transkapillären Flüssigkeitstransports [1].

Wodurch kommt der kolloidosmotische Druck zustande?

Die Proteinkonzentration im Plasma einer gesunden Person beträgt in der Regel ca. 60–80 g/l, was einer Gesamtmenge von 200–280 g entspricht. Die meisten Plasmaproteine, v.a. Albumine, werden in den Hepatozyten synthetisiert. Aus diesem Grund hängt die Gesamtmenge der Blutproteine von der Syntheseleistung der Leber ab. Die Plasmaproteine unterscheiden sich in ihrem molekularen Gewicht sowie in Anzahl und Art ihrer Ladungen, die pH-Wert-abhängig sind. Diese Tatsache wird genutzt, um mit Hilfe der Elektrophorese die Plasmaproteine aufzutrennen. Die Wanderungsgeschwindigkeit von Proteinen in einem elektrischen Feld ist je nach Größe und Ladung unterschiedlich schnell, so dass sich 5–6 Proteinfraktionen elektrophoretisch voneinander unterscheiden lassen (Abb. 20.2).

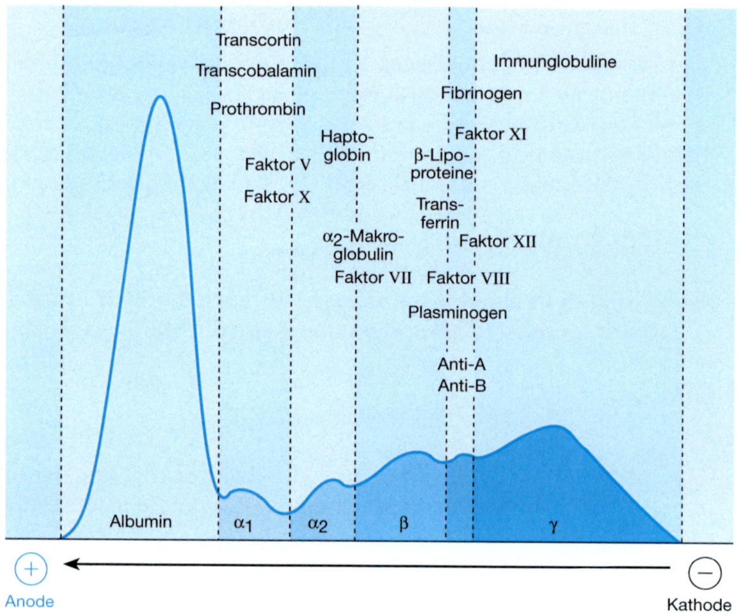

Abb. 20.2 Differenzierung der Plasmaproteine in einzelne Fraktionen mittels der Elektrophorese [1].

Welche Proteinfraktionen werden unterschieden?

Man unterscheidet Albumine, α_1-, α_2-, β- und γ-Globuline. Während Albumine, α_1-, α_2-, und β-Globuline zum größten Teil in der Leber produziert werden und von dort in den Kreislauf gelangen, werden die γ-Globuline von Plasmazellen des lymphatischen Abwehrsystems synthetisiert.

Mit mehr als 60 % gehören **Albumine,** die ausschließlich aus der Leber stammen, zu der zahlenmäßig größten Proteinfraktion. Sie haben zwar von allen Blutproteinen das geringste Molekulargewicht, sind aber aufgrund ihrer hohen Konzentration von 35–55 g/l für mehr als 80 % des kolloidosmotischen Drucks verantwortlich. Eine weitere wichtige Funktion der Albumine ist die Transportfunktion. Albuminmoleküle besitzen zahlreiche spezifische sowie unspezifische Bindungsstellen. So liegt etwa die Hälfte des Kalziums im Plasma an Albumin gebunden vor. Weiterhin werden viele nicht wasserlösliche Stoffe wie Fettsäuren, Bilirubin, sowie einige exogene Stoffe (z.B. Medikamente wie manche Antibiotika) an Albumin gebunden transportiert. Außerdem besitzen Albumine Pufferfunktion bei der Regulation des Säure-Basen-Haushalts durch die Bindung der überschüssigen Protonen im Fall einer Azidose.

Die **α_1-Globulinfraktion** besteht aus zahlreichen Glykoproteinen. Zu den wichtigsten Vertretern dieser Fraktion gehören HDL (High density lipoproteins) sowie zahlreiche spezifische Transportvehikel: Transcobalamin (das Vitamin-B_{12}-bindende Globulin), Thyroxin-bindende Globuline, Transkortin (das Kortisol-bindende Globulin) sowie Bilirubin-bindende Globuline.

Die Gruppe der **α_2-Globuline** umfasst das Haptoglobin (Bindung freien Hämoglobins), das Coeruloplasmin, das oxidativ wirksam ist und am Transport von Kupfer teilnimmt, sowie das antikoagulatorisch wirkende Antithrombin.

Zu den **β-Globulinen** gehören LDL (Low density lipoproteins), die beim Transport von Lipiden und anderen schlecht wasserlöslichen Stoffen eine wichtige Rolle spielen. Außerdem werden metallbindende Proteine wie Transferrin, das Fibrinogen und das C-reaktive Protein zu dieser Fraktion gezählt.

Die am langsamsten wandernde Proteinfraktion ist die sehr heterogene Gruppe der **γ-Globuline.** Nach dem biochemischen Aufbau werden insgesamt fünf Immunglobulin-Klassen unterschieden. Dies sind die Antikörper, die an zeitlich unterschiedlichen Reaktionen des Abwehrsystems teilnehmen.

Sind die Blutproteine im gesamten Kreislauf gleichmäßig verteilt?

Die hydrostatischen Druckverhältnisse sind im menschlichen Körper unterschiedlich und v.a. lageabhängig. Sie nehmen fußwärts zu, so lastet auf den Beinkapillaren ein sehr hoher Blutdruck. Damit trotzdem im gesamten Kreislauf miteinander vergleichbare Filtrationsverhältnisse herrschen, kommt es zu den Schwankungen der kapillaren Permeabilität für die Proteine und somit zu den unterschiedlich hohen Werten des kolloidosmotischen Drucks. Dadurch werden die lagebedingten hydrostatischen Druckdifferenzen ausgeglichen (siehe Starling-Gleichung oben). Die Permeabilität der Lungenkapillaren ist wesentlich höher als die von Fußkapillaren. Dadurch beträgt der kolloidosmotische Druck der Lungenkapillaren etwa 65–70 % des entsprechenden Drucks in peripheren Kapillaren des Beines. Dies sollte beachtet werden, wenn einem Patienten proteinhaltige Lösungen infundiert werden. Im Verlauf einer solchen Infusion gelangen immer mehr Proteine ins Lungeninterstitium. Entlang des kolloidosmotischen Druckgefälles fließt dann Wasser nach, was zu einem lebensbedrohlichem Lungenödem führen kann.

Therapie und Verlauf

Da es sich bei der Leberzirrhose um **irreversible** fibrotische Umbauvorgänge handelt, gibt es keine kausale Therapie. Um das Fortschreiten der hepatischen Schädigung zu vermeiden, sollte eine absolute Alkoholkarenz eingehalten werden. Weiterhin sollte bei der Wahl der Medikamente darauf geachtet werden, dass es sich dabei um keine leberschädigenden (hepatotoxischen) Substanzen handelt. Bei erhöhter Blutungsneigung werden die fettlöslichen Vitamine A, D, E und K parenteral verabreicht. Unter Alkoholkarenz sind milde Krankheitsverläufe von mehreren Jahren möglich. Umso wichtiger ist die Hilfestellung bei Prävention und Therapie des Alkoholismus.

Quintessenz Bei der Leberzirrhose handelt es sich um eine irreversible Schädigung des Leberparenchyms mit einer fibrösen Vernarbung. Die häufigste Ursache der Leberzirrhose ist der Alkoholabusus, gefolgt von chronischen Virushepatitiden. Weiterhin können Leberschäden durch Medikamente oder andere Noxen (z.B. Pilzgifte) induziert werden. Außerdem gehen einige Stoffwechselerkrankungen wie Morbus Wilson, Mukoviszidose, Hämochromatose und α_1-Antitrypsinmangel mit dem klinischen Bild einer Leberzirrhose einher. Die klinischen Symptome entstehen durch die Beeinträchtigung der hepatozellulären Funktionen. So wird die Syntheseleistung des Leberparenchyms stark herabgesetzt. Die Konzentration der Blutproteine (v.a. Albumine) nimmt ab und somit der kolloidosmotische Druck – es entstehen interstitielle Ödeme. Zu den weiteren Funktionen der im Blutkreislauf zirkulierenden Proteinen gehören Transportfunktion, Blutgerinnung, Pufferfunktion sowie Abwehrfunktion.

Fall 21

Anamnese

Ein 61-jähriger Mann kommt aufgrund zunehmender Atembeschwerden in seine hausärztliche Praxis. In den letzten zwei Jahren habe er bereits fünfmal eine schwere Lungenentzündung gehabt, die stationär behandelt werden musste. Seitdem leide er an einer starken Kurzatmigkeit. Morgens müsse er immer stark husten, dabei käme es zu relativ viel grünlichem Auswurf. Da er in den letzten Tagen eine leicht erhöhte Temperatur von 37,2 °C bei sich gemessen habe, sei er besorgt, dass es erneut der Beginn der Lungenentzündung sei.

Aufnahmebefund

61-jähriger Mann in leicht reduziertem Allgemein- und gutem Ernährungszustand. Ruhedyspnoe mit einer Atemfrequenz von 24/min. Die Schleimhäute erscheinen deutlich zyanotisch. Bei der Auskultation sind diffus verteilte feinblasige Rasselgeräusche über beiden Lungenflügeln deutlich hörbar. Perkutorisch sind die Lungengrenzen nicht atemverschieblich. Herzfrequenz 68/min, rhythmisch. Der Perkussionsbefund des Herzens lässt eine diskrete Verbreitung des Herzens nach rechts erkennen. Die sonstige körperliche Untersuchung einschließlich des neurologischen Status ist unauffällig.

Wie lautet Ihr weiteres diagnostisches Procedere?

Die Ergebnisse der körperlichen Untersuchung deuten auf eine **pulmonale Erkrankung** hin. Dazu passen die Dyspnoe sowie der Auskultations- und Perkussionsbefund. Die pulmonale Dysfunktion könnte zum Teil auf eine aktuell vorliegende Entzündung zurückzuführen sein (erhöhte Temperatur, starker Husten). Es ist jedoch nahe liegend, dass die durchgemachten Lungenentzündungen auch zum Teil für die vorliegende Symptomatik verantwortlich sind. Um die Lungenfunktion besser beurteilen zu können, wird eine **Lungenfunktionsuntersuchung** („LuFu“) durchgeführt. Weiterhin werden **Röntgenaufnahmen des Brustkorbs** in zwei Ebenen im Stehen veranlasst.

Weitere Befunde

Die Lungenfunktionsdiagnostik liefert Hinweise auf eine **restriktive Ventilationsstörung** mit einer deutlichen Erniedrigung der Vitalkapazität. Die Röntgenaufnahme des Thorax zeigt eine deutliche Transparenzminderung im Interstitium. Kein Hinweis auf eine akute Pneumonie.

Diagnose

Mit welcher Arbeitsdiagnose gehen Sie weiter vor?

Es ist sehr wahrscheinlich, dass die restriktive Ventilationsstörung auf die mehrmalig durchgemachten Lungenentzündungen zurückzuführen ist. Die Diagnose lautet demnach **Lungenfibrose.** Die Lungenfibrose wird zu den interstitiellen Lungenerkrankungen gezählt.

Wie ist die Atemluft zusammengesetzt?

Der Anteil des **Sauerstoffs** an der Atemluft beträgt 20,9 %. Der überwiegende Rest entfällt auf den **Stickstoff.** Weiterhin sind in der Atemluft Spuren von **Edelgasen** wie Argon und Helium enthalten, deren Anteil aber verschwindend gering ist. Der Anteil an **Kohlenstoffdioxid** beträgt etwa 0,03 %. Die fraktionellen Gaskonzentrationen unterliegen nur geringen Schwankungen und verhalten sich auch in höheren Atmosphärenschichten etwa wie in Meereshöhe. Die fraktionellen Gaskonzentrationen F_{Gas} sagen aber wenig über die Menge des Gases aus, die zum Atmen zur Verfügung steht. Die Gasmenge ist direkt proportional dem Gaspartialdruck P_{Gas}, der wiederum vom Luftdruck P_B abhängig ist:

$P_{Gas} = P_B \times F_{Gas}$

Dementsprechend hängt der Partialdruck u.a. von der Höhe ab, denn der Luftdruck nimmt mit der Höhe ab: alle 5500 m etwa um die Hälfte.

Welche Faktoren bestimmen die Diffusion?

Das **1. Fick-Diffusionsgesetz** beinhaltet die Gesetzmäßigkeit der Diffusion als physikalische Größe. Nach diesem Gesetz hängt die Menge der diffundierenden Substanz von mehreren Faktoren ab:

$$\dot{M} = D \cdot \frac{F}{d} \cdot \Delta C$$

F ist dabei die zur Diffusion zur Verfügung stehende Fläche, d ist die Dicke der Schicht, die eine Substanz passieren muss. ΔC ist der wirksame Konzentrationsgradient, der als treibende Kraft bei der Diffusion eine zentrale Rolle spielt. Handelt es sich bei der diffundierenden Substanz um ein Gas, so wird anstatt des Konzentrationsgradienten der Partialdruckgradient ΔP eingesetzt. Der Proportionalitätsfaktor D ist der Diffusionskoeffizient, der vom Diffusionsmedium, von den physikalischen Grundeigenschaften der diffundierenden Teilchen sowie von der umgebenden Temperatur abhängt. Dieser Diffusionskoeffizient wird auch **Krogh-Diffusionskoeffizient** genannt und bringt die Diffusionsleitfähigkeit eines Stoffes zum Ausdruck.

Wie sind die Bedingungen für die Diffusion in den Lungen?

Die Lungen stellen mit ihren Alveolen die optimalen Bedingungen für den Gasaustausch zur Verfügung. Auf der einen Seite ist hierfür die riesige Anzahl der Alveolen verantwortlich (etwa 250–300 Millionen). Durch ihre enorme Anzahl und ihren kleinen Durchmesser von etwa 200–300 µm ergibt sich die große alveoläre Gesamtoberfläche von etwa 100–120 m². Die sehr dünne Alveolenwand stellt eine unwesentliche Barriere für den Gasaustausch dar. Weiterhin sind die Alveolen von einem dichten Kapillarnetz mit einer niedrigen Blutflussgeschwindigkeit umgeben, so dass das Hämoglobin bei der Passage der Lungengefäße ausreichend mit Sauerstoff beladen werden kann.

Welche Atemvolumina können klinisch gemessen werden?

Bei den **Lungenvolumina** (Abb. 21.1) unterscheidet man statische und dynamische Größen, wobei die dynamischen Volumina in Abhängigkeit von der Zeit angegeben werden. Eines der statischen Volumina ist das **Atemzugvolumen,** das in Ruhe bei Erwachsenen etwa 0,5 l beträgt. Das Atemzugvolumen stellt nur einen geringen Teil des Gesamtvolumens der Lungen dar. So steht einer Person noch das Volumen zur Verfügung, welches nach maximaler Anstrengung eingeatmet werden kann – das sog. **inspiratorische Reservevolumen.** Als **exspiratorisches Reservevolumen** wird das Volumen bezeichnet, welches nach einem normalen Atemzug unter größter Anstrengung noch ausgeatmet werden kann. Die Summe dieser drei Volumina – Atemzugvolumen sowie inspiratorisches und exspiratorisches Reservevolumen – wird als **Vitalkapazität** bezeichnet. Es handelt sich dabei um keine konstante Größe, die bei allen Personen gleich ist. Sie ist abhängig von Körpergröße und Körperbau, Geschlecht, Alter und nicht zuletzt vom Trainingszustand. Die durchschnittlichen Werte betragen etwa 5,1 l (20–30 Jahre alter Mann) bzw. 4,4 l (20–30 Jahre alte Frau).

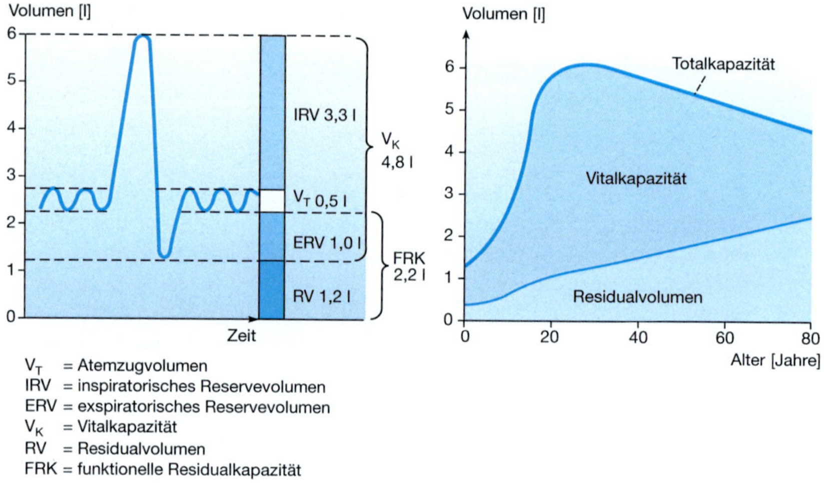

Abb. 21.1 Statische Lungenvolumina und deren Abhängigkeit vom Alter [1].

Man sollte beachten, dass auch bei maximaler Ausatmung noch ein Restvolumen an Luft in den Lungen bleibt. Es handelt sich dabei um das **Residualvolumen.** Das Residualvolumen ergibt zusammen mit dem exspiratorischen Reservevolumen das **funktionelle Residualvolumen** (funktionelle Residualkapazität). Das funktionelle Residualvolumen verhindert starke Schwankungen von alveolären Gaspartialdrücken, so dass die Gasdiffusion aus den Alveolen in die Lungenkapillare und umgekehrt konstant und ungehindert ablaufen kann. Somit findet der Gasaustausch unabhängig von den Atemphasen statt. Das Residualvolumen kann man nur indirekt mit Hilfe der Indikatorverdünnungstechnik messen. Dabei können Helium-Einwaschmethode oder Stickstoff-Auswaschmethode eingesetzt werden. Werden Residualvolumen und Vitalkapazität addiert, so erhält man die **Totalkapazität.** Es handelt sich dabei um das maximale Volumen, welches die Lungen aufnehmen können.

Wie wird die Atmung reguliert?

Um den Organismus optimal mit Sauerstoff zu versorgen, muss die Atmung an die wechselnde Stoffwechsellage angepasst werden. Die Größen, die dabei reguliert und möglichst konstant gehalten werden, sind die Partialdrücke von Sauerstoff und Kohlenstoffdioxid (PO_2 und PCO_2) sowie der pH-Wert.

Die **zentrale Rhythmogenese** der Atmung findet in der Formatio reticularis in der Medulla oblongata statt. In einem umschriebenen Bereich zwischen dem Austritt des N. glossopharyngeus (IX. Hirnnerv) und dem zweiten Zervikalsegment liegen zahlreiche miteinander verschaltete respiratorische Neurone. Sie werden anhand ihres neurophysiologischen Entladungsmusters in mehrere Klassen eingeteilt. Bei der Atemrhythmus-Bildung herrscht keine absolute Automatie. Die Neuronenverbände benötigen dafür erregende Afferenzen – sowohl von der Körperperipherie als auch von hierarchisch höher angeordneten Kerngebieten des zentralen Nervensystems.

Von den drei chemischen Größen, die an der chemischen Kontrolle der Atmung beteiligt sind – PO_2, PCO_2 und pH-Wert –, reagiert die Atmung besonders empfindlich auf Zunahme des arteriellen PCO_2. Die Schwankungen von PO_2 und Protonenkonzentration bewirken dagegen eine viel trägere Antwort. Bei der Registrierung von chemischen Faktoren spielen **zentrale** und **periphere Chemorezeptoren** eine entscheidende Rolle. Die zentralen Chemorezeptoren sind v.a. an der ventralen Oberfläche der Medulla oblongata lokalisiert. Die peripheren Chemorezeptoren sind im Glomus caroticum beiderseits im Bereich der Bifurcatio carotis zu finden (Abb. 21.2). Es handelt sich dabei um sehr gut durchblutete Paraganglien, deren Afferenzen über den N. glossopharyngeus und N. vagus die Strukturen der zentralen Rhythmogenese im Hirnstamm erreichen. Ein Anstieg des PCO_2 bewirkt dabei eine Zunahme der afferenten Impulsfrequenz, so dass die Atmung beschleunigt wird. Dieselbe regulatorische Wirkung, auch wenn nicht von demselben Ausmaß, haben die Senkung von PO_2 und pH-Wert.

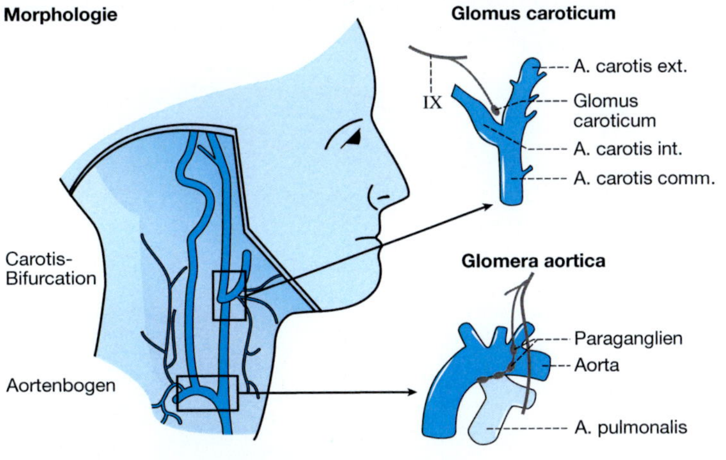

Abb. 21.2 Arterielle Chemorezeptoren, nach [2].

Neben der chemischen Kontrolle kann die Frequenz sowie das Ausmaß der Atembewegungen durch viele weitere Faktoren beeinflusst und modifiziert werden. So verhindert der **Hering-Breuer-Reflex** eine Überdehnung der Lungen. Dabei wird das Ausmaß der Inspiration und Exspiration mit Hilfe von Dehnungsrezeptoren im Lungenparenchym ständig gemessen. Wird bei der Inspiration ein kritischer Wert

erreicht, so gelangen hemmende Impulse von den Dehnungsrezeptoren in die Medulla oblongata, so dass die weitere Inspiration gestoppt wird.
Beim Anstieg der körperlichen Aktivität kommt es zu einer ständigen Erregung von **Muskelspindeln** und **Sehnenrezeptoren** aufgrund der angestiegenen Muskeltätigkeit. Ein Teil dieser Erregungen erreicht über afferente Fasern die Formatio reticularis. Atemfrequenz und Atemtiefe steigen, so dass durch Mehraufnahme von Sauerstoff der erhöhte Bedarf gedeckt wird. Auch die Erregung von peripheren und zentralen Thermorezeptoren sowie die Schmerzwahrnehmung haben einen erregenden Einfluss auf die Rhythmogenese der Atmung.
Viele **Hormone,** die auf verschiedene Stoffwechselvorgänge stimulierend wirken, sind ebenso in der Lage, die Atmung zu beschleunigen. Dazu gehören u.a. Adrenalin, Progesterone und Schilddrüsenhormone.

Therapie und Verlauf

Die fibrotischen Veränderungen bei einer Lungenfibrose, die für die Entstehung der restriktiven Ventilationsstörung sowie für die Störung des alveolären Gasaustauschs verantwortlich sind, sind in der Regel **irreversibel.** Eine der wichtigsten Behandlungsprinzipien ist die Vermeidung von inhalativen Noxen. Sollte es erneut zur Pneumonie kommen, dann sollte sie unverzüglich und zuverlässig antibiotisch behandelt werden.

Quintessenz Die Lungenfibrose gehört zu den typischen interstitiellen Lungenerkrankungen, die restriktive Ventilationsstörungen hervorrufen können. Durch die rezidivierenden Lungenentzündungen vernarbt das geschädigte Lungenparenchym während der Heilung, was in einer herabgesetzten Vitalkapazität resultiert. Weiterhin kommt es zu einer Beeinträchtigung der alveolären Diffusion, wodurch die Sauerstoffversorgung des Körpers gestört wird.

Fall 22

Anamnese

Ein 4-jähriger Knabe wird von seinem Kinderarzt in die pädiatrische Universitätsklinik überwiesen. Der Grund sind Verdauungsstörungen, die seit mehr als vier Monaten bestehen. Das Kind klagt über starke Bauchschmerzen, die verstärkt nach dem Essen auftreten. Weiterhin bestehen starke Unregelmäßigkeiten des Stuhlgangs mit einer deutlichen Tendenz zu Verstopfungen.

Aufnahmebefund

4-jähriger Knabe in einem körperlichen und geistigen Entwicklungszustand, der seinem Alter entsprechend ist. Bei der Auskultation des Abdomens fallen stark abgeschwächte Darmperistaltikgeräusche sowie eine diffuse Druckschmerzhaftigkeit auf. Abwehrspannung besteht nicht. Bei der rektalen Untersuchung findet man eine stuhlleere Ampulle, der Sphinktertonus ist normal.

Diagnose

Wie deuten Sie die erhobenen Befunde?

Die Bauchschmerzen und die Neigung zur Obstipation deuten auf eine **Störung der Darmperistaltik** hin. Dafür sprechen auch der Auskultationsbefund sowie das Ergebnis der rektalen Untersuchung. Um den Grund für die Beeinträchtigung der Darmperistaltik herauszufinden, wird zunächst ein Röntgenbild des Abdomens angefertigt. Dort fällt ein pathologisch kleinkalibriger Abschnitt des kontrastmittelgefüllten Darms auf, der oralwärts gelegene Darm ist dagegen massiv dilatiert. Unter Narkose wird eine Gewebsprobe (Biopsie) aus der rektalen Darmwand entnommen. Die histologische Untersuchung zeigt die Abwesenheit der Ganglienzellen (Aganglionose). Somit wird die Diagnose **M. Hirschsprung** gestellt.

Wie werden die Funktionen des Darms reguliert und koordiniert?

Zu den zahlreichen Funktionen der einzelnen Abschnitte des Magen-Darm-Trakts gehören der Transport des Speisebreis sowie dessen Verdauung und Resorption. Diese Vorgänge werden durch **neurale** und **humorale Regulationsmechanismen** koordiniert.

Der Gastrointestinaltrakt verfügt über ein eigenes Nervensystem, das sog. **enterische Nervensystem.** Es reguliert v.a. motorische und sekretorische Funktionen. Zum enterischen Nervensystem werden der **Plexus submucosus** (Meissner'scher Plexus) und der **Plexus myentericus** (Auerbach'scher Plexus) gezählt. Der Plexus submucosus übernimmt dabei mittels efferenter Fasern seiner Neurone v.a. die Kontrolle der enteralen Sekretion. Der Plexus myentericus entsendet seine Efferenzen an die glatten Muskelzellen der longitudinalen und zirkulären Wandmuskulatur, wodurch er überwiegend für die Kontrolle der enteralen Motorik zuständig ist. Die beiden Nervengeflechte sind keineswegs isoliert, sondern auf vielfältige Weise miteinander verbunden. Beide Plexus erhalten afferente Fasern von den zahlreichen Sensoren im Magen-Darm-Trakt.

Beim enteralen Nervensystem handelt es sich nicht um ein vollkommen autonomes Nervensystem. Seine Aktivitäten werden durch das vegetative Nervensystem moduliert und den jeweiligen Bedürfnissen des Körpers angepasst. Grundsätzlich gilt, dass der Parasympathikus fördernd auf die Motilität und Sekretion wirkt, während der Sympathikus einen überwiegend hemmenden Einfluss auf die enteralen Funktionen ausübt.

Was versteht man unter Viszerozeption?

Als Viszerozeption wird die **sensorische Innervation der inneren Organe** bezeichnet. Daran sind zahlreiche Rezeptoren beteiligt, die unterschiedliche Aufgaben übernehmen. Die Mechanorezeptoren messen u.a. den intramuralen Druck und somit den Füllungszustand von Hohlorganen. So bekommt man durch eine Dehnung des Magens ein Sättigungs- oder Völlegefühl. Die Chemorezeptoren sind z.B. in der Lage, den intraluminalen pH-Wert zu registrieren. Weiterhin werden Temperaturschwankungen und Schmerzreize mittels der Nozizeptoren erfasst.
Die Viszerozeption ist wesentlich an den Regelungsvorgängen der enteralen Funktionen beteiligt. Diese automatischen Regelungsvorgänge finden rund um die Uhr statt und werden von uns kaum wahrgenommen. Erst mit zunehmender Intensität der sensorischen Afferenzen werden die Impulse bewusst wahrgenommen, z.B. Hungergefühl oder Bauchschmerzen.

Welche Eigenschaften besitzt die gastrointestinale Motilität?

Die gastrointestinale Motilität zeichnet sich durch eine gewisse **Automatie** aus. Die glatten Muskelzellen der Darmwand sind zu einer spontanen Depolarisation befähigt, der jeweils eine Repolarisation folgt. Die Grundfrequenz dieser automatischen Zellaktivität ist unterschiedlich und variiert zwischen 3/min im Magen und 12/min im Duodenum. Diese langsamen Potenzialwellen sind für den **Ruhetonus** der enteralen Wandmuskulatur verantwortlich.
Bestimmte Substanzen wie die Neurohormone Gastrin oder Azetylcholin sind in der Lage, die Öffnungswahrscheinlichkeit von Ca^{2+}-Kanälen zu beeinflussen. Durch deren Öffnung kommt es zu einem intrazellulären Ca^{2+}-Einstrom, der wiederum Spike-Aktivitäten der Muskelzellen bewirkt. Treten die „Spikes" zeitlich nahe nacheinander auf, so kommt es zu einer dauerhaften Muskelkontraktion – dem **Spasmus.** Wird dagegen die neuronale Spontanaktivität unterdrückt, kommt es zum Stillstand der rhythmischen Muskelkontraktion. Man spricht von **Atonie.**

Wie kann das enterische Nervensystem von außen beeinflusst werden?

Obwohl das enterische Nervensystem relativ autonom die Darmfunktionen regulieren kann, gibt es zahlreiche äußere Einflüsse. Dies bringt eine Reihe von Vorteilen. So können die Darmfunktionen den aktuellen Bedürfnissen des Organismus angepasst werden. Weiterhin wird die Kommunikation zwischen den einzelnen Abschnitten des Magen-Darm-Trakts verbessert, wodurch die Koordination einzelner Funktionen besser optimiert werden kann. Außerdem können die Afferenzen aus dem Magen-Darm-Trakt ins zentrale Nervensystem gelangen und dort verarbeitet werden. So können die Impulse aus der Viszerozeption bewusst wahrgenommen werden.
Bei der äußeren Regulation des enteralen Nervensystems spielt v.a. das vegetative Nervensystem mit seiner parasympatischen und sympathischen Komponente eine wichtige Rolle (Abb. 22.1). Daneben gibt es noch viszerale afferente Bahnen. Die Impulse der **parasympathischen Innervation** stammen zu einem Teil aus der Medulla oblongata und werden zum enterischen System durch die Fasern des N. vagus weitergeleitet. Die distalen Abschnitte des Magen-Darm-Trakts werden aus dem Sakralmark mittels der Nn. pelvici parasympathisch innerviert. Zu den Zielneuro-

nen der parasympathischen Regulation gehören cholinerge (exzitatorische) und peptiderge (inhibitorische) Ganglienzellen. Bei der **sympathischen Innervation** gelangen die Efferenzen aus dem Brust- und Lendenmark über die Nn. splanchnici zum oberen Halsganglion sowie zu den prävertebralen Ganglien. Nach dortiger Umschaltung verlaufen die postganglionären Fasern zu den cholinergen Neuronen, die über α-Rezeptoren gehemmt werden.

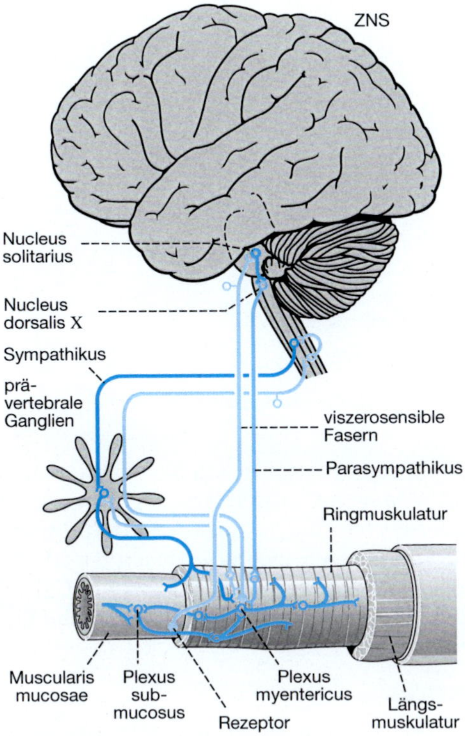

Abb. 22.1 Neurale Regulation der Motorik des Magen-Darm-Trakts [1].

Welche Bewegungstypen werden bei der enteralen Motilität unterschieden?

Unter dem Begriff der enteralen Motilität versteht man die Bewegungen, die durch die Kontraktion und Erschlaffung der enteralen Wandmuskulatur zustande kommen (Abb. 22.2). Als Folge der enteralen Motilität kommt es zur Durchmischung des Speisebreis, wodurch dieser besser verdaut und anschließend resorbiert werden kann. Weiterhin wird der Darminhalt entlang des Darmrohres transportiert. So werden v.a. im Dünndarm zwei verschiedene Bewegungstypen der enteralen Motilität unterschieden. Bei den **Segmentationsbewegungen** kommt es zur abwechselnden Reihenfolge von Kontraktionen und Erschlaffungen. Dieses Kontraktionsmuster scheint unkoordiniert an wechselnden Abschnitten des Magen-Darm-Trakts abzulaufen. Da es bei den Segmentationsbewegungen u.a. zur Kontraktion der Längsschicht der Wandmuskulatur kommt, wird der Darminhalt langsam analwärts befördert. Werden die enteralen Kontraktionswellen zeitlich und örtlich aufeinander abgestimmt, kommt es zur **peristaltischen Bewegung.** Das Ziel der Peristaltik ist der Transport des Darminhalts analwärts.

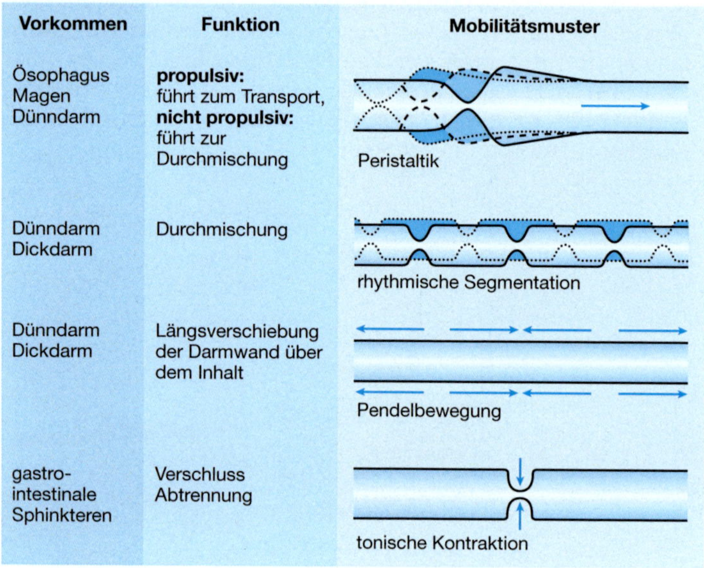

Abb. 22.2 Unterschiedliche Bewegungstypen bei der enteralen Motilität, nach [2].

Abgesehen von den rhythmischen Kontraktionen kann es in den bestimmten Abschnitten des Magen-Darm-Trakts zur Dauerkontraktion der Wandmuskulatur kommen. Diese vollständige tonische Kontraktion wird **Spasmus** genannt und ist v.a. für die Sphinkteren charakteristisch. Die Sphinkteren sind in der Lage, das Darmlumen zu verschließen. Sie tragen zur Entstehung funktionell abgetrennter Bereiche bei (z.B. trennt der Pylorus Magen und Duodenum).

Therapie und Verlauf

Bei M. Hirschsprung bleibt der von der Hypo- oder Aganglionose betroffene Darmabschnitt durch ein Überwiegen des parasympathischen Einflusses dauerkontrahiert, während der oralwärts gelegene gesunde Darmabschnitt durch das Passagehindernis massiv dilatiert ist. Darmperistaltik sowie Defäkation sind somit beeinträchtigt. Der Einwanderungsrichtung der Ganglienzellen in der Entwicklung folgend ist ab einem variablen Anfangspunkt immer der komplette analwärts gelegene Darm einschließlich des Rektums betroffen. Als Therapie der Wahl gilt die **chirurgische Intervention:** Der betroffene Darmabschnitt wird knapp herausgeschnitten. Die Prognose ist meist gut.

Quintessenz Die Peristaltikbewegungen im Magen-Darm-Trakt dienen der Durchmischung sowie der Weiterbeförderung des Speisebreis. Die Motilität wird durch das enterische Nervensystem reguliert und koordiniert. Es besteht jedoch kein absoluter Automatismus: Es gibt regulierende Einflüsse von außen durch das vegetative Nervensystem. Zum enterischen Nervensystem gehören Plexus submucosus und Plexus myentericus. Fehlen die regulierenden Neurone, wie dies beim M. Hirschsprung der Fall ist, dann kommt es zur signifikanten Beeinträchtigung der Motilität.

Fall 23

Anamnese

Eine 52-jährige Lehrerin, die bis dahin gesund und beschwerdefrei war, klagt seit mehreren Tagen über drückende Kopfschmerzen in der linken Schädelhälfte. Die Einnahme von Aspirin brachte nur vorübergehend Besserung. Dies beunruhigt sie jedoch nicht, denn sie führt die Kopfschmerzen auf das unbeständige Wetter zurück. Heute morgen nach dem Frühstück bekommt sie plötzlich das Gefühl, dass sich alles um sie herum zu drehen beginnt. Ihr wird so schwindelig, dass sie gar nicht in der Lage ist, aufzustehen oder zu gehen. Sie erbricht das Frühstück. Stark beunruhigt ruft der Ehemann den Notarzt.

Aufnahmebefund

Bei der Ankunft findet der Notarzt die Patientin in einem stark reduzierten Allgemeinzustand vor. Das Bewusstsein ist ungestört. Der Schwindel hat zwar nachgelassen, die Patientin klagt jedoch immer noch über Übelkeit. Weiterhin spürt sie ein starkes Druckgefühl im linken Ohr, auf dem zusätzlich eine starke Hörverminderung besteht. Der Notarzt entscheidet sich für die stationäre Einweisung.

Bei der Untersuchung in der notfallmedizinischen Abteilung werden folgende pathologische Befunde erhoben: Starke Verminderung des Gehörs auf der linken Seite. Die Patientin hört links ein leises Summen. Das linke Labyrinth ist übererregbar, es liegt ein pathologischer Nystagmus vor. Weiterhin findet man eine deutliche Fallneigung im Stehen. Die restliche körperliche Untersuchung ergibt einen unauffälligen Befund.

Diagnose

An welche Diagnose denken Sie beim vorliegenden Aufnahmebefund?

Der erhobene Aufnahmebefund deutet auf eine **Störung des Innenohrs** hin. Die symptomatische Kombination aus einseitiger Schwerhörigkeit, Tinnitus und Schwindel sowie das akute Auftreten der Beschwerden passen ins klinische Bild des **Morbus Menière.**

Wie ist das menschliche Gleichgewichtsorgan aufgebaut?

Das menschliche Gleichgewichtsorgan ist ein Teil des im Felsenbein gelegenen Innenohrs und befindet sich dort im Labyrinth. Das knöcherne Labyrinth umgibt dabei den häutigen Innenanteil. Beim häutigen Labyrinth handelt es sich um ein epitheliales Schlauchsystem. Es besteht aus fünf Organen (Abb. 23.1): Es werden **zwei Makulaorgane** (Macula utriculi et sacculi) sowie **drei Bogengangsorgane** (horizontaler, hinterer sowie vorderer Bogengang) unterschieden. Alle fünf Organe besitzen **Sinnesepithelien.** Diese tragen auf ihrer Oberfläche feine Sinneshärchen, deswegen werden die Sinnesepithelzellen auch Haarzellen genannt. Die Sinneshärchen ragen in eine gallertige, mukopolysaccharidhaltige Masse hinein. Diese Masse heißt in den Bogengängen **Cupula**; in den Makulaorganen enthält sie winzige Kalziumkarbonatkristalle und wird als **Otholithenmembran** bezeichnet. Bei den zahlreichen Sinneshärchen, die in großer Anzahl am oberen Ende der Zellen vorhanden sind, unterscheidet man die kleineren Stereozilien und ein größeres Kinozilium. Bei den Haarzellen handelt es sich um sekundäre Sinneszellen, denn sie besitzen keine eigene Nervenfortsätze. Ihre Innervation erfolgt durch die afferenten Nervenfasern der Pars vestibularis des N. vestibulochochlearis (VIII. Hirnnerv).

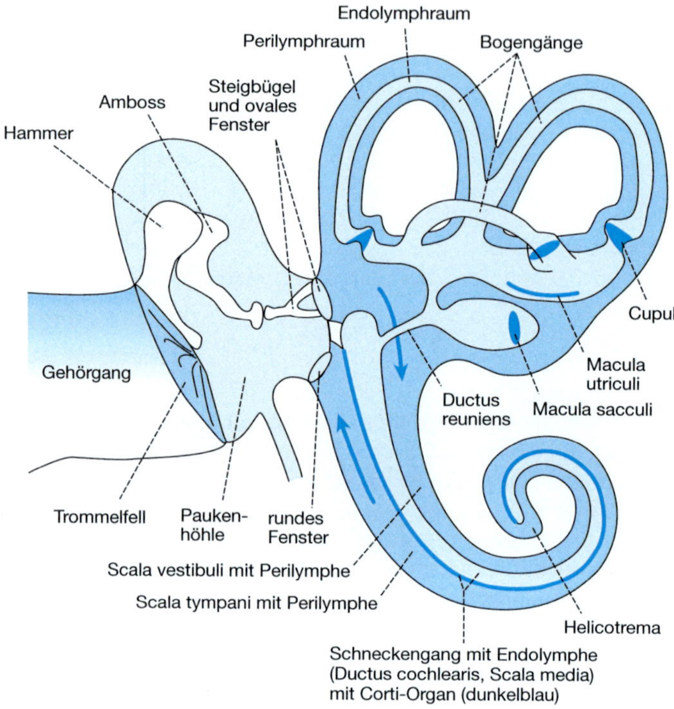

Abb. 23.1 Das Labyrinth des Innenohrs mit zwei Makulaorganen und drei Bogengangsorganen [4].

Was misst das Gleichgewichtsorgan?

Der Gleichgewichtssinn wird durch Messung von **Beschleunigungen** vermittelt. Die durch die Beschleunigung hervorgerufene Deflektion der Stereozilien stellt den adäquaten Reiz für das Gleichgewichtsorgan dar.

Die **Makulaorgane** sind dabei für die Messung der **Translationsbeschleunigungen** zuständig. Die Schwerkraft gehört zu den wichtigsten Größen, die von den Makulaorganen gemessen werden. Die Otholithenmembran weist eine höhere spezifische Dichte als die Dichte der sie umgebenden Endolymphe auf. Wird der Körper einer Beschleunigung ausgesetzt, z.B. beim Beschleunigen oder Bremsen im Auto oder Flugzeug, beim Sturz oder Sprung usw., dann bleibt die Otholithenmembran aufgrund der höheren Trägheit um einen winzigen Betrag zurück. Dadurch kommt es zu Abscherung bzw. Deflektion von Stereozilien, was zur Aktivierung der Sinneszellen führt. Beim Stehen wird die Otholithenmembran der Macula sacculi nach unten verschoben, denn die Macula sacculi steht bei aufrechter Kopf- und Körperhaltung in ungefähr senkrechter Stellung. Während die Haarzellen der Macula sacculi aktiviert werden, bleiben die Sinneszellen der Macula utriculi praktisch inaktiviert. Für jede Stellung des Kopfes im Raum gibt es eine bestimmte Aktivierungskonstellation der beiden Makulaorgane, die es zusammen mit den Unterschieden des Aktivierungsniveaus aus dem rechten und linken Innenohr dem Menschen ermöglicht, seine Lage im Raum zu erkennen.

Die **Bogengangsorgane** übernehmen die Wahrnehmung der **Drehbeschleunigungen.** Bei Bogengangsorganen handelt es sich um geschlossene, kreisförmige Schläuche, die mit Endolymphe gefüllt sind. Bei Translationsbeschleunigungen wie der Schwerkraft kommt es zu keiner Relativbewegung zwischen Endolymphe und Sinneszellen, dementsprechend scheren auch die Stereozilien dabei nicht ab. Nur bei einer Drehbeschleunigung kommt es zur Aktivierung der Sinneszellen: Sie wird dadurch hervorgerufen, dass die Endolymphe wegen ihrer Trägheit im Bogengang zurückbleibt. Je nachdem, ob die Auslenkung der Cupula in Richtung auf den Utrikulus hin oder vom Utrikulus weg stattfindet, wird sie als utrikulopetal bzw. utrikulofugal bezeichnet.

Aus welchen Strukturen besteht das zentrale vestibuläre System?

Die in den Makula- und Bogengangsorganen registrierten Informationen werden über den N. vestibularis ins zentrale Nervensystem geleitet. Die efferenten Fasern ziehen zunächst zu den **Vestibularkernen,** die im kaudalen Teil der Brücke liegen. Es handelt sich dabei um vier Kerngruppen: Nucleus vestibularis superior (Bechterew), medialis (Schwalbe), inferior (Roller) und lateralis (Deiters). In diesen Kernen kommt es zur neuronalen Umschaltung. Dabei werden die zahlreichen Informationen aus dem peripheren Vestibularapparat (v.a. Stellung des Kopfes im Raum), aus dem Hals- und Rumpfbereich sowie aus den Gelenken der Extremitäten koordiniert. Die Kerngruppen beider Seiten werden durch die **Kommissurenfasern** miteinander verbunden. Von den Vestibulariskernen gelangen die Fasern zu mehreren zentralnervösen Strukturen. Dazu gehört u.a. das Kleinhirn und zwar das **Vestibulozerebellum,** das aus Lobus flocculonodularis, Uvula vermis und Paraflocculus besteht.

Was versteht man unter einem Nystagmus?

Die Überprüfung des Nystagmus gehört zu den wichtigen klinischen Untersuchungsmethoden, die nicht nur im Bereich der Neurologie und Hals-Nasen-Ohr-Heilkunde ihre Anwendung findet. Nicht jeder Nystagmus ist pathologisch. Beim **vestibulären Nystagmus** handelt es sich um einen **statokinetischen Muskelreflex,** der bei der optischen Orientierung eine wichtige Rolle spielt. Er ermöglicht die optische Fixierung bei Veränderungen der Körperlage bzw. bei Bewegungen von zu betrachtenden Objekten. Bei einer Kopfdrehung um 90° nach links werden die Augäpfel zunächst nach rechts geführt. Dadurch bleibt das ursprüngliche Gesichtsfeld erhalten. Wird der maximal mögliche Ausschlag der Augenbewegung erreicht, dann kommt es zur schnellen, ruckartigen Bewegungen nach links. Dabei wird die Drehbewegung des Kopfes zum Teil überholt, so dass anschließend eine Korrekturbewegung nach rechts stattfindet. Somit kommt es zu einer zeitlich aufeinander folgenden Abfolge von langsamen und schnellen Augenbewegungen, bis die Drehbewegung schließlich beendet ist. Diese unwillkürlichen, rhythmischen Augenbewegungen werden als Nystagmus bezeichnet. Da die schnelle Komponente der Augenbewegungen besser beobachtet werden kann, wird die Richtung des Nystagmus nach ihr bestimmt. Diese Definition ist aber in gewisser Weise paradox, denn die statokinetisch ausgelöste Auslenkung aus der Mittellage stellt die langsame Phase dar. Die schnelle Phase ist bloß eine sakkadenartige Rückbewegung in die Ausgangsstellung.

Wie kann ein Nystagmus ausgelöst werden?

Ein Nystagmus kann bei allen Personen bei einer Drehung (z.B. mit einem Drehstuhl) ausgelöst werden. Nach dem plötzlichen Stopp kommt es dann zur schnellen Bewegungen in die der Drehrichtung entgegengesetzte Richtung. Dieser Nystagmus wird als **postrotatorischer Nystagmus** bezeichnet. Damit es bei der Versuchsperson zu keiner Fixierung der umgebenden Objekte kommt, benutzt man eine

Frenzel-Brille. Es handelt sich dabei um eine Brille mit stark vergrößernden Linsen. Ein Nystagmus kann weiterhin durch die kalorische Reizung hervorgerufen werden (Abb. 23.2). Bei der Ohrspülung mit warmem Wasser kommt es zunächst zu einem Temperaturanstieg in den Bogengangsorganen. Die erwärmte Endolympe steigt in den oberen Bereich auf. Die dadurch ausgelöste Endolymphbewegung bewirkt die Deflektion von Haarzellen. Über die Aktivierung der Sinneszellen kommt es zu einem Nystagmus, der als **kalorischer Nystagmus** bezeichnet wird. Der kalorische Nystagmus ist physiologisch; erst ein Seitenunterschied der Ausprägung und Geschwindigkeit kann einen Hinweis auf eine Erkrankung liefern.

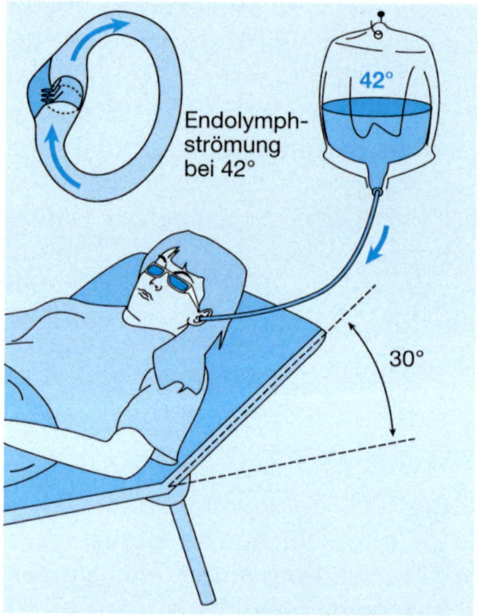

Abb. 23.2 Überprüfung des kalorischen Nystagmus, nach [2].

Wodurch kommt es zum pathologischen Nystagmus?

Die häufigsten Ursachen für einen pathologischen Nystagmus sind **Schädigungen im vestibulären Anteil** (N. vestibularis, Labyrinth) oder in bestimmten Strukturen des **zentralen Nervensystems,** die für die Blickregulierung zuständig sind (Pons, Formatio reticularis, Mittelhirnkerne).

Beim pathologischen Nystagmus unterscheidet man zwei Hauptgruppen – erworbener und angeborener Nystagmus. Diese Einteilung hat eine wichtige praktische Bedeutung, denn der angeborene Nystagmus ist zwar nicht normal, er muss jedoch nicht auf einem Krankheitsprozess beruhen. Der pathologische Nystagmus ist fast immer mit Schwindel verbunden. Schwindel entsteht bei einer Diskrepanz zwischen den vestibulären, visuellen und somatosensorischen Afferenzen.

Welche pathophysiologischen Vorgänge liegen dem Morbus Menière zugrunde?

Die zentrale Rolle bei der Pathogenese vom Morbus Menière spielt der **endolymphatische Hydrops,** der durch eine mangelnde Resorption von Endolymphe durch das häutige Labyrinth zustande kommt. Durch den langsam steigenden Druck, der sich durch untypische Beschwerden wie einseitiger Kopfschmerz oder Druckgefühl äußert, kommt es zu Einrissen in Teilen des häutigen Labyrinths. Tritt die kaliumreiche Endolymphe dabei in den Perilymphraum aus, kommt es aufgrund der pathologischen Elektrolytverschiebung zu einer Übererregung des Innenohrs. Die Patienten klagen demnach im akuten Stadium über Schwindel und Schwerhörigkeit.

Therapie und Verlauf

Im akuten Fall werden u.a. Medikamente gegen Schwindel und Erbrechen sowie Diuretika parenteral verabreicht. Neben der medikamentösen Behandlung ist die behutsame psychische Führung der Patienten nicht zu vergessen. Bei rezidivierenden Anfällen sowie beim Nichtansprechen auf Medikamente wird eine operative Behandlung in Erwägung gezogen. Dabei kann z.B. das Gleichgewichtsorgan druckentlastet oder ausgeschaltet werden; selten ist eine Freilegung und Durchtrennung des N. vestibularis erforderlich.

Quintessenz Der Gleichgewichtssinn liefert Informationen, die zu Bewegungs- und Lagewahrnehmungen führen. Das Gleichgewichtsorgan liegt im Innenohr und besteht aus zwei Makulaorganen und drei Bogengangsorganen. Alle fünf Gleichgewichtsorgane besitzen Sinnesepithelien, die als Rezeptoren fungieren. Dabei werden Beschleunigungen gemessen, wobei eine Deflektion von Stereozilien an den Sinnesepithelien der eigentliche adäquate Reiz ist. Das zentrale vestibuläre System ist an vielen komplexen Aufgaben wie an Muskelreflexen sowie an der Einhaltung des Körpergleichgewichts beteiligt.

Fall 24

Anamnese

Ein 59-jähriger Gärtner kommt zusammen mit seiner Ehefrau in seine hausärztliche Praxis. Er klagt über verschiedene Beschwerden, die vor einem halben Jahr angefangen hätten, und zwar mit Schmerzen in den Armen und Beinen. Diese seien zunächst auf körperlichen Stress in seinem Beruf zurückgeführt und mit nichtsteroidalen Antiphlogistika behandelt worden. Daraufhin seien die Schmerzen zwar besser geworden, in der letzten Zeit sei er jedoch nie beschwerdefrei gewesen. Weiterhin klagt der Patient über depressive Verstimmungen in den letzten Monaten, für die er aber gar keinen Grund sehe: Er habe weder private noch berufliche Probleme. Der eigentliche Grund für die Arztkonsultation sei jedoch das Zittern der rechten Hand.

Aufnahmebefund

59-jähriger Mann in gutem Allgemein- und Ernährungszustand. Es sind keine systemischen Erkrankungen bekannt. Es werden aktuell keine Medikamente eingenommen. Die orientierende Untersuchung des Thorax und Abdomens ergibt einen unauffälligen Befund. Bei der neurologischen Untersuchung findet sich ein leichter Ruhetremor der rechten Hand, die linke Hand ist unauffällig. Weiterhin fällt beim Gehen ein vermindertes Mitschwingen der Arme auf. Als weiterer pathologischer Befund liegt eine rigide Tonuserhöhung der Extremitätenmuskulatur vor.

Diagnose

An welche Diagnose denken Sie bei den vorliegenden Symptomen?

Bei diesem Patienten liegen die Leitsymptome des **Parkinson-Syndroms** vor. Dazu gehört der **Tremor,** der v. a. die Supinatoren und Pronatoren der Hand betrifft. Es ist nicht ungewöhnlich, dass im Anfangsstadium der Erkrankung die klinischen Symptome asymmetrisch oder nur einseitig ausgeprägt sind. Weiterhin findet man beim Parkinson-Syndrom eine Beeinträchtigung der Motorik: **Akinese, Bradykinese** und **Hypokinese.** Zunächst verarmen die Bewegungen, die Schritte werden langsam, die Stimme klingt monoton. Bei einer inadäquaten Behandlung sind die motorischen Störungen progredient. Das dritte Leitsymtpom ist der **Rigor** der Skelettmuskulatur. Auch psychische Veränderungen wie depressive Verstimmungen passen ins typische klinische Erscheinungsbild.

Sollten im vorliegenden Fall noch weitere diagnostische Maßnahmen veranlasst werden?

Die Diagnostizierung des Parkinson-Syndroms gehört zu den typischen klinischen Diagnosen. Die **CT** (Computertomographie) **des Schädels** zeigt bei etwa 60–70 % eine Volumenminderung des Gehirns. Das **EEG** dagegen ist in den meisten Fällen unauffällig. Es sollte auf jeden Fall die **Familienanamnese** erhoben werden: Etwa ein Viertel aller Patienten haben zumindest einen Verwandten 1. Grades, der ebenfalls an der Parkinson-Erkrankung leidet.

Welche sind die molekularen Mechanismen der neuronalen Synapsenübertragung?

Die molekularen Mechanismen der neuronalen Synapsenübertragung zeigen eine gewisse Ähnlichkeit mit der Übertragung an der neuromuskulären Endplatte. Die beiden Vorgänge sind jedoch nicht absolut identisch. In beiden Fällen spielen **Neurotransmitter** eine wichtige Rolle.

Die Erregungsübertragung an chemischen Synapsen lässt sich in mehrere einzelne Schritte unterteilen. Zuerst müssen die Transmittermoleküle im präsynaptischen Teil der Synapse synthetisiert werden. Dort werden sie in **Vesikeln** gespeichert. Wird die präsynaptische Membran depolarisiert, so öffnen sich dort spannungsabhängige Ca^{2+}-Kanäle. Dies bewirkt einen **Ca^{2+}-Einstrom** nach intrazellulär. Der Anstieg der intrazellulären Ca^{2+}-Konzentration löst die **exozytotische Freisetzung** des Transmitters aus: Die Speichervesikel verschmelzen mit der Zellmembran und geben ihren Inhalt nach extrazellulär ab. Dieser Vorgang spielt sich innerhalb von Bruchteilen einer Millisekunde ab. Nach der Exozytose verteilen sich die Transmittermoleküle im postsynaptischen Spalt. Die Moleküle binden an spezifische **Rezeptoren,** welche auf der Oberfläche der postsynaptischen Membran lokalisiert sind. Die **Transmitterinaktivierung** erfolgt entweder durch enzymatischen Abbau oder aktive Aufnahme der Transmittersubstanz in die präsynaptische Faserendigung.

Welche morphologischen Eigenschaften besitzen die Basalganglien?

Zu den Hauptkernen der Basalganglien gehören der **Nucleus caudatus**, das **Putamen,** der **Globus pallidus,** die **Substantia nigra** sowie der **Nucleus subthalamicus.** Sie liegen beidseitig in der Tiefe des Großhirns. Sie sind wichtige Schaltstationen von zahlreichen Funktionsschleifen zwischen dem Thalamus und der Hirnrinde. So erhalten die Basalganglien Informationen aus beinahe allen Bereichen des Kortex. Alle diese Informationseingänge projizieren in das Striatum. Weiterhin verlassen viele neuronale Netzwerke die Basalganglien und ziehen über den Thalamus zum prämotorischen und frontalen Kortex. Die Informationsausgänge in den Basalganglien sind anders als die Eingänge lokalisiert und liegen in der Pars interna des Globus pallidus und in der Pars reticularis der Substantia nigra. Aufgrund der unterschiedlichen Lokalisation von Ein- und Ausgängen können die Basalganglien in funktionell unterschiedliche Bereiche eingeteilt werden (Abb. 24.1).

Die Basalganglien spielen eine wichtige Rolle bei der Ausführung und Koordination von motorischen Abläufen. Sie sind in die Vorbereitung und Ausführung einzelner Bewegungen involviert. Weiterhin betreffen einige ihrer Funktionen die höheren integrativen Leistungen des zentralen Nervensystems wie Allgemeinverhalten und Motivation. So sind die Basalganglien in eine Reihe von funktionellen Neuronenschleifen eingeschaltet, wodurch sie deren Aktivität sowie den Informationsfluss beeinflussen können. Je nachdem, welche Strukturen an der Schleifenbildung beteiligt sind, werden insgesamt vier wichtige Funktionsschleifen unterschieden. Die **skelettomotorische Schleife** zieht zum prämotorischen und supplementärmotorischen Bereich der Großhirnrinde. Sie ist an der Planung und Ausführung von motorischen Programmen für die gesamte Skelettmuskulatur beteiligt. Der neuronale Kreis zu den frontalen und supplementär-motorischen Augenfeldern ist für die Okulomotorik zuständig und gehört zur **okulomotorischen Schleife.** An den bereits erwähnten höheren integrativen Leistungen ist die **limbische Schleife** beteiligt. Sie verläuft durch den Gyrus cingularis anterior und zieht zur medialen orbitofrontalen Großhirnrinde. Durch die Bildung der **präfrontalen Schleife** zum dorsolateralen

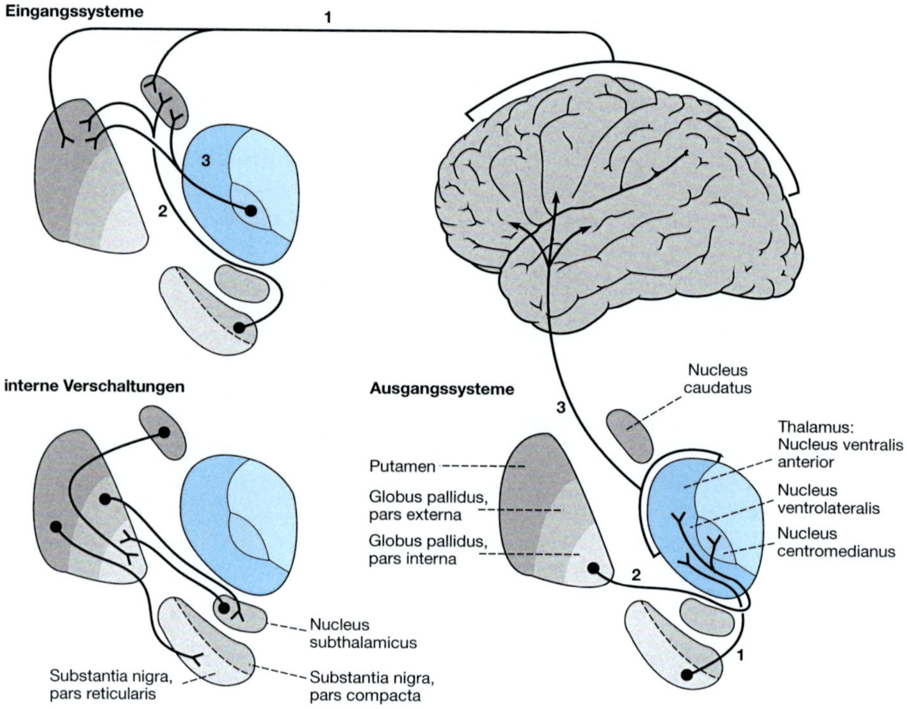

Abb. 24.1 Aufbau der Basalganglien mit Darstellung von grundlegenden Verschaltungen [1].

präfrontalen und lateralen orbitofrontalen Kortex nehmen die Basalganglien an den kognitiven Funktionen des zentralen Nervensystems teil.
Neben der Verschaltung mittels neuronaler Kreise mit den anderen Strukturen des zentralen Nervensystems gibt es zahlreiche Verschaltungen zwischen den einzelnen Kernen miteinander. Zu diesen komplexen neuronalen Kommunikationswegen gehören sowohl direkte als auch indirekte Verschaltungen. Durch die interne Schleife wird die Aktivität der einzelnen Kerne in gewissem Ausmaß aufeinander abgestimmt.

Welche Transmittersysteme werden bei den Basalganglien unterschieden?

Die Informationsweiterleitung innerhalb und zwischen den Basalganglien erfolgt in der Regel mittels unterschiedlicher Transmittersysteme (Abb. 24.2). Der Großteil der neuronalen Synapsen zeichnet sich dadurch aus, dass sie in ihrem präsynaptischen Anteil meistens mehrere Transmitter besitzen, die sich in ihrer komplexen Wirkung ergänzen. Zu den wichtigsten Transmittersystemen gehören Glutamat, GABA sowie Dopamin. Es handelt sich dabei um primäre, klassische Transmitter mit einer einfachen chemischen Struktur (Aminosäuren).
Glutamat zeigt eine erregende (exzitatorische) Wirkung bei der Projektion vom Nucleus subthalamicus auf die beiden Ausgangskerne. **GABA** spielt eine entscheidende Rolle bei der internen Schleife zwischen den einzelnen Basalganglien. Weiterhin verfügen die Projektionsneurone des Striatums und des Pallidums über hohe Konzentrationen an GABA. GABA zeigt eine ausgeprägte inhibitorische Wirkung.
Dopamin ist der quantitativ wichtigste Transmitter bei der Verschaltung zwischen

der Pars compacta der Substantia nigra und dem Corpus striatum. Je nachdem, ob ein direkter oder indirekter Projektionsweg vorliegt, zeigt das Dopamin sowohl exzitatorische als auch inhibitorische Wirkung. So wirkt das Dopamin bei den striatalen Projektionsneuronen zu den Ausgangskernen exzitatorisch (direkter Weg); bei der Verschaltung mit dem Globus pallidus (indirekter Weg) überwiegt bei weitem die inhibitorische Wirkung.

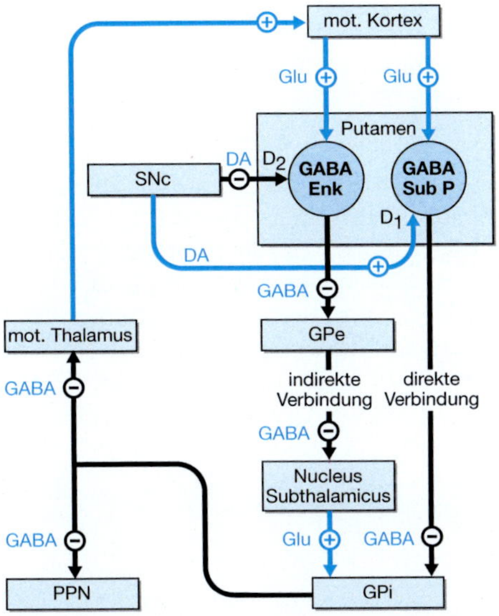

Abb. 24.2 Schematische Darstellung der neuronalen Verschaltungen sowie der Transmittersysteme in den Basalganglien, nach [2].

Wie lassen sich die Symptome beim M. Parkinson erklären?

Im Mittelpunkt der pathophysiologischen Mechanismen, die zur Entstehung des M. Parkinson führen, steht die **Degeneration der dopaminergen melaninhaltigen Neuronen in der Substantia nigra.** Dadurch kommt es zunächst zu einem relativen Dopaminmangel in den Basalganglien. Neben dem Dopaminmangel kommt es im weiteren Verlauf der Erkrankung auch zum Mangel an anderen Transmittern wie GABA, Azetylcholin, Noradrenalin und Serotonin. Dadurch lässt sich die Vielseitigkeit der klinischen Ausprägung bei an M. Parkinson erkrankten Personen erklären. Die motorischen Symptome beruhen hauptsächlich auf dem Dopaminmangel. Die verminderte Konzentration von Serotonin in den Raphekernen führt zu depressiven Verstimmungen. Die progrediente Demenz sowie weitere psychische Störungen werden v.a. durch einen Azetylcholinmangel hervorgerufen.

Die genaue Ursache für die degenerativen Prozesse im ZNS bei den betroffenen Personen ist noch nicht eindeutig geklärt. Eine Hypothese führt sie auf die vermehrte Freisetzung bzw. den verminderten Abbau von freien Sauerstoffradikalen zurück. Freie Sauerstoffradikale werden intrazellulär infolge gesteigerter Peroxidaseaktivität gebildet. Eine andere Hypothese macht die exzitotoxische Aktivität von Glutamat für den degenerativen Zelluntergang verantwortlich.

Therapie und Verlauf

Die medikamentöse Therapie steht bei der Behandlung des M. Parkinson im Mittelpunkt. Es handelt sich dabei um keine kausale Therapie, geheilt werden können die betroffenen Personen nicht. Bei den ersten Symptomen werden **Dopaminpräparate** verordnet, um den lokalen Dopaminmangel im ZNS zu beheben. Dabei sollte auf jeden Fall beachtet werden, dass Dopamin selbst die Blut-Hirn-Schranke nicht überwinden kann. Daher wird der Dopaminpräkursor **Levodopa** zusammen mit einem peripher wirksamen **Dekarboxylasehemmer** verabreicht. Der Krankheitsverlauf ist über viele Jahre progredient. Die Schwere der Behinderung kann zwischen kaum sichtbaren funktionellen Krankheitszeichen und schwerer Bettlägerigkeit variieren.

Quintessenz Die Parkinson-Erkrankung gehört zu den Erkrankungen der Basalganglien und besitzt eine sehr große praktische Bedeutung. Ihre Prävalenz beträgt etwa 1 ‰. Sie wird durch einen progredienten Untergang von dopaminergen Neuronen in der Pars compacta der Substantia nigra verursacht. Zu den wichtigsten klinischen Symptomen des M. Parkinson gehören Tremor, Akinese und Rigor. Die meisten betroffenen Personen klagen weiterhin über psychische Störungen. Bei der Therapie steht die medikamentöse Kompensation des Dopaminmangels im Vordergrund.

Fall 25

Anamnese

Eine 52-jährige Anwaltsgehilfin klagt seit mehr als einem Jahr über dumpfe Kopfschmerzen, welche diffus im ganzen Kopf lokalisiert sind. Auf die üblichen Schmerzmittel wie Aspirin spricht die Schmerzsymptomatik überhaupt nicht an. Daraufhin wird von ihrem Hausarzt eine leichte Migräne diagnostiziert. Der verschriebene Serotoninantagonist (Sumatriptan) bringt jedoch keine nennenswerte Linderung der Beschwerden. Auch unkonventionelle Methoden wie Akupunktur und Entspannungsübungen helfen wenig. Inzwischen hat sie sich an die Schmerzen gewöhnt. Seit einigen Wochen hat sie jedoch das Gefühl, dass die Kraft des rechten Arms geringer geworden ist. Das fällt ihr vor allem dann auf, wenn sie schnell und über längere Zeit schreiben muss. Da sie den Eindruck hat, dass diese rechtsseitig betonte Armschwäche an Stärke zunimmt, stellt sie sich bei einem niedergelassenen Neurologen vor.

Aufnahmebefund

Die orientierende Körperuntersuchung ergibt zunächst einen unauffälligen Befund. Bei der gezielten Erhebung des neurologischen Status fällt auf, dass die Patientin die mit dem Finger des Untersuchers auf das Bein „geschriebenen“, etwa drei cm großen Zahlen nicht eindeutig erkennen kann. Die von der Patientin angegebene Muskelschwäche kann vom Neurologen nicht objektiv bestätigt werden. Auch die anschließend durchgeführte Elektromyographie zeigt einen unauffälligen Befund ohne Seitenunterschiede.

Diagnose

Wie deuten Sie diese Befunde?

Anhand der erhobenen Anamnese stehen die lang anhaltenden Kopfschmerzen eindeutig im Vordergrund. Weiterhin ist bei der ansonsten offenbar gesunden Frau das Gefühl der Kraftminderung im rechten Arm auffällig. Die Unfähigkeit, die auf die Haut geschriebenen Zahlen zu erkennen, ist auf eine Sensibilitätsstörung zurückzuführen.

Welche weiteren diagnostischen Maßnahmen veranlassen Sie?

Die bisherige Diagnose „Migräne“ kann bezweifelt werden. Die neurologische Symptomatik mit Beeinträchtigungen der Motorik und Hautsensibilität kann u.a. durch einen Hirntumor ausgelöst werden. Das **MRT des Schädels** zeigt in unserem Fall ein typisches Bild eines **Meningeoms** (Abb. 25.1).

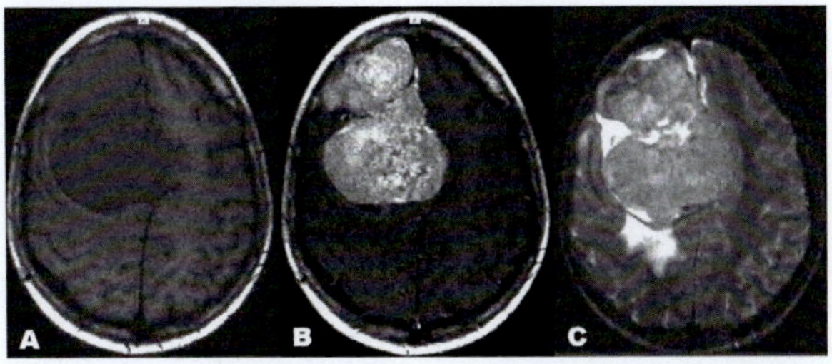

Abb. 25.1 MRT des Schädels: A) T1-gewichtet; B) T1-gewichtet nach intravenöser Kontrastmittelgabe; C) T2-gewichtet. Man sieht einen soliden, homogenen und kontrastmittelanreichernden Tumor [5].

Was versteht man unter Oberflächensensibilität?

Die **Oberflächensensibilität** stellt einen Teil der **somatischen Sensibilität** dar. Die Aspekte der Wahrnehmung sind dabei höchst mannigfaltig, man spricht von heterogenen Empfindungsmodalitäten. Bei der somatischen Sensibilität werden **mechanischer Sinn der Haut, Schmerz-** und **Temperatursinn** sowie **Propriozeption** unterschieden. Die einzelnen Sinnmodalitäten können entweder der epikritischen oder der protopathischen Sensibilität zugeordnet werden. Zur **epikritischen Sensibilität** gehören Druck-, Berührungs- und Vibrationssinn. Alle genannten Sinnesmodalitäten zeichnen sich durch eine hohe Unterscheidungsfähigkeit aus. Das bedeutet, dass sie genaue Informationen über Charakter, Lokalisation und Intensität von Reizen liefern. Die Reizdiskrimination ist hoch. Die epikritische Sensibilität wird über das lemniskale System ins zentrale System weitergeleitet. Die Wahrnehmung von Temperatur und Schmerzen wird dagegen der **protopathischen Sensibilität** zugeordnet. Im Gegensatz zur epikritischen Sensibilität ist die Unterscheidungsfähigkeit eher gering. Eine genau Reizlokalisation und Deskription ist nicht möglich. Die protopathische Sensibilität fungiert als eine existentielle Notfallfunktion, um den Körper bei der Wahrnehmung von schädigenden Reizen möglichst schnell zu alarmieren. Die kognitive Bedeutung ist bei der protopathischen Sensibilität eher gering. Die Weiterleitung der Afferenzen erfolgt über extralemniskale Verbindungen.

Welche rezeptiven Strukturen sind am Tastsinn beteiligt?

Zu den klassischen psychophysikalischen Modalitäten des Tastsinns gehören Druck, Berührung und Vibration. Der Wahrnehmung des Tastsinns dienen die zahlreichen Mechanosensoren der Haut. Sie zeichnen sich alle durch eine niedrige Aktivierungsschwelle aus und werden nach ihrem Aktivierungsverhalten auf Standardreize sowie nach morphologischen Eigenschaften klassifiziert (Tab. 25.1).

Tab. 25.1: Tastsinn – kutane Mechanosensoren (Abk.: AF – Gruppe der afferenten Fasern, SA – slowly adapting, RA – rapidly adapting)

Morphologie	AF	Adäquater Reiz	Adaptationscharakteristik	Empfindung
Merkel	II	statische Hautdeformation	langsam, SA-I	Druck
Ruffini	II	Hautdeformation, Abscherung	langsam, SA-II	Druck, Scherkräfte (Propriozeption?)
Meißner	II	Vibration	rasch, RA	Hautkontakt, niederfrequente Vibration
freie Nervenendigungen	III, IV	Haarbewegung	rasch, RA	Hautkontakt, Berührung
Pacini	II	Vibration	sehr schnell	hochfrequente Vibration (Propriozeption?)

Insgesamt werden vier Typen bei den Mechanosensoren unterschieden: SA-I, SA-II, RA- und PC-Rezeptoren. Alle Mechanosensoren bis auf die freien Nervenendigungen haben eine Gemeinsamkeit: Sie leiten ihre Afferenzen über II-Fasern (Aβ) weiter.

Bei den **SA-Rezeptoren** handelt es sich um langsam adaptierende Rezeptoren (SA = „slowly adapting"). Tritt ein länger andauernder Reiz auf, so nimmt die rezeptive Aktivität auch im weiteren zeitlichen Verlauf nur unwesentlich ab. Zu den SA-Rezeptoren gehören die Merkel-Zellen und Ruffini-Körperchen. Die **Merkel-Zellen** liegen einzeln oder in Gruppen in der tiefsten Schicht der Epidermis (Stratum germinativum). Sie reagieren vor allem auf Druck, der eine statische Deformation der Haut hervorruft. Die **Ruffini-Körperchen** befinden sich vor allem im Stratum reticulare der Dermis. Weiterhin findet man sie an den Haarwurzeln in der behaarten Haut. Sie sind etwa 0,5–2 mm lang und flach und verfügen über eine perineurale Kapsel, die einen offenen Zylinder bildet. Durch die Öffnungen treten einige Kollagenfasern ein bzw. aus. Dadurch sind die Ruffini-Rezeptoren mit der Dermis verbunden und können besonders sensibel auf Abscherung und Hautdeformation reagieren, die durch Druck und Scherkräfte entstehen.

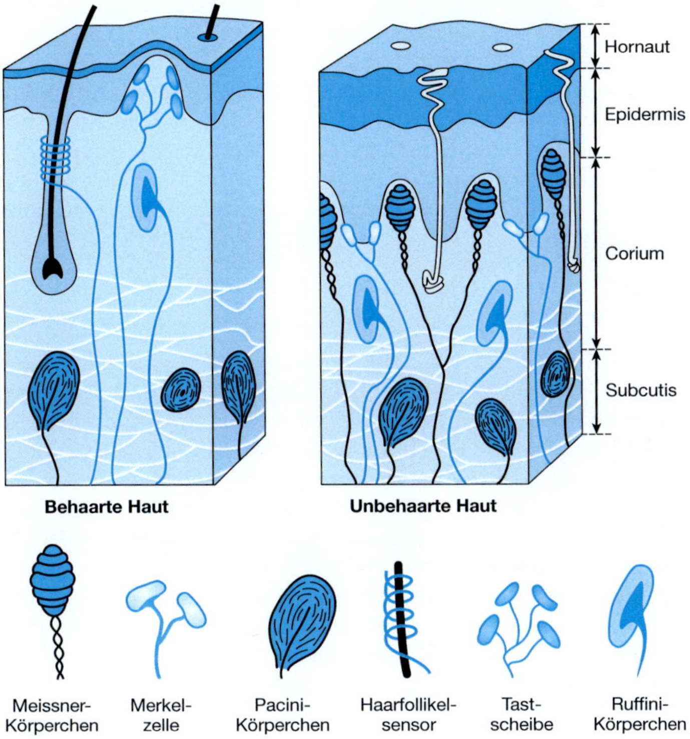

Abb. 25.2 Mechanosensoren der Haut: Morphologie und Lokalisation in der unbehaarten und behaarten Haut, nach [2].

Die **RA-Rezeptoren** sind die schnell adaptierenden Mechanosensoren (RA = „rapidly adapting"). Auch wenn der Reiz lange anhält, kommt es relativ schnell zur Senkung der rezeptiven Entladungsrate. Erst wenn die Reizintensität wieder zunimmt, kommt es zur erneuten Aktivierung von RA-Rezeptoren. Die wichtigsten Vertreter dieser Rezeptorgruppe sind die Meissner-Körperchen sowie die freien Nervenendigungen. Die **Meissner-Körperchen** sind überwiegend in den Bindegewebspapillen des Papillarkörpers unmittelbar unter der Epidermis lokalisiert. In besonders hoher Zahl kommen sie in der Haut der Finger- und Zehenspitzen vor. Sie sind etwa 100 µm lang, 40 µm dick und aus mehreren Schwann-Zellen aufge-

baut. Zwischen den einzelnen Bindegewebslamellen liegen spiralig gewundene marklose Nervenfasern, die für die Wahrnehmung des Druckes sowie der niederfrequenten Vibration zuständig sind. Die **freien Nervenendigungen** sind in der obersten Schicht der Dermis (Stratum papilare) sowie intraepithelial lokalisiert. Sie bestehen aus einem blind endenden Axon (meist der Gruppe-III- oder Gruppe-IV-Fasern). Sie sind durch ihre Polymodalität gekennzeichnet: Neben der Wahrnehmung der Berührung und des leichten Druckes reagieren sie noch auf andere mechanische, chemische und thermische Reize. Weiterhin stehen sie im Dienste der Nozizeption. In der behaarten Haut umgeben die freien Endigungen die Haarwurzelscheide und können somit die Abwinklung der Haare registrieren, die bei einer Berührung entsteht.
Die **Pacini-Körperchen,** die auch Vater-Pacini-Lamellenkörperchen genannt werden, gehören zu den besonders schnell adaptierenden Rezeptoren. Sie befinden sich v.a. in der Subkutis der Handflächen und der Fußsohlen. Ihre Länge kann 4 mm erreichen, somit sind sie die einzigen makroskopisch sichtbaren Mechanosensoren der Haut. Sie sind zwiebelschalenartig aus mehr als 50 Bindegewebsschichten aufgebaut. Die zahlreichen Lamellen umgeben den Innenkolben, der aus einer Nervenendigung besteht. Bei einer hochfrequenten Vibration kommt es zu minimalen Ausscherbewegungen zwischen den einzelnen Schichten, die dann von der zentral liegenden Nervenendigung registriert werden. Die anderen Funktionen von Pacini-Körperchen sind bis jetzt noch nicht im Detail geklärt, denn man findet sie auch an anderen Körperstellen wie Pankreas, Blutgefäßen, Mesenterien, Faszien, Periost und Sehnen.

Wie können Störungen des Tastsinnes erfasst werden?

Die Schwelle, bei der die Mechanosensoren der Haut aktiviert werden, kann mittels eines Weber'schen Tastzirkels überprüft werden. Bei diesem Zirkel kann der Abstand zwischen den beiden Spitzen genau eingestellt werden. Bei der Überprüfung der Hautsensibilität werden simultane und sukzessive Raumschwellen (auch als Zwei-Punkt-Diskrimination bezeichnet) gemessen.
Bei der Messung der **simultanen Raumschwelle** werden die beiden Zirkelspitzen gleichzeitig auf die Haut aufgesetzt. Es wird der kleinste Abstand gemessen, bei dem die Berührung beider Spitzen noch als getrennt empfunden wird (ohne hinzusehen). Schon im Jahr 1835 konnte der Physiologe E. H. Weber feststellen, dass der Wert der simultanen Raumschwelle keineswegs konstant ist, sondern variabel in Abhängigkeit von der Körperregion. Im Bereich der Hände und des Gesichts ist die simultane Raumschwelle am geringsten und beträgt lediglich wenige Millimeter. Auf der Haut des Rückens, der Oberarme und Oberschenkel werden dagegen die höchsten Werte gemessen, die zwischen 40 und 50 mm liegen.
Die **sukzessive Raumschwelle** kann gemessen werden, indem die Zirkelspitzen zeitlich nacheinander aufgestellt werden. Auch hier wird der kleinste Abstand gemessen, bei dem die beiden Berührungsreize noch als getrennt wahrgenommen werden. Die gemessenen Werte sind in der Regel kleiner als die entsprechenden Werte der simultanen Zwei-Punkt-Diskrimination.

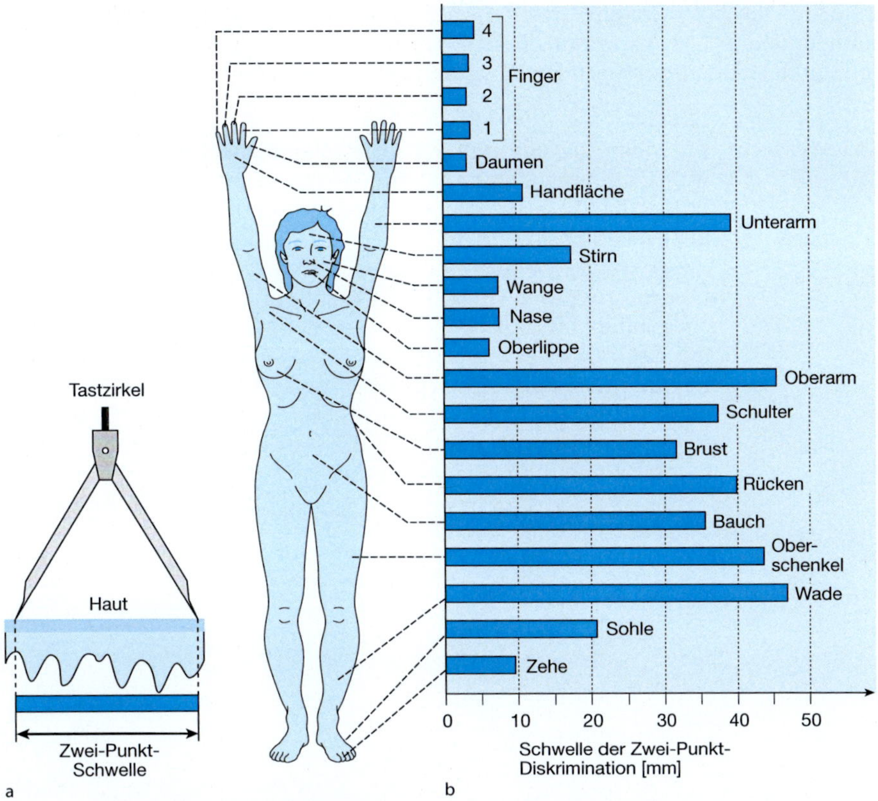

Abb. 25.3 Abhängigkeit der mit dem Weber'schen Tastzirkel gemessenen Zwei-Punkt-Diskrimination von der Körperregion [1].

Wie kommen die unterschiedlichen Werte der Zwei-Punkt-Diskrimination zustande?

Die variierende Sensibilität in unterschiedlichen Hautarealen, die durch unterschiedliche Werte der Zwei-Punkt-Diskrimination zum Ausdruck kommt, wird durch die **variable Dichte** der kutanen Mechanosensoren hervorgerufen. Weiterhin sind die **rezeptiven Felder** der einzelnen Sensoren unterschiedlich. Bei einem rezeptiven Feld handelt es sich um ein Hautareal, von dem eine mechanosensitive afferente Faser durch einen Reiz erregt werden kann. Das rezeptive Feld kann somit als räumliche anatomische Ausdehnung aller Endigungen und Kollateralen einer Faser verstanden werden. Am größten sind die rezeptiven Felder der SA-II-Rezeptoren sowie der Pacini-Körperchen. Sie betragen etwa 120 mm^2. Am kleinsten sind dagegen die rezeptiven Felder der RA- und SA-I-Afferenzen mit etwa 12 mm^2.

Therapie und Verlauf

Die Meningeome gehören zu den benignen Tumoren und sind somit nicht in der Lage, Metastasen zu streuen. Weiterhin zeichnen sie sich durch ein äußerst langsames Wachstum aus. Aufgrund der räumlichen Verdrängung der benachbarten Hirnstrukturen müssen sie jedoch operiert werden. Ungefähr 80 % aller Patienten können chirurgisch radikal operiert werden. Ein kleiner Teil der betroffenen Personen (ca. 3 %) erleidet Rezidive. Sind die großen Gefäße vom Tumor ummauert, so kann nur ein Teil des Tumors entfernt werden. Auch in solchen Fällen kann durch Größenreduktion Beschwerdefreiheit erreicht werden.

Quintessenz Mit dem Tastsinn werden unterschiedliche Modalitäten von Hautreizen wahrgenommen. Dazu gehören Druck, Berührung sowie Vibration. Es gibt unterschiedliche Typen von Mechanosensoren, die für die Wahrnehmung der einzelnen Sinnesmodalitäten zuständig sind. Der Tastsinn kann durch die Bestimmung der simultanen und sukzessiven Raumschwelle quantitativ bestimmt werden. Eine Beeinträchtigung des Tastsinns kann viele Ursachen haben: Die lokale Zerstörung der Mechanosensoren oder der afferenten Fasern kann z. B. durch Verbrennung, Entzündung, aber auch durch einen chirurgischen Eingriff verursacht kommen. Weiterhin können bei einigen Erkrankungen wie Hirntumoren die Strukturen des zentralen Nervensystems betroffen werden, die für die Weiterleitung und Verarbeitung der Tastsinnimpulse zuständig sind.

Fall 26

Anamnese

Eine 27-jährige Juristin, die sich bis dahin gesund und uneingeschränkt leistungsfähig gefühlt hat, klagt über leichte Kribbelgefühle an beiden Händen und eine Schwäche der Beine, die sich v.a. beim Treppensteigen bemerkbar macht. Da sie vor einer Woche an einem Halbmarathon teilgenommen hat, führt sie die Beschwerden auf die Überanstrengung zurück. Sie besorgt sich in der Apotheke ein leichtes Schmerzmittel und lässt sich manuelle Massagen vom Hausarzt verordnen. Trotz der körperlichen Schonung werden die Beschwerden nicht besser. Am nächsten Tag bemerkt sie, dass sie die Buchstaben auf den Unterlagen nur verschwommen wahrnimmt. Im Laufe des Tages wird ihr Sehvermögen immer schlechter, bis sie mit einem Auge alles ganz trübe sieht, wie durch einen Schleier. Sehr beunruhigt kommt sie in die augenärztliche Universitätsklinik.

Aufnahmebefund

Die Augenärztin stellt am rechten Auge einen massiven Visusverlust fest: Nur das Licht der Taschenlampe wird wahrgenommen. Die Spiegelung des Augehintergrundes ergibt beidseits einen unauffälligen Befund. Der hinzugekommene Neurologe erhebt folgende Befunde: symmetrische handschuhförmige Sensibilitätsstörungen an den Armen, Schmerz- und Temperaturempfindung intakt. Beim gezielten Greifen kommt es zu einem leichten Tremor (Intentionstremor), an den beiden Beinen findet sich eine leichte symmetrische spastische Paraparese.

Diagnose

Wie sind diese Befunde zu bewerten?

Bei dieser Patientin liegt eine multilokuläre Symptomatik vor. Die vorliegende Symptomkombination – Gefühlsstörungen an den Händen, Intentionstremor sowie akute Herabsetzung der Sehkraft – spricht für das Vorliegen der **multiplen Sklerose (MS).** Es handelt sich dabei um eine degenerative Entmyelinisierung der Nervenfasern, wodurch die Erregungsleitung herabgesetzt wird. Diese Verdachtsdiagnose wird durch die Ableitung der **evozierten Potenziale** bestätigt.

Wir wird die Erregung in einer Nervenfaser weitergeleitet?

Bei den Typen der Erregungsleitung wird zwischen einer **kontinuierlichen** und einer **saltatorischen Erregungsleitung** unterschieden. Nach einem Aktionspotenzial kommt es zum Kationeneinstrom und somit zur Potenzialumkehr mit einem positiven Pol im Zytoplasma und einem negativen Pol im Extrazellulärraum. Aufgrund dieses elektrischen Feldes wandern die Kationen sowohl intrazellulär als auch extrazellulär in die Richtung der negativen Ladung. Bei der kontinuierlichen Erregungsleitung kommt es somit zur Übertragung der Erregung auf die unerregten Nachbarbezirke. Dabei laufen die Ionenbewegungen nicht nur entlang der Membran, sonder auch transmembranär ab. Dieser kontinuierliche Typ der Erregungsleitung gilt v.a. für die Fasern, die schlecht isoliert sind. Bei den isolierten Fasern wird die Erregung hingegen sprunghaft zu den Stellen geleitet, die nicht isoliert sind. Aufgrund des hohen Isolationswiderstands findet dabei kaum ein transmembranärer Ionenstrom statt. Dadurch läuft die saltatorische Erregungsleitung wesentlich schneller als die kontinuierliche Erregungsleitung ab.

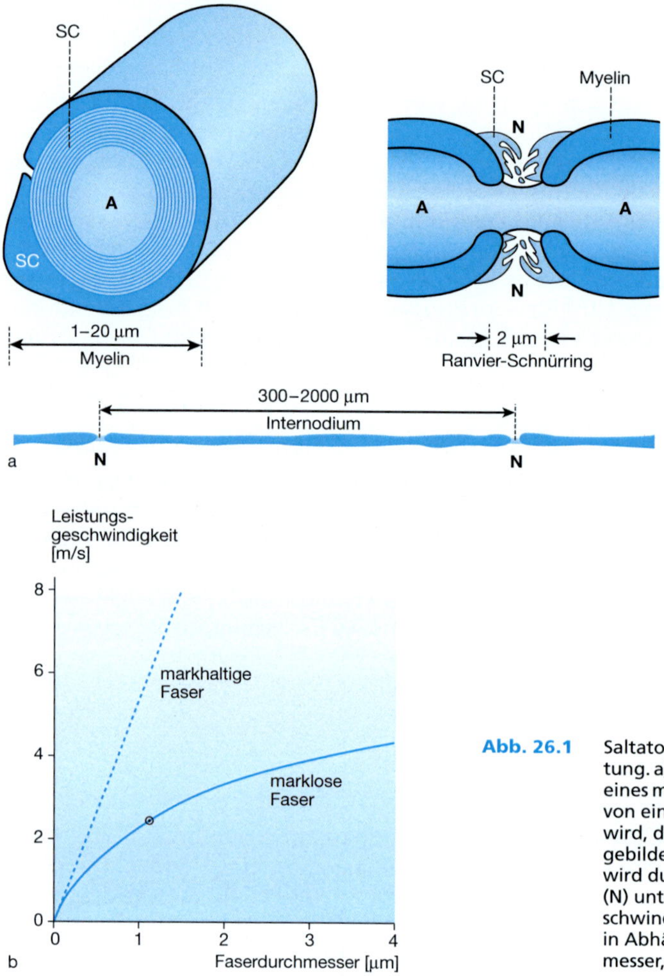

Abb. 26.1 Saltatorische Erregungsweiterleitung. a) Schematische Darstellung eines markhaltigen Axons (A), das von einer Myelinscheide umhüllt wird, die von Schwannzellen (SC) gebildet wird. Die Myelinscheide wird durch Ranvier-Schnürringe (N) unterbrochen. b) Leitungsgeschwindigkeit von Nervenfasern in Abhängigkeit vom Faserdurchmesser, nach [2].

Wodurch kann eine Nervenfaser isoliert werden?

Eine zentrale Rolle bei der Isolierung von Nervenfasern spielen die **Myelinscheiden.** Sie werden im zentralen Nervensystem v.a. durch **Oligodendrozyten** gebildet, während in der Peripherie die **Schwannzellen** dafür zuständig sind. Bei Myelinscheiden bzw. Markscheiden handelt es sich um eine weißliche Umhüllung, die in regelmäßigen Abständen im Bereich der **Ranvier-Schnürringe** Unterbrechungen aufweist. Die markscheidenhaltigen Abschnitte, **Internodien** genannt, sind meist etwa 1 mm lang und 200–1500 µm breit. Die Länge der Internodien korreliert dabei oft mit der Dicke der Faser. Das Myelin enthält im Gegensatz zu zellulären Membranen mehr Lipide (ca. 80 %) als Proteine (20 %). Durch die hohe Hydrophobizität werden Wasser und wasserlösliche Stoffe wie Ionen abgestoßen. Dadurch erklären sich die sehr guten elektrisch isolierenden Eigenschaften des Myelins.

Wovon hängt die Leitungsgeschwindigkeit von Nervenfasern ab?

Die Leitungsgeschwindigkeit einer Nervenfaser hängt von mehreren morphologischen und physikalischen Faktoren ab. Bei der Erregung der Faser spielt der **Na^+-Einstrom** eine wichtige Rolle: Je höher der Na^+-Einstrom, desto schneller kommt es zu einer Depolarisation und desto schneller kann sich dementsprechend eine Erregung entlang einer Faser ausbreiten. Weiterhin hängt die Leitungsgeschwindigkeit vom **Durchmesser** einer Faser ab: Je größer der Faserdurchmesser, desto geringer ist der intrazelluläre Widerstand. Wie oben bereits erwähnt wurde, hängt die Leitungsgeschwindigkeit auch vom **Membranwiderstand** ab: Je besser eine Nervenfaser isoliert ist, desto geringer ist der transmembranäre Kurzschluss.
Nach ihrer Leitungsgeschwindigkeit werden die Nervenfasern nach **Erlanger und Gasser** bzw. nach **Lloyd und Hunt** eingeteilt (Tab. 26.1 und 26.2). Die Klassifizierungen überschneiden sich zum Teil, so stimmen die Gruppen I–III bzw. die Gruppe IV nach Erlanger und Gasser mit dem Fasertyp A bzw. mit dem Fasertyp C nach Erlanger und Gasser überein.

Tab. 26.1: Einteilung der Nervenfasern nach Erlanger und Gasser

Faserdurchmesser	FG		LG, ca.	Funktion
3–20 µm	A	α	80–120 m/s	motorische Impulse (α-Motoneuron), afferente Impulse von Muskelspindeln und Sehnenorganen
		β	60 m/s	Berührungsimpulse der Haut
		γ	40 m/s	efferente Impulse zu den kontraktilen Abschnitten der intrafusalen Muskelfasern (γ-Motoneuron)
		δ	20 m/s	Impulse von Mechanorezeptoren, Kalt-, Warm- und Schmerzrezeptoren der Haut (schnelle Schmerzfasern)
1–3 µm	B		10 m/s	präganglionäre vegetative Fasern
1 µm, marklos	C		1 m/s	postganglionäre vegetative Fasern, afferente Fasern des Grenzstrangs, Impulse von Mechano-, Kalt- und Warmrezeptoren (langsame Schmerzfasern)

FG – Fasergruppe, LG – Leitungsgeschwindigkeit.

Tab. 26.2: Einteilung der Nervenfasern nach Lloyd und Hunt

Faserdurchmesser	FG	LG, ca.	Funktion
13 µm	I	80–120 m/s	Ia: afferente Impulse von Muskelspindeln Ib: afferente Impulse von Sehnenorganen
9 µm	II	60 m/s	Berührungsimpulse der Haut
3 µm	III	15 m/s	afferente Impulse von tiefen Mechanorezeptoren des Muskels
1 µm, marklos	IV	1 m/s	langsame Schmerzfasern

FG – Fasergruppe, LG – Leitungsgeschwindigkeit.

Welche Formen des intraaxonalen Stofftransports gibt es?

Neben den geladenen Teilchen können auch weitere Stoffe in den Nervenfasern transportiert werden. Je nach Richtung des Transports werden unterschiedliche Transportformen unterschieden. Beim **anterograden Transport** unterscheidet man eine schnelle und eine langsame Form. Der schnelle anterograde Transport läuft mit bis zu 40 cm/d ab. Es handelt sich um einen ATP-abhängigen Transport, bei dem Vesikel und Ribosomen als Transportmedium fungieren. Mittels des langsamen anterograden Transports werden v.a. Enzyme transportiert. Neben den anterograden Transportformen gibt es noch den **retrograden Transport,** dessen Funktion noch nicht endgültig geklärt ist.

Wie kann die Geschwindigkeit der Erregungsleitung im zentralen Nervensystem überprüft werden?

Für die Überprüfung der Erregungsleitung im ZNS hat sich im klinischen Alltag die Messung der **evozierten Potenziale** bewährt. Bei dieser Untersuchung werden unterschiedliche Sinneskanäle gereizt. Dabei entstehen die sog. reizkorrelierten Potenziale, die mit Hilfe der Elektroenzephalographie als zusätzliche EEG-Wellen registriert werden können. Je nach Ort der sensorischen Reizung entstehen unterschiedliche evozierte Potenziale, die nach charakteristischen Eigenschaften bewertet werden. Zu den Charakteristika der Potenziale gehören Latenzzeit, Form und Amplitude.
Bei den evozierten Potenzialen unterscheidet man auditorische evozierte Potenziale **(AEP),** somatosensorische evozierte Potenziale **(SEP)** und visuelle evozierte Potenziale **(VEP)** (Abb. 26.2).
Bei der Diagnostik der multiplen Sklerose sind v.a. SEP und VEP von besonderer Bedeutung. Bei VEP können nach einer adäquaten Reizung der Retina spezifische EEG-Wellen über dem okzipitalen Kortex registriert werden. Als adäquater Reiz kann ein optischer Reiz wie ein Lichtblitz oder ein sich wiederholender Kontrastwechsel (Schachbrettmuster) eingesetzt werden. Es werden stets mehrere Potenziale gemessen. Aus diesen Ableitungen wird mittels eines Averangers das VEP aus dem Grund-EEG extrahiert. Bei der Ableitung wird zuerst eine frühe Komponente sichtbar, die mit einer Latenzzeit von etwa 100 ms auftritt. Es handelt sich um ein **exogenes** bzw. **reizkorreliertes Potenzial,** denn es hängt in erster Linie von Intensität und Dauer der Reize ab. Danach tritt eine späte Komponente auf, die **endogenes Potenzial** genannt

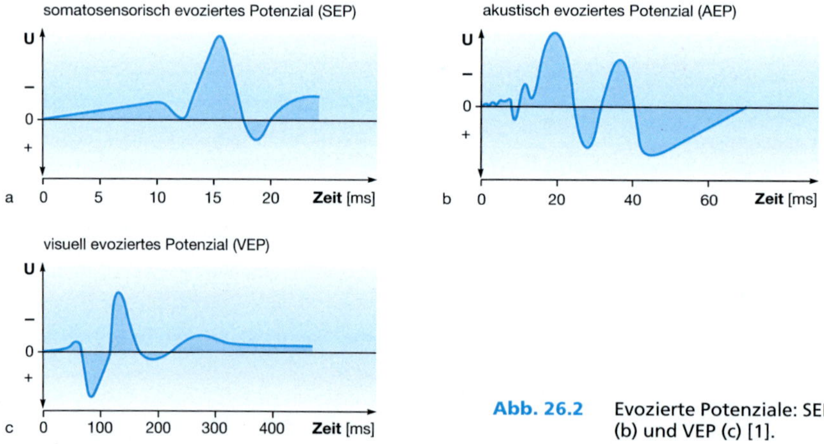

Abb. 26.2 Evozierte Potenziale: SEP (a), AEP (b) und VEP (c) [1].

wird. Sie tritt mit einer Verzögerung von etwa 300 ms auf und wird als P300 bezeichnet (P aufgrund des positiven Ausschlags in der EEG-Aufzeichnung). Dieses Potenzial ist weniger von den Eigenschaften des Reizes abhängig, sondern vielmehr von psychologisch erfassbaren Größen wie Aufmerksamkeit und Erwartung des Reizes. Weiterhin kann während der Messung eine lang anhaltende negative Potenzialschwankung aufgezeichnet werden. Dabei handelt es sich um ein Erwartungspotenzial zwischen einem ankündigenden Stimulus und dem darauf folgenden, vom Probanden erwarteten Stimulus. Führt der Proband eine Willkürbewegung aus, so kommt es zu einer plötzlichen negativen Potenzialschwankung, die noch vor Beginn der Bewegung als Bereitschaftspotenzial in Erscheinung tritt.

Welche pathophysiologischen Mechanismen spielen bei der multiplen Sklerose die entscheidende Rolle?

Bei der multiplen Sklerose handelt es sich um eine Autoimmunerkrankung. Aus noch nicht im Detail geklärten Ursachen kommt es zu einem **Autoimmunangriff:** Die aktivierten T-Zellen bilden perivaskuläre Infiltrate im Marklager der Hirnnerven. Dadurch kommt es zur Schwellung der Myelinscheiden. Im weiteren Verlauf gehen die Markscheiden unter, während die Axone zunächst erhalten bleiben. Auf den initialen Autoimmunangriff folgt die Phase der **Neurodegeneration.** Durch die Aktivität der Phagozyten, die Zelltrümmer und Markscheidenreste abbauen, sowie die Wucherung der Gliazellen resultiert eine Defektheilung. Dadurch kommt es zu einer akuten Herabsetzung der Nervenleitgeschwindigkeit (bis zu 40fach im Vergleich zu normalen Axonen), weil die isolierende Myelinschicht fehlt.
Da der N. opticus eine sehr ausgeprägte Myelinisolierung aufweist, stehen Sehstörungen wie Sehnervenneuritis als Erstsymptome im Vordergrund. Zu den weiteren typischen Symptomen gehören motorische Symptome wie zentrale Paresen sowie Sensibilitätsstörungen, Blasenstörungen und Kleinhirnfunktionsstörungen. Auch psychische Veränderungen wie Euphorie und kognitive Einbußen bis zur Demenz werden bei manchen betroffenen Personen festgestellt.

Therapie und Verlauf

Da die Ätiologie der MS nicht eindeutig geklärt ist, gibt es zur Zeit keine kausale Therapie. Bei der medikamentösen Therapie hat sich der Einsatz von Kortikoiden im akuten Schub sowie Azathioprin und Interferon-β im Schubintervall bewährt. Wichtiges therapeutisches Prinzip ist ein möglichst geringer Einsatz von Medikamenten, um die Nebenwirkungen gering zu halten. Auf der anderen Seite sollten die Schübe nach Möglichkeit unterdrückt bzw. verkürzt werden, denn jeder Schub bewirkt einen irreversiblen Untergang von weiteren Myelinscheiden. Neben der medikamentösen Therapie kommen physikalische Therapien (z. B. Krankengymnastik) und psychosoziale Unterstützung zum Einsatz.

Quintessenz Die multiple Sklerose gehört zu den häufigsten organischen Krankheiten des Nervensystems, weltweit sind ca. 1 Million Personen betroffen. Bei dieser Erkrankung kommt es zu einem initialen Autoimmunangriff, der gegen Myelinscheiden im zentralen Nervensystem gerichtet ist. Folge ist eine Neurodegeneration. Durch den Untergang der Myelinscheiden fehlt die isolierende Schicht der Axone, die Nervenleitgeschwindigkeit nimmt rapide ab. Dies bewirkt einen erheblichen Funktionsverlust, der sich bei einem Großteil der Patienten primär mit Sehstörungen manifestiert. Die Beeinträchtigung der Erregungsweiterleitung kann mit Hilfe von evozierten Potenzialen relativ früh erfasst werden.

Fall 27

Anamnese

Eine 36-jährige Frau kommt in die augenärztliche Praxis. Vor etwa vier Monaten sei ihr aufgefallen, dass ihre Augenlider asymmetrisch seien: Das linke Augenlid hänge etwas tiefer herunter als das rechte. Dieser Zustand verschlimmere sich im Laufe des Tages, so dass sie gegen Abend den Kopf immer etwas zurückneigen müsse, um etwas sehen zu können. Weiterhin träten besonders beim Lesen Doppelbilder auf. Dies habe sie dann doch so beunruhigt, dass sie zum Augenarzt gegangen sei.

Aufnahmebefund

36-jährige Patientin, keine systemischen Erkrankungen bis jetzt bekannt, aktuell werden keine Medikamente eingenommen. Bei der Inspektion fallen erschlaffte Gesichtszüge auf. Es fällt der Patientin schwer, zu pfeifen oder die Backen aufzublasen. Die sonstige körperliche Untersuchung ergibt einen auffälligen Befund.

Diagnose

An welche Verdachtsdiagnose denken Sie anhand des vorliegenden klinischen Bildes?

Die Anamnese sowie das Aufnahmebefund sprechen für eine abnorme Ermüdbarkeit der Willkürmuskulatur – ein **myasthenisches Syndrom.** Die häufigste Form bei diesen Erkrankungen ist die **Myasthenia gravis.** Um die Verdachtsdiagnose zu bestätigen, sollten weitere diagnostische Maßnahmen veranlasst werden. Dazu gehören muskuläre Belastungstests, Stimulationselektromyographie, spezielle Laboruntersuchung sowie Computertomographie des Thorax.

Weitere Befunde

Belastungstests: Es handelt sich um einfache diagnostische Tests. Dabei wird die Patientin aufgefordert, eine bestimmte Bewegung mehrere Male zu wiederholen, z. B. 50-mal Augen öffnen und schließen. Bei unserer Patientin fällt der Test positiv aus: Im Verlauf des Tests kommt es zum deutlichen Nachlassen der Muskelkraft, bis die Bewegung schließlich nicht mehr durchgeführt werden kann.

Stimulations-EMG: Während der Ableitung findet sich eine signifikante Abnahme der Amplitude (Dekrement).

Labor: Es lassen sich Antikörper gegen Azetylcholinrezeptoren nachweisen.

Thorax-CT: Es liegt eine weichteildichte, abgekapselte Tumorformation retrosternal im vorderen Mediastinum vor. Die Mitbeteiligung der Nachbarstrukturen kann ausgeschlossen werden.

Sämtliche Untersuchungsbefunde bestätigen die Verdachtsdiagnose Myasthenia gravis.

Wie ist der quergestreifte Muskel aufgebaut?

Eine charakteristische Funktion der Muskelzellen ist ihre **Kontraktilität,** die auf kontraktile Filamente zurückzuführen ist. Man unterscheidet die **quergestreifte Muskulatur,** zu der Skelett- und Herzmuskulatur gehören, und die **glatte Muskulatur,** zur der z. B. die Wandmuskulatur der inneren Hohlorgane und Gefäße gezählt wird. Die quergestreifte Skelettmuskulatur ist mit einem Anteil von mehr als 40 % des Körpergesamtgewichts das am stärksten ausgebildete Organ des menschlichen Körpers.

Die strukturelle Organisation des **Skelettmuskels** weist einen hierarchischen Aufbau auf. Die Muskelfasern enthalten Hunderte von Myofibrillen, die wiederum aus mikroskopischen kleinen kontraktilen Filamenten bestehen. Man unterscheidet **dicke Filamente** (v. a. Myosin) und **dünne Filamente** (v. a. Aktin). Das **Myosin** hat eine durchschnittliche Länge von 1,5–1,6 µm und einen Durchmesser von 13–15 nm. Etwa 70 % der Muskelmasse wird vom Myosin gebildet. Das Myosin übernimmt bei der Muskelkontraktion die treibende Funktion, denn es besitzt als ATPase die Möglichkeit, ATP-Moleküle zu spalten. Die dabei freigesetzte Energie treibt die Muskelkontraktion an. Elektronenmikroskopisch lassen sich an einem Myosinmolekül zwei schwere und vier leichte Peptidketten unterscheiden. Jede schwere Myosinkette besitzt an ihrem Ende eine Kopfregion. Diese Region kann Bindungen mit Aktin und ATP-Molekülen eingehen. Das **Aktin** ist mit seinem durchschnittlichen Durchmesser von 8 nm wesentlich kleiner als das Myosin und macht nur etwa ein Viertel der Muskelmasse aus.

Unter dem Lichtmikroskop zeigt sich entlang der Myofibrillen eine Abfolge von dunklen und hellen Arealen (Querstreifung). Die dunklen Stellen, auch anisotrope A-Banden genannt, kommen durch die Bündelung von dicken Myosinfilamenten zustande. Die myosinfreien Sarkomerabschnitte erscheinen dagegen hell und werden als isotrope I-Banden bezeichnet.

Welche sind die molekularen Mechanismen der Muskelkontraktion?

Die Kontraktion der Muskelzellen läuft nach dem **Filament-Gleit-Mechanismus** ab (Abb. 27.1). Dabei schieben sich die dünnen Filamente teleskopartig in die Richtung der dicken Myosinfilamente. Zu beachten ist, dass sowohl die dünnen als auch die dicken Filamente bei der Verkürzung der Sarkomere ihre Länge nicht ändern. Dadurch kann die Tatsache erklärt werden, dass die Breite der A-Banden von 1,6 µm unabhängig von der Kontraktionsphase ist, während die Breite der I-Banden bei der Kontraktion abnimmt.

Ein Kontraktionszyklus **(Querbrückenzyklus)** läuft folgendermaßen ab: Am Anfang einer Kontraktionsphase ist jeder Myosinkopf mit einem benachbarten Aktinfilament verbunden. Kommt es zur Anlagerung eines ATP-Moleküls an den Myosinkopf, so kann sich dieser vom Aktinfilament lösen. Bei anschließender ATP-Hydrolyse wird ATP in ADP und anorganisches Phosphat gespalten, die Spaltprodukte bleiben am Myosin gebunden. Kommt es zum Anstieg der zytosolischen Ca^{2+}-Konzentration (Kontraktionssignal), bindet der Myosinkopf an das benachbarte Aktinfilament und setzt das gebundene anorganische Phosphat frei. Anschließend ändert sich der Winkel zwischen dem Schaftbereich und dem Kopfbereich des Myosinmoleküls, der Myosinkopf kippt von 90° auf 45° um. Dabei bewegt sich der Myosinkopf entlang der Aktinkette um ca. 10 nm weiter. Gleichzeitig wird das noch gebundene ADP freigesetzt. Aktin und Myosin sind nun fest miteinander verbunden, man spricht vom **Rigorkomplex.** Erst bei erneuter Bindung eines ATP-Moleküls an den Myosinkopf löst sich die Aktin-Myosin-Bindung.

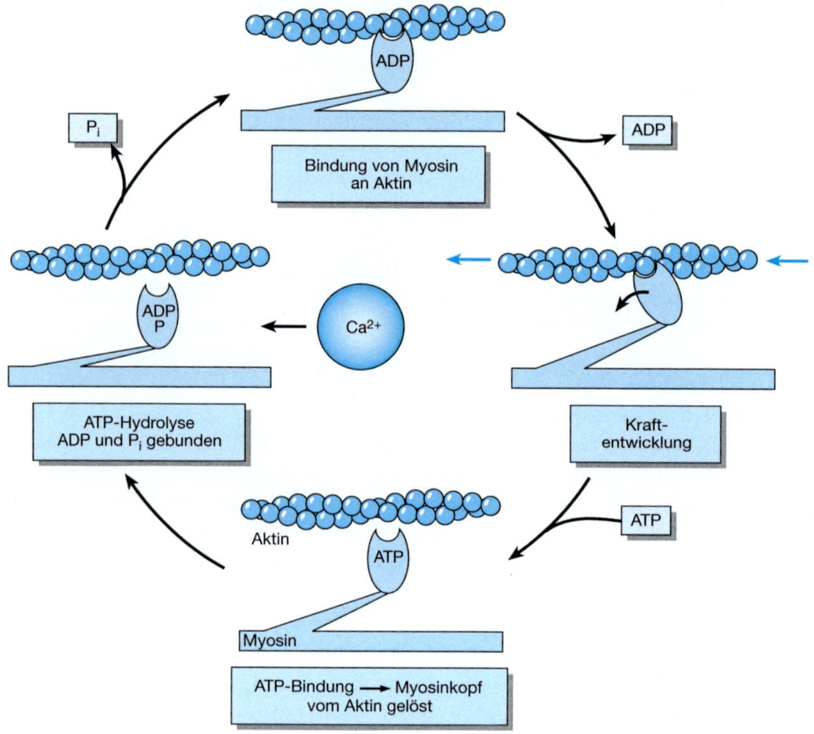

Abb. 27.1 Schematische Darstellung des muskulären Kontraktionszyklus (Querbrückenzyklus) [1].

Pro Sekunde finden etwa 10–100 Querbrückenzyklen statt. Die Zyklusfrequenz ist direkt von der ATPase-Aktivität der Myosinmoleküle abhängig. Weiterhin hängt die Muskelkontraktion von der lokalen ATP-Konzentration ab. Dadurch erklärt sich die **Totenstarre** (Rigor mortis): Da die ATP-Konzentration auf Nullwerte sinkt, können die Querbrückenzyklen nicht mehr ablaufen. Die Muskulatur verharrt im Rigorkomplex, da ATP nötig ist, um die Aktin-Myosin-Bindung zu lösen.

Wie läuft die Erregungsübertragung an der motorischen Endplatte ab?

Bei der **motorischen Endplatte** handelt es sich um eine **neuromuskuläre** (myoneurale) **Synapse** (Abb. 27.2). Sie befindet sich zwischen dem Axonende einer Nervenzelle und der Membran von quergestreiften Muskelfasern. Die Erregung, die vom Axon einer Nervenzelle weitergeleitet wird, bewirkt am präsynaptischen Ende des Axons eine Öffnung der spannungsabhängigen Ca^{2+}-Kanäle. Die erhöhte intrazelluläre Ca^{2+}-Konzentration triggert die Verschmelzung der synaptischen azetylcholinhaltigen Vesikel mit der präsynaptischen Membran. Dadurch kommt es zur Freisetzung von Azetylcholin in den postsynaptischen Spalt. Das Azetylcholin diffundiert zur postsynaptischen Membran und interagiert dort mit **nikotinergen Azetylcholinrezeptoren.** Deren Aktivierung bewirkt wiederum eine Öffnung von ligandengesteuerten Kationenkanälen. Es kommt zum Na^+-Einstrom und K^+-Ausstrom, wodurch die postsynaptische Membran depolarisiert wird. Es entsteht ein **Endplattenpotenzial,** das sich entlang der postsynaptischen Membran elektrotonisch ausbreiten kann. Somit werden auch außerhalb der Endplattenregion spannungsgesteuerte Ionenkanäle aktiviert: Es entsteht ein **Muskelaktionspotenzial.**

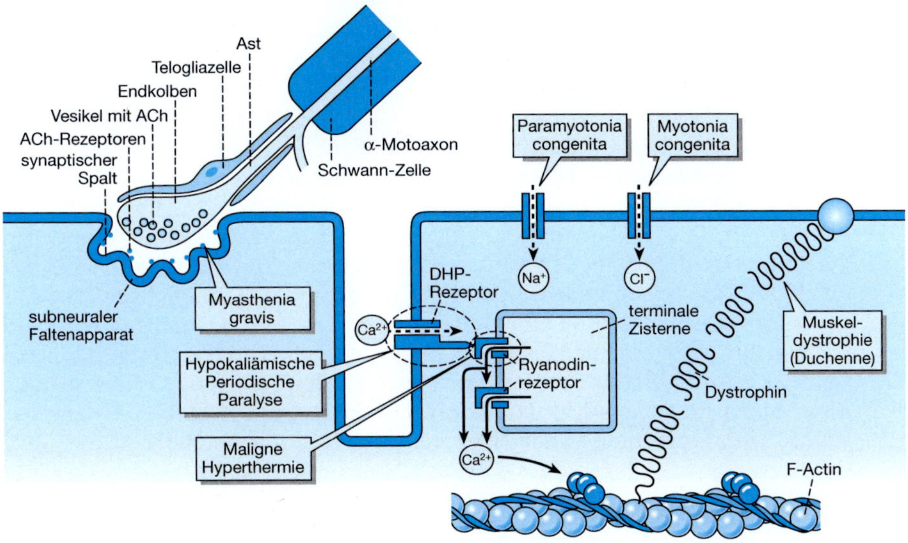

Abb. 27.2 Aufbau und Pathophysiologie der motorischen Endplatte [1].

Wie wird diese elektrische Zellerregung in eine mechanische Kontraktion umgesetzt?

Die Prozesse, die bei der Umsetzung eines Aktionspotenzials in eine Kontraktion beteiligt sind, werden als **elektromechanische Kopplung** bezeichnet. Damit sich eine Muskelzelle kontrahieren kann, muss sich die intrazelluläre Ca^{2+}-Konzentration erhöhen (s.o.). Als intrazelluläre Ca^{2+}-Speicher fungieren in den Muskelzellen die **Terminalzisternen,** die von den Schläuchen des transversalen Röhrensystems (T-System) gebildet werden. Sie werden über eine membranständige Ca^{2+}-ATPase unter Energieverbrauch mit Ca^{2+}-Kationen gefüllt.

Das Muskelaktionspotenzial breitet sich über die Membran der Muskelzelle und entlang der Tubuli des T-Systems aus. Dabei werden die spannungsempfindlichen **Dihydropyridin-Rezeptoren** an der Membran der T-Tubuli aktiviert. Sie wiederum öffnen die in direkter Nachbarschaft befindlichen **Ryanodin-Rezeptoren.** Als Folge davon kommt es zu einer schnellen Öffnung der Ca^{2+}-Kanäle der Terminalzisternen, so dass sich die zytosolische Ca^{2+}-Konzentration bis auf Werte von etwa 10^{-5} mol/l erhöht. Diese Erhöhung der zytosolischen Ca^{2+}-Konzentration triggert den Querbrückenzyklus.

Wie kann die muskuläre Erregbarkeit klinisch überprüft werden?

Die **Elektromyographie** gehört zu den Standardverfahren, mit der **Summenaktionspotenziale im Muskel** gemessen werden können. Dabei werden auf bzw. in den Muskel entweder Oberflächenelektroden oder Nadelelektroden platziert und die Muskelaktionspotenziale bei unterschiedlicher Muskelanspannung gemessen. Der entspannte Muskel ist in der Regel elektromyographisch stumm. Nur bei einigen Erkrankungen, zu deren klinischen Symptomen Ruhefaszikulationen gehören, wird auch in Ruhe Aktivität gemessen. Bei geringer Muskelanspannung kommt es zu Potenzialschwankungen, deren Amplitude, Form und Dauer zunächst variabel ist. Nimmt die Muskelspannung zu, resultiert zunächst eine Zunahme der Frequenz.

Bei dieser Frequenzmodulation steht die Änderung der neuronalen Erregungsfrequenz einzelner motorischer Einheiten im Vordergrund. Wird der Muskel noch stärker angespannt, dann steigt auch die Amplitude einzelner Potenziale. Dieses Phänomen wird als **Rekrutierung** bezeichnet. Dabei nimmt die Zahl erregter motorischer Einheiten zu.

Es gibt viele Indikationen für die Durchführung einer Elektromyographie. Dazu gehören u.a. neurogene und myogene Muskelatrophie, neurogene Parese, mechanische Läsionen sowie Beurteilung des Ausmaßes einer neurogenen Schädigung. So kann mit Hilfe der Elektromyographie zwischen neurogenen und myogenen Muskelstörungen unterschieden werden. Bei den neurogenen Muskelstörungen, die z.B. durch die Schädigung eines Motoneurons oder Krankheitsprozesse auf Rückenmarksebene zustande kommen, findet sich ein unregelmäßiges Muster der Ableitung. Die Zunahme der Frequenz bleibt aus, während die Amplitude unter Umständen normal bleibt. Bei den Muskelschwächen myogenen Ursprungs, z.B. der Myasthenia gravis, wird in der Regel eine erniedrigte Amplitude registriert. Die Frequenz dagegen bleibt häufig innerhalb des Referenzbereichs.

Therapie und Verlauf

Die abnorme Ermüdbarkeit der Muskulatur bei Patienten mit Myasthenia gravis ist auf eine pathologische Veränderung der neuromuskulären Überleitung zurückzuführen. Das freigesetzte Azetylcholin ist nicht in der Lage, die postsynaptische Membran in ausreichendem Maße zu depolarisieren. Ursache dafür ist die Blockierung der postsynaptischen Azetylcholinrezeptoren durch Antikörper.

Als Therapie der ersten Wahl gilt die **immunsuppressive Behandlung** (z.B. Kortikosteroide, Azathioprin); durch Gabe von **Azetylcholinesterase-Hemmern** erreicht man eine Verbesserung der Muskelschwäche durch höhere Azetylcholin-Konzentrationen im synaptischen Spalt. Bei pathologischen Veränderungen der Thymusdrüse sollte diese entfernt werden **(Thymektomie).** Bei sehr hoher Konzentration von Antikörpern gegen Azetylcholinrezeptoren sollte eine **Plasmapherese** in Erwägung gezogen werden.

Quintessenz Die neuromuskuläre Endplatte dient der Erregungsübermittlung vom Motoneuron auf die Muskelfaser. Dabei wird aus der präsynaptischen Nervenendigung der Transmitter Azetylcholin freigesetzt. Azetylcholin diffundiert in den synaptischen Spalt und öffnet nach dem Andocken an spezifische Rezeptoren postsynaptische Kationenkanäle. Es entsteht ein Endplattenpotenzial, das ein Muskelaktionpotenzial auslösen kann. Bei der Erkrankung Myasthenia gravis sind die Azetylcholinrezeptoren durch spezifische Autoantikörper blockiert. Die betroffenen Patienten zeigen dadurch eine schnelle muskuläre Ermüdbarkeit.

Fall 28

Anamnese

Eine 74-jährige Frau bringt an einem Wintertag den Mülleimer nach draußen. Es hat stark geschneit und die Straße ist ziemlich glatt. Beim Ausschütten des Mülleimers in die Mülltonne verliert sie kurz das Gleichgewicht und stürzt auf den Boden. Dabei fällt sich auf die rechte Seite. Beim Sturz spürt sie einen stechenden Schmerz im Bereich der rechten Hüfte, der in die Leiste sowie in den Oberschenkel ausstrahlt. Mit großer Mühe schafft sie es unter stärksten Schmerzen ins Haus, wo sie dann den Notarzt anruft.

Aufnahmebefund

Der angekommene Notarzt findet die Frau auf einer Couch liegend mit einem schmerzverzerrten Gesicht. Sie gibt starke Schmerzen im Bereich der rechten Hüfte an. Das rechte Bein ist dabei leicht nach außen rotiert und im Kniegelenk leicht gebeugt. Die Bewegung im Hüftgelenk ist sehr schmerzhaft und eingeschränkt. Dadurch ist die Erhebung des lokalen Status nur bedingt möglich. Die sonstige körperliche Untersuchung ergibt einen unauffälligen Befund.

Diagnose

Welche Diagnose kann aufgrund des klinischen Befundes gestellt werden?

Es ist naheliegend, dass die Frau sich beim Sturz eine **Oberschenkelfraktur** zugezogen hat. Dies wird mit einer Röntgenaufnahme des Hüftgelenks in zwei Ebenen bestätigt: Es liegt eine dislozierte Schenkelhalsfraktur vor.

Wie ist das Knochengewebe aufgebaut?

Beim Bauprinzip des Knochengewebes gilt ein Kompromiss zwischen Stabilität und Leichtigkeit. Die meisten Knochen des Körpers zeichnen sich durch ihre **Leichtbauweise** aus. Der prozentuale Anteil des Knochens am Gesamtkörpergewicht beträgt lediglich 10 %. Diese Leichtbauweise ist insofern von Vorteil, dass bei der Bewegung des Körpers weniger Energie benötigt wird. Beim stabilen Knochenleichtbau spielen zwei Prinzipien eine entscheidende Rolle. Auf der einen Seite findet man beim Menschen fast ausschließlich Lamellenknochen, der sehr gute Zug-, Druck- und Biegeeigenschaften aufweist. Auf der anderen Seite werden die Knochentrabekel in Richtung der größten Druck- und Zugspannung angeordnet. Diese Bauweise wird **trajektionell** genannt.

Die Hauptmasse des Knochens stellt die extrazelluläre Matrix mit Hydroxylapatitkristallen dar. Die Extrazellulärsubstanz ist verantwortlich für die mechanische Stabilität des Knochens. Weiterhin kann die Form des Knochens in Abhängigkeit von den auf ihn wirkenden Kräften geändert werden. Bei den Zellen werden im Knochen drei Zelltypen unterschieden – **Osteozyten, Osteoblasten** und **Osteoklasten.** Die zellulären Bestandteile nehmen an den kontinuierlichen Umbauprozessen des Knochens teil. Dabei kann es zum Knochenwachstum oder -abbau kommen.

Welche Aufgabe haben die Osteoblasten?

Die **Osteoblasten** sind für die **Knochenbildung** verantwortlich. Sie zeichnen sich durch eine hohe Stoffwechselaktivität aus. Dementsprechend sind sie reich an Mitochondrien und mit einem ausgeprägten rauen endoplasmatischen Retikulum ausgestattet. Bei ihrer Aktivierung bilden sie Kollagen vom Typ I. Dabei wird viel Energie und Sauerstoff verbraucht. Deswegen sie die Osteoblasten v.a. in der Nähe von Blutgefäßen lokalisiert, wodurch die Diffusionswege für Sauerstoff und Nährstoffe kurz sind. Bei der Kollagensynthese wird u.a. Vitamin C benötigt. Liegt ein Vitamin-C-Mangel vor, dann ist die Synthese von Kollagen gestört. Diese Krankheit wird **Skorbut** genannt. Weiterhin setzen die Osteoblasten bei ihrer Aktivierung eine Reihe von Signalmolekülen frei. Dazu gehören Interleukine, Prostaglandine sowie mehrere Wachstumshormone. Sie alle bewirken, dass sich weitere Knochenzellen vermehren und zu Osteoblasten differenzieren. Die bereits vorhandenen Osteoblasten werden durch die Botenstoffe noch stärker stimuliert und erhöhen somit ihre Syntheserate. Die von den Osteoblasten synthetisierten Kollagenfasern stellen die organische Matrix des Knochens dar. Ihre Festigkeit bekommt der Knochen erst durch die Anlagerung von Apatitkristallen. Dabei wird etwa ein Zehntel der Osteoblasten eingemauert, wodurch sie zugrunde gehen.

Welche Rolle spielen die Osteoklasten beim Knochenumbau?

Die **Osteoklasten** nehmen bei der **Knochenresorption** eine zentrale Stellung ein (Abb. 28.1). Somit spielen sie neben den Osteoblasten bei Umbauprozessen des Knochengewebes eine wichtige Rolle. Neben den lokalen Funktionen sind sie an der Regulation der **extrazellulären Kalziumkonzentration** beteiligt, indem sie bei der Knochenresorption Kalzium freistellen. Die Osteoklasten stammen von mono-

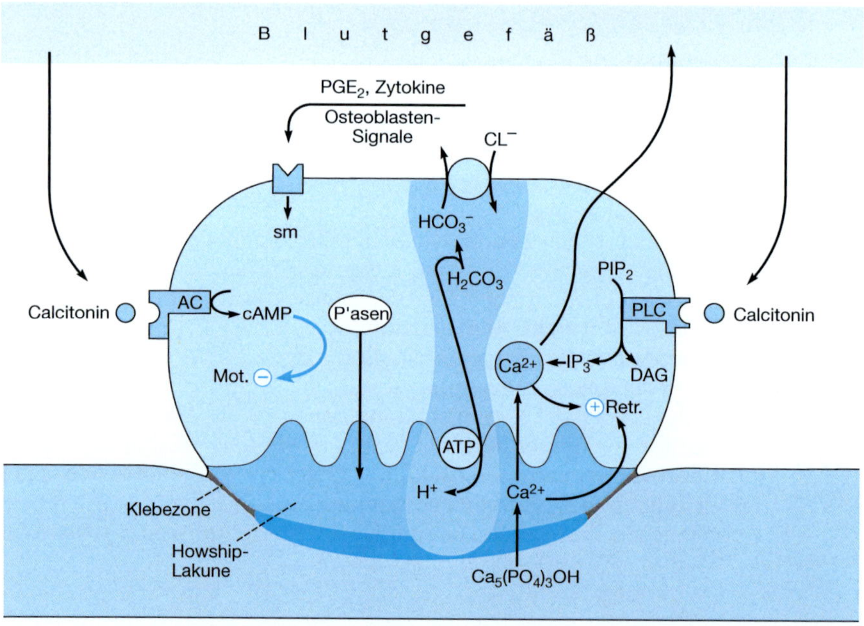

Abb. 28.1 Schematische Darstellung der Knochenresorption durch Osteoklasten [1].

zytären Vorläuferzellen ab. Sie zeigen sowohl morphologische als auch funktionelle Unterschiede zu den Osteoblasten. Sie sind groß, vierkernig und enthalten zahlreiche Mitochondrien. Um die ossäre Mineralstruktur auflösen zu können, werden lokal hohe Konzentration an H^+ benötigt. Die Protonen werden dabei von den Osteoklasten sezerniert, nachdem sie intrazellulär durch Dissoziation von Kohlensäure gebildet werden. Diese Reaktion wird enzymatisch durch Karboanhydrase unterstützt. Die Protonen werden durch aktive Transporter an der luminalen Membranseite nach extrazellulär freigesetzt. Das Bikarbonat wird an der basolateralen Membran im Austausch mit Chloridionen ins Blut abgegeben. Zu den weiteren wichtigen morphologischen Merkmalen der Osteoklasten gehört eine Vielzahl von Lysosomen. Sie enthalten eine Reihe von lysosomalen Enzymen. Dazu gehören in erster Linie Proteasen und Phosphatasen. Sie sind für den Abbau der demineralisierten Knochenmatrix zuständig. Die dabei gebildeten Bestandteile werden dann endozytotisch in die Zellen aufgenommen und in den sekundären Lysosomen weiter abgebaut.

Welche Rolle spielt das Parathormon bei der endokrinen Regulation des Ca^{2+}-Haushalts?

Das **Parathormon (Parathyrin)** spielt bei der endokrinen Kontrolle des Ca^{2+}-Haushalts eine wichtige Rolle (Abb. 28.2). Es wird in vier kleinen Drüsen an der Rückseite der Schilddrüse gebildet – den Nebenschilddrüsen. Sie bestehen zum größten Teil aus den Hauptzellen, die für die Synthese und Sekretion von Parathormon zuständig sind. Die Bildung und Freisetzung von Parathormon ist in erster Linie von der Konzentration an ionisiertem (nicht gebundenem) Ca^{2+} im Blutplasma abhängig. Auch das Vitamin D nimmt an diesem Regulationsprozess teil. Beide Faktoren, hohe Ca^{2+}-Konzentration und Vitamin D, hemmen die Freisetzung von Parathormon. Nach der Sekretion zirkuliert das Parathormon ungebunden im Blutplasma und wird nach einer kurzen Halbwertszeit von etwa vier Minuten metabolisiert.

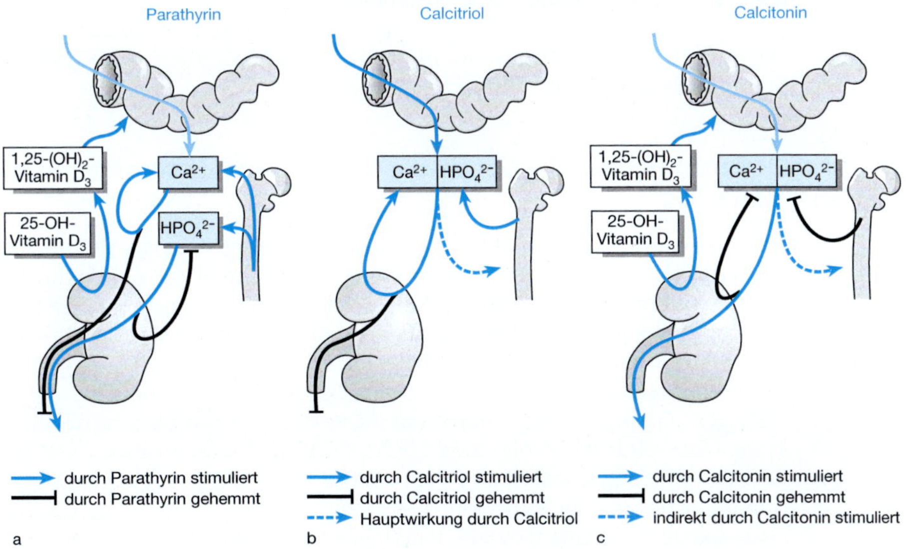

Abb. 28.2 Die wichtigsten Wirkungen von Parathormon, Calcitriol und Calcitonin [1].

In der **Niere** bewirkt das Parathormon die **Ca^{2+}-Rückresorption.** Dies geschieht hauptsächlich im proximalen Tubulus (etwa 65 % des filtrierten Ca^{2+}) und im absteigenden Teil der Henle-Schleife (etwa 25 %). Gleichzeitig wird in der Niere die **Rückresorption von Phosphat gehemmt.** Unter der Wirkung von Parathormon gelangen die Na^+/Phosphat-Transporter von der luminalen Zellmembran in die zytoplasmatischen Vesikel. Es kommt zu einer Phosphaturie, die Plasmakonzentration von Phosphat sinkt. Die dritte wichtige Wirkung vom Parathormon in der Niere ist die Stimulation des letzten Syntheseschrittes von Vitamin D. Es handelt sich um die 1-Hydroxylierung, die in den Mitochondrien im proximalen Tubulus stattfindet. Auch die Hypophosphatämie, durch die die Parathormonwirkung hervorgerufen wird, stimuliert die Bildung von biologisch aktivem Vitamin D.
Weiterhin fördert das Parathormon die **Reifung von Osteoblasten.** In höheren Konzentrationen ist es in der Lage, die **Osteoklasten** indirekt zu **aktivieren.** Dies geschieht über die Freisetzung von speziellen Botenstoffen aus den Osteoblasten, die dann an spezielle Rezeptoren an der Oberfläche der Osteoklasten binden und sie aktivieren.

Welche Funktionen besitzt das Calcitriol?

Die biologisch aktive Form des Vitamins D ist das **Calcitriol (1,25-Dihydroxycholecalciferol),** dessen Synthese in der Leber, in der Haut sowie in den Nieren abläuft. Zu seinen wichtigsten Wirkungen gehört die **Steigerung von Kalzium- und Phosphatresorption** im Darm sowie in den Nieren (Abb. 28.2). Das vermehrt resorbierte Kalzium wird dann für die Mineralisierung des Knochens verwendet. Zu den weiteren Funktionen des Calcitriols gehören die Stimulation der Erythropoese sowie die Funktionssteigerung von Makrophagen und Monozyten. Weiterhin besitzt es eine inhibierende Wirkung auf das Immunsystem, indem es die Proliferation und Aktivität von T-Lymphozyten hemmt. Die enteralen Ca^{2+}-Resorptionsvorgänge spielen bei der Regulation des Ca^{2+}-Haushalts eine sehr wichtige Rolle. Unter Normalbedingungen wird nur ein Zehntel des mit der Nahrung aufgenommenen Kalziums enteral resorbiert. Durch eine gesteigerte enterale Ca^{2+}-Resorption kann ein möglicher Ca^{2+}-Mangel vermieden werden. Auch weitere Hormone, wie Östrogene, Somatotropin und Prolaktin, sind in der Lage, die enterale Ca^{2+}-Resorption über die Stimulation der Calcitriolbildung zu erhöhen.

Welche weiteren Hormone können die Ca^{2+}-Plasmakonzentration beeinflussen?

Die Aktivität der Osteoklasten muss zuverlässig gesteuert werden, denn bei einer unkontrollierten Aktivierung wird mehr Knochengewebe abgebaut, als die Osteoblasten aufbauen können. Zu den klassischen Hormonen, die die Osteoklastenaktivität hemmen, gehört **Calcitonin**. Es kann als **Antagonist des Parathormons** angesehen werden. Es bindet an spezifische Rezeptoren auf der Membran der Osteoklasten und setzt eine Second-messenger-Kaskade in Gang: Durch die Aktivierung von G-Proteinen steigt die Aktivität der zytoplasmatischen Adenylatzyklase. Daraufhin steigt die intrazelluläre cAMP-Konzentration, wodurch die zelluläre Motilität stark abnimmt. Calcitonin ist in der Lage, seine Wirkungen innerhalb weniger Minuten zu entfalten. Dementsprechend wird durch die herabgesetzte Osteoklastenaktivität weniger Knochengewebe abgebaut. Folglich überwiegt bei den ossären Umbauprozessen die Tätigkeit der Osteoblasten, so dass die extrazelluläre Kalziumkonzentration sinkt.

Welche Bedeutung haben die ständigen Umbauprozesse im Knochengewebe?

Die Bedeutung der permanenten Stoffwechselprozesse im Knochengewebe bei der **Homöostase der extrazellulären Kalziumkonzentration** wurde bereits besprochen. Weiterhin sind sie an der **Anpassung des Knochens auf mechanische Belastungen** beteiligt. Auch relativ geringe Belastungen, die lokal begrenzt sind, rufen eine Aktivitätserhöhung der Knochenzellen hervor. Dadurch kommt es in der Zone der vermehrten Belastung zur erhöhten Knochenbildung. Die Knochenfestigkeit steigt, so dass eine ausreichende Stabilität sichergestellt wird.

Wodurch kann ein Knochenschwund ausgelöst werden?

Der **Knochenschwund (Osteoporose)** gehört zu den häufigsten metabolischen Knochenerkrankungen (etwa 2–10% der deutschen Bevölkerung). Er ist durch den Verlust von Knochenmasse und Beeinträchtigung der Knochenstruktur und -funktion gekennzeichnet. Im Mittelpunkt der Pathogenese dieser Erkrankung steht eine Dysbalance zwischen Knochenaufbau durch Osteoblasten und Knochenabbau durch Osteoklasten. Das Überwiegen der osteoklastären Aktivität kann vielerlei Ursachen haben. In unserem Fallbeispiel ist es der **Mangel an Sexualhormonen,** der durch die Menopause hervorgerufen wird. Zu weiteren endokrinologischen Ursachen der Osteoporose gehören **Überschuss an Glukokortikoiden** (z.B. M. Cushing, medikamentöse Langzeittherapie) und **Hyperparathyreoidismus.** Weiterhin wird das Entstehen von Osteoporose durch Mangel an körperlicher Aktivität, Nikotin- und Alkoholabusus sowie Kalziummangel begünstigt. Schließlich gehen viele chronisch-entzündliche Erkrankungen mit osteoporotischen Knochenveränderungen einher.

Therapie und Verlauf

Die dislozierte Schenkelhalsfraktur der älteren Patientin wird chirurgisch mit einer Endoprothese des Hüftgelenks versorgt. Besonders wichtig und kritisch ist der postoperative Verlauf. Es sollten auf jeden Fall Rehabilitationsmaßnahmen eingeleitet werden, um eine frühe und vollständige Mobilität zu gewährleisten.

Die beste Therapie der Osteoporose ist ihre **Prävention.** Die Risikofaktoren, die bei der Entstehung von Osteoporose eine Rolle spielen, sollten ausgeschaltet oder vermindert werden. Viel Bewegung sowie physiotherapeutische Maßnahmen stellen einen wichtigen Stimulus für den Knochenaufbau dar. Zu den Allgemeinmaßnahmen gehört die adäquate Versorgung mit Kalzium und Vitamin D. Sollte dies mit Diätmaßnahmen nicht erreicht werden, wird eine medikamentöse Substitutionstherapie in Erwägung gezogen. Eine Östrogensubstitution zur perimenopausalen Prophylaxe der Osteoporose ist aufgrund der zahlreichen Nebenwirkungen kritisch zu sehen.

Quintessenz Die ständig ablaufenden Vorgänge Knochenbildung und -abbau unterliegen einer genauen endokrinen Kontrolle. Daran sind mehrere Hormone beteiligt: So fördert das Parathormon, das in den Nebenschilddrüsen gebildet wird, indirekt die Aktivierung von Osteoklasten. Die Osteoklasten sind spezifische Zellen, die mir ihren Enzymen Knochengewebe auflösen und Kalzium mobilisieren können. Ein wichtiger Antagonist des Parathormons ist das Calcitonin. Weiterhin ist das Calcitriol an der Regulation der Knochenbildung beteiligt, indem es sich an der Homöostase der extrazellulären Kalziumkonzentration beteiligt. Überwiegt bei den ossären Umbauprozessen die Osteoklastenaktivität, z.B. infolge eines Mangels an Östrogenen oder Vitamin D, dann kann es zur Osteoporose kommen. Bleibt die Osteoporose unbehandelt, dann sind die betroffenen Patienten durch erhöhte Frakturgefahr bei Bagatellverletzungen gefährdet.

Fall 29

Anamnese

Ein 56-jähriger Lastwagenfahrer bemerkt in der letzten Zeit eine Minderung der Sehkraft. Dies fällt ihm vor allem abends beim Lesen auf. Weiterhin hat er Schwierigkeiten, die Auftragsbögen seiner Firma auszufüllen. Dabei stellt er fest, dass er desto besser sieht, je weiter weg er den Text hält. Das Sehen in die Ferne ist jedoch nicht so sehr beeinträchtigt, so dass er z. B. nach wie vor die Verkehrsschilder beim Autofahren erkennen kann.

Aufnahmebefund

56-jähriger Mann in einem sehr guten Allgemein- und Ernährungszustand. Die Auskultation sowie Perkussion der Lungen und des Herzens ergibt einen unauffälligen Befund. Die orientierende neurologische Untersuchung ist ebenfalls unauffällig. Bei der ophthalmologischen Untersuchung fällt der verlängerte Nahpunktabstand von 50 cm auf. Die restlichen Parameter liegen innerhalb des Referenzbereichs. Die Augenhintergrundspiegelung zeigt keinen pathologischen Befund.

Diagnose

Welche Diagnose stellen Sie? An welche therapeutischen Maßnahmen denken Sie?

Offensichtlich liegt bei diesem ansonsten gesunden Patienten eine **Sehstörung** vor. Im Vordergrund steht die Beeinträchtigung des scharfen Sehens in der Nähe. Da keine weiteren Pathologien bei der Untersuchung festgestellt werden konnten, liegt hier höchstwahrscheinlich die **Alterssichtigkeit (Presbyopie)** vor. Es wird eine Lesebrille verordnet, um den verlängerten Nahpunktabstand zu kompensieren. Weiterhin wird dem Patienten empfohlen, sich bei einer weiteren Zunahme der Sehschwäche erneut beim Augenarzt vorzustellen.

Wie ist das menschliche Auge aufgebaut?

Das menschliche Auge hat eine kugelige Form und einen Durchmesser von 24 mm (Abb. 29.1). Die äußere Form wird durch die zähe, weiße **Lederhaut (Sklera)** sowie durch den genau geregelten Augeninnendruck konstant gehalten. Auf der hinteren inneren Oberfläche des Augapfels befindet sich die **Netzhaut (Retina),** die zahlreiche Photorezeptoren trägt. Zwischen der Retina und der Sklera erstreckt sich das **Gefäßnetz der Choroidea.** Einen weiteren wesentlichen Bestandteil des Auges stellt der **dioptrische Apparat** dar. Es handelt sich dabei um ein exakt zentriertes, zusammengesetztes Linsensystem. In der Reihenfolge von außen nach innen kommt als erstes die gekrümmte **Hornhaut (Kornea),** die mit einem Tränenflüssigkeitsfilm bedeckt ist. Hinter der Kornea befinden sich die **vordere** und die **hintere Augenkammer,** die mit Kammerwasser gefüllt sind. Die beiden Augenkammern werden voneinander durch die Pupille-bildende **Iris** getrennt. Der größte Teil des Auges wird vom **Glaskörper** gebildet, der mit wasserklarem Gel aus extrazellulärer Flüssigkeit sowie darin gelöstem Kollagen und Hyaluronsäure gefüllt ist.

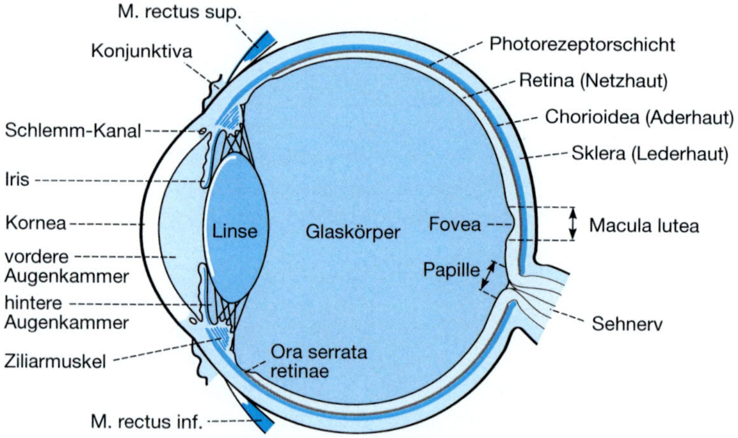

Abb. 29.1 Schematische Darstellung des menschlichen Auges (Horizontalschnitt) [1].

Welche optischen Eigenschaften besitzt das menschliche Auge?

Die Stärke einer Linse wird in der Regel durch die Angabe der **Brechkraft** beschrieben. Die Maßeinheit der Brechkraft ist eine **Dioptrie (dpt)** und wird als negativer Wert der **Brennweite** angegeben. Bei der Brennweite handelt es sich um den Abstand zwischen dem Brennpunkt und der Hauptebene. Im Brennpunkt schneiden die durch eine Linse gebrochenen Lichtstrahlen die optische Achse.
D [dpt]. = 1/Brennweite [1/m].
Bei **Sammellinsen** ist die Brechkraft positiv, während die **Streulinsen** eine negative Brechkraft besitzen. Bei kugeligen Linsen kann die Brechkraft über die Bestimmung des Krümmungsradius berechnet werden. Die Brennweite des optischen Systems Luft–Kornea liegt bei 0,0205 m, dementsprechend beträgt die Brechkraft etwa 48,8 dpt. Beim System Luft–Kornea–Kammerwasser ist die Brennweite mit 0,03159 m etwas länger, die Brechkraft beträgt 31,66 dpt. Da der Durchmesser des Auges etwa 24 mm lang ist, würde die Brechkraft von 31,66 dpt nicht ausreichen, um einen Gegenstand scharf auf der Retina abbilden zu können. Die fehlende Brechkraft wird mittels der zur **Akkommodation** fähigen Linse kompensiert. Den größten Beitrag der Augenbrechkraft liefert die Kornea mit 43 dpt. An der zweiten Stelle steht die Linse mit weiteren 19,5 dpt.

Wie kommt es zur Akkommodation?

Unter der **Akkommodation** versteht man eine aktive Änderung der Brechkraft des Auges. Die maximal erreichbare Änderung der Brechkraft wird als **Akkommodationsbreite** bezeichnet. Im entspannten Zustand, wenn kein Zug durch die **Zonulafasern** besteht, kugelt sich die Linse ab. Dabei nimmt v.a. die Krümmung der Vorderseite zu. Die Abkugelung kommt durch die Eigenelastizität der Linse zustande. Die Spannung der Zonulafasern wird durch die Kontraktion des **Ziliarmuskels** herabgesetzt. Dadurch verkürzt sich die Brennweite der Linse, und die Brechkraft nimmt zu (es können Werte bis zu 31 dpt erreicht werden). Es kommt zur Naheinstellung **(Nahakkommodation).** Der Ziliarmuskel wird hauptsächlich parasympathisch innerviert. Er besitzt jedoch auch eine geringe sympathische Innervierung für die Ferneinstellung.

Bei entspanntem Ziliarmuskel ziehen die Zonulafasern die Linse flach. Die Brechkraft der Linse nimmt ab, sie beträgt im flachen Zustand etwa 19 dpt. Die weit entfernten Gegenstände können nun retinal scharf abgebildet werden. In diesem Fall liegt die Ferneinstellung **(Fernakkommodation)** vor.

Wodurch wird die optische Qualität des dioptrischen Apparates begrenzt?

Die Abbildungsqualität des dioptrischen Apparates wird durch physiologische und unter Umständen durch pathologische Abbildungsfehler begrenzt. Bei den physiologischen Abbildungsfehlern spielen v.a. **sphärische** und **chromatische Aberration** eine wichtige Rolle.

Die **sphärische Aberration** wird durch ungleichmäßige Krümmung der Kornea und der Linse hervorgerufen. Im Randbereich ist der Krümmungsradius und somit die Brennweite geringer als im Zentrum. Dadurch wird ein Bild randständig auf der Retina unscharf abgebildet. Dieser störende Effekt wird durch die Pupillenfunktion in gewisser Weise kompensiert, indem die Pupillen enger und die Randstrahlen somit ausgeblendet sind.

Die **chromatische Aberration** beruht auf den optischen Brecheigenschaften des Lichts unterschiedlicher Wellenlänge. Da kurzwelliges Licht stärker gebrochen wird als langwelliges Licht, werden z.B. rote und blaue Anteile einer Abbildung in unterschiedlichen Ebenen retinal projiziert. Auch diese Aberration wird physiologisch kompensiert, indem die foveale Dichte der Blaurezeptoren geringer ist als die Rezeptorendichte für die anderen Farben.

Zu den weiteren, die optische Qualität beeinträchtigenden, Mechanismen gehört der **Tyndall-Effekt.** Durch die im Glaskörper kolloidal gelösten Makromoleküle kommt es zur diffusen Dispersion des Lichts. Dies merkt man zum Teil als umherschwirrende Teilchen, wenn man auf den klaren Himmel schaut.

Wodurch kommt es zur Alterssichtigkeit?

Die Sehkraft wird bei den meisten Menschen mit der Zeit schwächer. Dafür gibt es mehrere Erklärungen. Die Linse wächst zeitlebens. Da die Linse von einer Linsenkapsel umgeben ist, können sich die äußere Linsenschichten nicht abschilfern. Dadurch kommt es zu einer ständigen Vergrößerung und Verdichtung des Linsenkerns. Die Linsenverformbarkeit, die für die Akkommodation notwendig ist, nimmt ab. Dementsprechend wird die Akkommodationsbreite geringer, es kommt zur Presbyopie. Der Nahpunktabstand wird größer, so dass die Leute dadurch auf die Sehschwäche aufmerksam gemacht werden, dass sie die Zeitung oder Bücher in größerem Abstand vom Auge besser lesen können. Die Presbyopie wird häufig als „Altersweitsichtigkeit" bezeichnet. Diese Bezeichnung ist nicht ganz korrekt, denn es handelt sich dabei um keine echte Weitsichtigkeit, denn der Fernpunkt liegt nach wie vor im Unendlichen.

Welche weiteren Sehstörungen sind klinisch bedeutsam?

Zu den häufigen Sehstörungen, die im klinischen Alltag von Bedeutung sind, gehören die **Kurzsichtigkeit (Myopie)** und die **Weitsichtigkeit (Hyperopie).** Es handelt sich dabei um Brechungsfehler des Auges (Abb. 29.2).

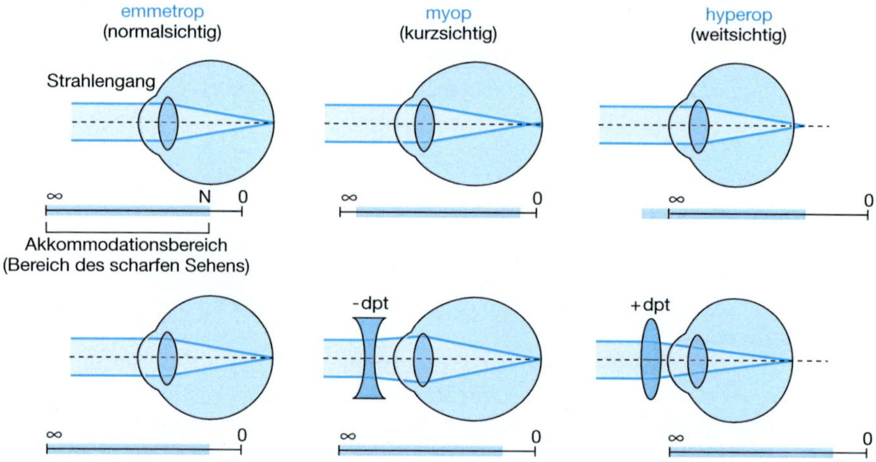

Abb. 29.2 Darstellung der Brechungsfehler des Auges: Myopie und Hyperopie [1].

Bei den Personen mit **Myopie** ist das Auge im Verhältnis zu seiner Brennweite zu lang. Die weit entfernten Gegenstände können nicht mehr scharf gesehen werden, da die Ebene, auf der die Gegenstände abgebildet sind, vor der Fovea liegt. Um die Kurzsichtigkeit zu korrigieren, wird eine **Zerstreuungslinse** benötigt.

Bei der **Hyperopie** liegt eine andere Bulbusanomalie vor: In diesem Fall ist das Auge zu kurz, so dass die Bildebene hinter der Retina liegt. Damit die nahe liegenden Gegenstände trotzdem scharf retinal abgebildet werden, wird eine **Sammellinse** eingesetzt.

Zu den weiteren Abbildungsfehlern gehört der **Astigmatismus.** Der Astigmatismus kommt durch eine unterschiedliche Brechkraft der Kornea in vertikaler und horizontaler Ebene zustande. Ein Astigmatismus bis zu 0,5 dpt wird als physiologisch bezeichnet, ist besonders bei Kindern weit verbreitet und bildet sich häufig zurück. Bei den Astigmatismusformen wird weiterhin der Astigmatismus regularis secundum regulam (vertikale Brechkraft stärker als die horizontale) vom Astigmatismus regularis contra regulam (horizontale Brechkraft stärker als die vertikale) unterschieden. Der Astigmatismus kann mit Hilfe von Linsen in **Zylinderform** korrigiert werden. Beim irregulären Astigmatismus ist die unregelmäßig geformte Korneaoberfläche ursächlich. Hier wird das Tragen von Kontaktlinsen erforderlich. Die Korneaunebenheiten werden dann durch den Tränenflüssigkeitsfilm unter den eng anliegenden Kontaktlinsen ausgeglichen.

Wie wird die Augenhintergrundspiegelung durchgeführt?

Das Licht, welches auf die Retina fällt, wird z.T. reflektiert. Mit Hilfe eines Augenspiegels als Lichtquelle kann der Augenhintergrund untersucht werden. Die Augenspiegelung wird als **Ophthalmoskopie** bezeichnet. Die Ophthalmoskopie kann sowohl direkt als auch indirekt durchgeführt werden.

Bei der **direkten Ophthalmoskopie** wird der Augenhintergrund im aufrechten Bild betrachtet. Durch die Vergrößerungswirkung von Arzt- und Patientenauge ist das Bild etwa 12–15fach vergrößert. Somit kann die Retina in Details betrachtet werden. Allerdings können durch direkte Ophthalmoskopie die peripheren Bereiche der Retina nicht eingesehen werden.

Bei der **indirekten Ophthalmoskopie** wird eine etwa 15 dpt starke Sammellinse vor das Auge des Patienten gehalten. Die von der Retina reflektierten Lichtstrahlen werden demnach zu einem umgekehrten Bild vereinigt. Der Vergrößerungsfaktor von etwa fünf ist im Vergleich zur direkten Ophthalmoskopie geringer. Es können jedoch die Randbereiche des Augenhintergrunds besser untersucht werden.
Bei der Ophthalmoskopie werden mehrere Strukturen beurteilt. Dazu gehören die Austrittsstelle des Sehnervs (Papilla nervi optici), gelber Fleck (Fovea centralis) sowie die Gefäße (Äste der A. centralis retinae sowie der Vv. centrales retinae). Die Augenspiegelung kann wichtige diagnostische Hinweise nicht nur bei ophthalmologischen Erkrankungen liefern. Auch viele systemische Erkrankungen wie z.B. Diabetes mellitus oder Bluthochdruck gehen mit pathologischen Veränderungen des Augenhintergrunds einher.

Quintessenz Mehrere Komponenten tragen zur Gesamtbrechkraft des menschlichen Auges bei. Durch die Akkommodationsfähigkeit der Linse sind wir in der Lage, unterschiedlich weit entfernte Gegenstände scharf zu sehen. Die Akkommodationsbreite des Auges hängt in erster Linie von der Elastizität der Linse ab und nimmt im Laufe des Lebens ab, es kommt zur Alterssichtigkeit.

Fall 30

Anamnese

Ein 21-jähriger Student wird auf dem Weg zur Universität von einem abbiegenden Auto übersehen. Dabei kommt es zum Zusammenstoß mit seinem Fahrrad, so dass er stürzt und mit dem Hinterkopf auf die Straße aufschlägt. Da er keinen Schutzhelm trägt, zieht er sich eine stark blutende Kopfplatzwunde zu. Umgehend werden Rettungsdienst und Polizei verständigt.

Aufnahmebefund

Der Notarzt findet einen 21-jährigen Mann in leicht verwirrtem Zustand vor. Auf dem Hinterkopf findet man eine etwa fünf cm messende, stark blutende Platzwunde, die vor Ort mit einem Druckverband versorgt wird. Die orientierende neurologische Untersuchung ist unauffällig. Nach dem Anlegen von zwei großlumigen venösen Zugängen und Anschließen einer 500 ml NaCl-Infusionflasche wird der Patient mit dem Notarztwagen in das nächst gelegene Krankenhaus transportiert.
In der chirurgischen Ambulanz des Kreiskrankenhauses wird eine Fraktur des Schädels mit einer Röntgenaufnahme in zwei Ebenen ausgeschlossen. Die Sonographie des Abdomens zeigt keine freie Flüssigkeit im Bauchraum und liefert keinen Hinweis auf eine Verletzung innerer Organe. Auf Befragen gibt der Patient an, er könne sich an den genauen Unfallhergang überhaupt nicht erinnern.

Diagnose

Wie lautet Ihre Erstdiagnose?

Der Sturz auf den Hinterkopf mit der Kopfhautplatzwunde sowie die Gedächtnislücke (retrograde Amnesie) deuten auf eine **Gehirnerschütterung** (Commotio cerebri) hin. Der diensthabende Arzt entscheidet sich, den Patienten stationär für 48 Stunden zur Überwachung aufzunehmen, obwohl in diesem Fall keine lebensbedrohliche Verletzung vorliegt. Auf seine Anordnung werden Glasgow Coma Scale (Bewertungsmaßstab für Bewusstseinsstörungen z.B. nach Schädel-Hirn-Trauma), Blutdruck, Herzfrequenz sowie Pupillenfunktion zunächst alle drei Stunden überprüft.

Weiterer Verlauf

Es kam zu einer raschen Erholung des Patienten. Nach sechs Stunden stellt die Krankenschwester jedoch beim Überprüfen der Pupillenfunktion eine geringfügig unterschiedliche Pupillenweite (Anisokorie) fest. Der daraufhin gerufene Stationsarzt kann keine weiteren Auffälligkeiten beim Erheben des neurologischen Status feststellen. Es wird eine Schichtaufnahme des Schädels angeordnet (CT, Computertomographie), die einen völlig unauffälligen Befund zeigt. In den nächsten 12 Stunden verschwindet die Seitendifferenz beim Pupillentest wieder. Da der Patient sich wohl fühlt und keine weiteren Beeinträchtigungen bestehen, wird er entlassen. Ein Kontrolltermin bei seinem Hausarzt wird vereinbart.

Welche Funktion übernimmt die Pupille beim menschlichen Auge?

Die Pupillenweite bestimmt die Lichtmenge, die auf die Netzhaut einfällt. Es handelt sich um einen geschlossenen Regelkreis, denn die Pupillenweite selbst wird von der Lichtintensität reguliert. Dabei kann es zur Änderung des Pupillendurchmessers von zwei bis acht mm kommen, was einem Flächenverhältnis von 1:16 ($1:4^2$) entspricht. Somit übernimmt die Pupille die **Aperturblendenfunktion:** Der Lichteinfall kann ohne Einengung des Blickfeldes geändert werden. Die Pupillenreaktion läuft außerordentlich schnell ab, die Latenzzeit beträgt lediglich 0,2–0,5 s. Dadurch wird gewährleistet, dass unter den alltäglichen Lichtbedingungen die retinale Lichtdichte konstant gehalten wird. Die Blendung wird dabei möglichst gering gehalten.

Wie verläuft die Bahn der Pupillenlichtreaktion?

Die Bahn der Pupillenlichtreaktion besteht aus einem afferenten und einem efferenten Anteil (Abb. 30.1). Die afferente Bahn beginnt mit dem **N. opticus,** der die von den retinalen Rezeptoren aufgenommene Information weiterleitet. Der Sehnerv enthält etwa eine Million Axone. Im Bereich des **Chiasma opticum** kommt es zu einer partiellen Kreuzung der Nervenfasern. Die nasal gelegenen Nervenfasern, die die Information vom temporalen Teil des Gesichtsfelds aufnehmen, wechseln zur kontralateralen Seite. Nach der Überkreuzung verlaufen die Nervenfasern im **Tractus opticus** zur ersten neuronalen Schaltstation, dem **Corpus geniculatum laterale** (CGL). Nach ihrer Umschaltung ziehen die Nervenfasern über die Sehstrahlung **(Radiatio optica)** zur primären Sehrinde **(Area striata).** Die Area striata, auch Area 17 oder V1 genannt, gehört zum okzipitalen Kortex.

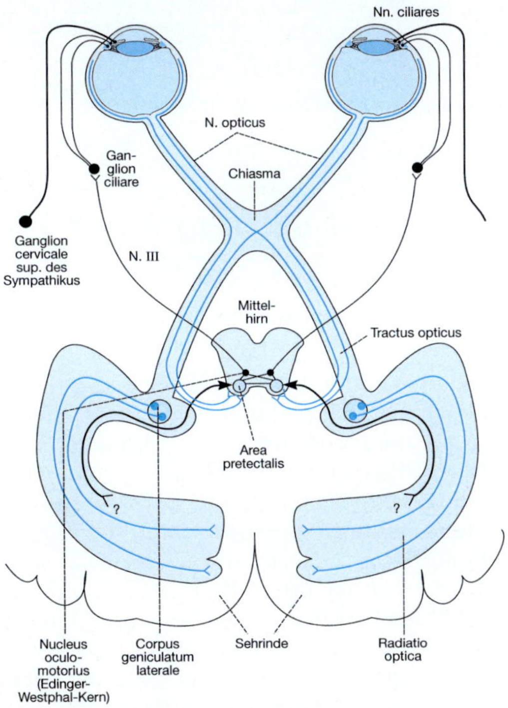

Abb. 30.1 Bahn der Pupillenlichtreaktion [1].

Wie wird die Pupillenfunktion untersucht?

Zunächst werden die beiden Pupillen sorgfältig betrachtet. Dabei achtet man darauf, ob sie erweitert **(Mydriasis)** oder verengt sind **(Miosis).** Man untersucht unbedingt, ob der Pupillendurchmesser seitengleich ist. Ist dies nicht der Fall, dann spricht man von einer **Anisokorie.** Eine geringfügig ausgeprägte Anisokorie mit einer Seitendifferenz von weniger als 0,5 mm ist fast immer ohne pathologische Bedeutung: Man spricht von physiologischer Anisokorie. Eine stärkere Anisokorie kann einen wichtigen Hinweis auf einen krankhaften Prozess im zentralen Nervensystem liefern. Sie kann durch eine Störung der parasympathischen Innervation (M. sphincter pupillae) oder der sympathischen Innervation (M. dilatator pupillae) hervorgerufen werden. Eine Anisokorie kann aber auch genetisch bedingt vorkommen und völlig harmlos sein.
Bei der Überprüfung von Pupillenfunktion (Abb. 30.2) hat sich im klinischen Alltag der sog. „**Swinging-Flashlight-Test**" etabliert. Er wird mit Hilfe einer diagnostischen Augenleuchte durchgeführt. Dabei werden die beiden Augen einzeln beleuchtet und die darauf folgende Pupillenfunktion überprüft. Man achtet auf die **direkte Pupillenreaktion** am selben Auge sowie auf die **konsensuelle Reaktion** auf dem kontralateralen Auge. Dieser Test wird beidseits durchgeführt. Ein pathologischer Befund kann durch unterschiedliche Erkrankungen hervorgerufen werden. Je nach Befundkonstellation und seiner Ausprägung kann man einen relativ genauen Rückschluss auf die Ursache der Störung ziehen.

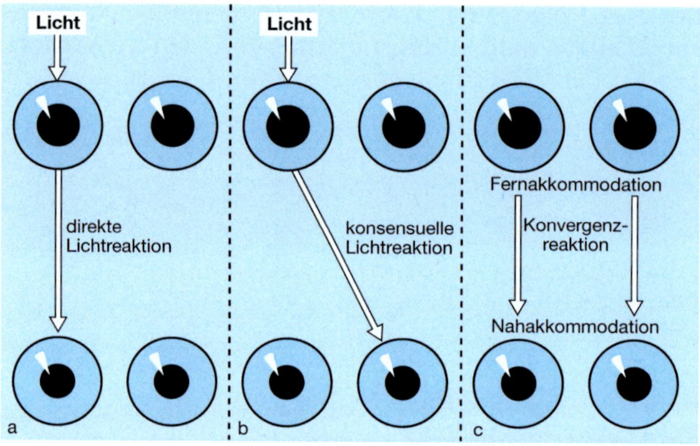

Abb. 30.2 Schematische Darstellung der Pupillenreaktionen, nach [2].

Bei einer **relativen afferenten Pupillenstörung** reagieren die Pupillen zwar seitengleich (isokor), die Lichtreaktion läuft jedoch träge ab. Kommt es zu einem kompletten Ausfall von Afferenzen (z.B. vollständiger Ausfall des N. opticus), so kann die direkte Pupillenreaktion erwartungsgemäß nicht ausgelöst werden. Auch die konsensuelle Reaktion bleibt beim Beleuchten des betroffenen Auges aus. Wird aber das kontralaterale Auge beleuchtet, so ist die konsensuelle Pupillenreaktion am betroffenen Auge nicht beeinträchtigt. Dies wird **amaurotische Pupillenstarre** genannt und ist ein objektiver Beweis einer einseitigen Erblindung infolge einer kompletten Läsion des N. opticus. Bei einer Unterbrechung des N. oculomotorius oder bei einer Schädigung in einem seiner Kerngebiete fallen sowohl die direkte als auch die konsensuelle Pupillenreaktion auf der betroffenen Seite aus. Man spricht in diesem Fall von der **absoluten Pupillenstarre.** Auch die Nahakkommodation ist hier je nach dem Schweregrad der Schädigung eingeschränkt.

Wie kann die Pupillenmuskulatur pharmakologisch beeinflusst werden?

Die Pupillenmuskulatur kann über eine Aktivierung bzw. Hemmung des sympathischen oder parasympathischen Teils des vegetativen Nervensystems beeinflusst werden.

Durch die Verabreichung von **Parasympathomimetika** kommt es zur **Miosis.** Bei den Parasympathomimetika handelt es sich um Substanzen, welche entweder direkt die muskarinergen Azetylcholinrezeptoren aktivieren (direkte Parasympathomimetika, z.B. Pilocarpin) oder den Abbau des natürlicherweise vorhandenen Azetylcholins hemmen (indirekte Parasympathomimetika, z.B. Physostigmin). Die Verengung der Pupille kommt dabei infolge der Kontraktion des M. sphincter pupillae zustande. Gleichzeitig kontrahiert sich der M. ciliaris, dadurch erschlaffen die Zonulafasern, so dass das scharfe Sehen nicht mehr möglich ist.

Werden dagegen **Parasympatholytika** (z.B. Atropin) verabreicht, welche die muskarinergen Rezeptoren des Pupillensphinkters blockieren, dann tritt eine **Mydriasis** auf. Lichtreaktion sowie Akkommodation sind komplett aufgehoben. In der Klinik verwendet man Augentropfen, die Tropicamid enthalten, um den Augenhintergrund bei erweiterter Pupille ungehindert betrachten zu können. Dabei kommt es gleichzeitig zu einer mäßigen Akkommodationparese.

Sympathomimetika (z.B. Adrenalin) stimulieren direkt die α-Rezeptoren des M. dilatator pupillae. Das Auge wird **mydriatisch.** Da der M. ciliaris nicht beeinflusst wird, bleibt die Konvergenzfähigkeit am Auge erhalten. Werden die α-Rezeptoren durch **α-Sympatholytika** blockiert, so überwiegt der parasympathische Tonus am Auge, was zur **Miosis** führt.

Wie lassen sich die Pupillenstörungen bei einem Schädel-Hirn-Trauma erklären?

Ein Schädel-Hirn-Trauma kann ein Hirnödem bewirken. Dadurch kommt es zur intrakraniellen Drucksteigerung. Die Hüllstrukturen des Gehirns wie Hirnhäute oder Schädelknochen können jedoch diese Drucksteigerung nicht kompensieren. Daher werden die Liquorräume sowie das Hirngewebe verdrängt und zusammengepresst. Dadurch kommt es zur Beeinträchtigung der Bahn für Pupillenreaktion.

Quintessenz Die Pupille nimmt die zentrale Stellung bei der Regulation des retinalen Lichteinfalls ein. Die Weite der Pupille ist von der Lichtintensität abhängig. Weiterhin kann sie sich bei Akkomodation und Nahkonvergenz ändern. Die Pupillenlichtreaktion zeichnet sich durch eine hohe Geschwindigkeit aus, was eine unverzügliche Anpassung an die jeweiligen Lichtverhältnisse ermöglicht. Die Änderungen der Pupillenweite werden durch Kontraktion der Irismuskulatur hervorgerufen. Die Irismuskulatur steht unter der Kontrolle des vegetativen Nervensystems. Die Überprüfung der Pupillenlichtreaktion gehört zu jeder körperlichen Untersuchung. Eine Anisokorie (Seitendifferenz der Pupillenweite) kann zwar völlig harmlos sein, die zugrundeliegende Ursache muss jedoch sorgfältig abgeklärt werden.

Fall 31

Anamnese

Ein 61-jähriger Mitarbeiter einer Gießerei kommt zu einem niedergelassenen HNO-Arzt. Er klagt über Schwerhörigkeit, die bei ihm schon seit Jahren bestehe. In den letzten Wochen sei es zu einer deutlichen Progredienz gekommen. Die Leistungsminderung des Gehörs beeinträchtige ihn in der letzten Zeit deutlich in seinem Beruf sowie im Alltag.

Aufnahmebefund

Die orientierende körperliche Untersuchung ergibt einen unauffälligen Befund. Bei der Spiegelung des Ohres zeigt sich ein gesundes Trommelfell. Auch die restliche HNO-ärztliche Untersuchung liefert keinen Hinweis auf einen pathologischen Prozess.

Diagnose

Die für die Gehörüberprüfung durchgeführte Tonaudiometrie zeigt eine beidseitige **Innenohrschwerhörigkeit.**

Wodurch ist die vorliegende Erkrankung verursacht?

Die bei diesem Patienten vorliegende **Schwerhörigkeit** ist auf die Schädigung des Innenohrs zurückzuführen. Bei genauerem Befragen gibt der Patient an, dass er in seinem Beruf als Maschinentechniker in einer Gießerei sehr häufig starkem Lärm ausgesetzt ist. Auch die Dauer des Lärms ist z.T. erheblich. Er habe zwar einen Gehörschutz auf seinem Arbeitsplatz, dieser werde jedoch von ihm aufgrund der Hitze nur unregelmäßig benutzt. Dementsprechend ist es nahe liegend, dass es sich in diesem Fall um **Lärmschwerhörigkeit** handelt. Auf jeden Fall ist zu beachten, dass es auch andere Ursachen für diese Erkrankung gibt, wie z.B. Medikamente (Aminoglykosidantibiotika). Die Einnahme solcher ototoxischen Substanzen wird vom Patienten jedoch verneint.

Wie ist das Ohr anatomisch aufgebaut?

Das Ohr wird anatomisch und funktionell in **äußeres Ohr, Mittelohr** und **Innenohr** unterteilt. Das **äußere Ohr** bestehend aus der Ohrmuschel und dem äußeren Gehörgang. Es dient der Weiterleitung der Luftschwingungen zum Trommelfell. Das Mittelohr mit dem Trommelfell und den Gehörknöchelchen dient der Überwindung des hohen Schallwellenwiderstands des Innenohrs. Im Mittelohr sind drei Gehörknöchelchen vorhanden, die miteinander beweglich verbunden sind: der im Trommelfell eingelassene Hammer (Malleus), der Amboss (Incus) sowie der Steigbügel (Stapes), dessen Fußplatte sich im ovalen Fenster zum Innenohr befindet. Die Voraussetzung für eine normale Luftleitung ist, dass die Gehörknöchelchenkette intakt und beweglich bleibt. So kann die Weiterleitung der Luftschwingungen vom Trommelfell zum Innenohr einwandfrei stattfinden.

Wie kann das Gehör klinisch untersucht werden?

Zu den wichtigsten Untersuchungsverfahren des Gehörs gehört die **Tonaudiometrie.** Dabei werden der untersuchten Person reine Töne für jedes Ohr getrennt über einen Kopfhörer angeboten. Es wird die **subjektive Tonschwelle** gemessen: die Lautstärke, bei der ein Ton gerade wahrgenommen wird. Die Hörschwelle ist frequenzabhängig und liegt bei Tönen höherer Frequenz wesentlich niedriger als bei Tönen geringerer Frequenz. Liegt eine Schwerhörigkeit vor, dann wird eine höhere Tonschwelle im Vergleich zu einer gesunden Person gemessen. Mit Hilfe der Audiometrie kann nicht nur das Ausmaß der Schwerhörigkeit beurteilt werden, sondern z.T. zwischen der Schallleitungsschwerhörigkeit und der Innenohrschwerhörigkeit unterschieden werden.

Wie kann eine Störung der Schallwellenleitung diagnostiziert werden?

Die Schallwellen können unter Umgehung des Mittelohrs über die **Knochenleitung** direkt zum Innenohr geleitet werden: Die Schallwellen rufen Schwingungen der Knochenstrukturen um das Innenohr hervor. Die Knochenleitung spielt im Alltag bei der Wahrnehmung des Schalls eine unbedeutende Rolle. Sie ist jedoch sehr wichtig für das diagnostische Vorgehen bei der Differenzierung zwischen einer **Mittelohr-** und einer **Innenohrschwerhörigkeit.** Dabei werden **Rinne-** und **Weber-Versuch** durchgeführt.

Beim **Rinne-Versuch** wird die angeschlagene Stimmgabel zunächst auf den Processus mastoideus hinter dem Ohr aufgesetzt. Sobald der Proband keinen Ton über die Knochenleitung mehr hört, wird die Gabel am Meatus acusticus externus vor das Ohr gehalten. Der Versuch fällt positiv aus, wenn der Ton vor dem Ohr über Luftleitung wieder gehört wird. Falls der Proband dann nichts hört, wird der Rinne-Versuch als negativ bezeichnet.

Bei der Durchführung des **Weber-Versuchs** wird die Tongabel mittig auf den Kopf gesetzt. Ziel des Weber-Versuchs ist der beidseitige Vergleich der Knochenleitung. Bei den Personen mit gesundem Gehör wird der Ton entweder im Kopf zentral bzw. auf beiden Ohren gleich laut gehört. Liegt eine einseitige **Schallleitungsschwerhörigkeit** (z.B. Mittelohrschaden) vor, dann kommt es zur Lateralisation ins kranke Ohr. Das bedeutet, dass der Ton auf der betroffenen Seite lauter gehört wird. Für diese Lateralisation können mehrere Pathomechanismen verantwortlich sein. Erstens ist der Schalltransport sowohl von außen nach innen als auch von innen nach außen reduziert. Diesem Umstand liegt die Mach-Schallabflusstheorie zugrunde. Sie besagt, dass bei einer Schallleitungsstörung dem Innenohr weniger Schallenergie verloren geht. Zweitens ist das kranke Ohr auf einen geringeren Schalldrucklevel durch Prozesse im Innenohr adaptiert. Liegt dagegen eine **Schalllempfindungsstörung** (z.B. Innenohrschaden) vor, wird der Ton auf der gesunden Seite lauter gehört.

Wie funktioniert die Schalltransduktion im Innenohr?

Die **Schalltransduktion** findet im **Innenohr** (Abb. 31.1) statt. Das Hauptprinzip der Schalltransduktion ist, die Schallwelle in elektrische Signale auf zellulärer Ebene umzusetzen. Infolge der Impedanzanpassung im Mittelohr (s.o.) werden die Luftschwankungen, die durch den Schall hervorgerufen werden, auf das ovale Fenster des Innenohrs übertragen. Dadurch entstehen Bewegungen der **Basilarmembran**, die sog. **Wanderwelle.** Die Basilarmembran ist ein Teil des Corti-Organs. Sie enthält die Rezeptorzellen, die inmitten zahlreicher Stützzellen eingebettet sind. Die Rezeptorzellen tragen an ihrem apikalen Ende mehrere submikroskopische Fortsätze,

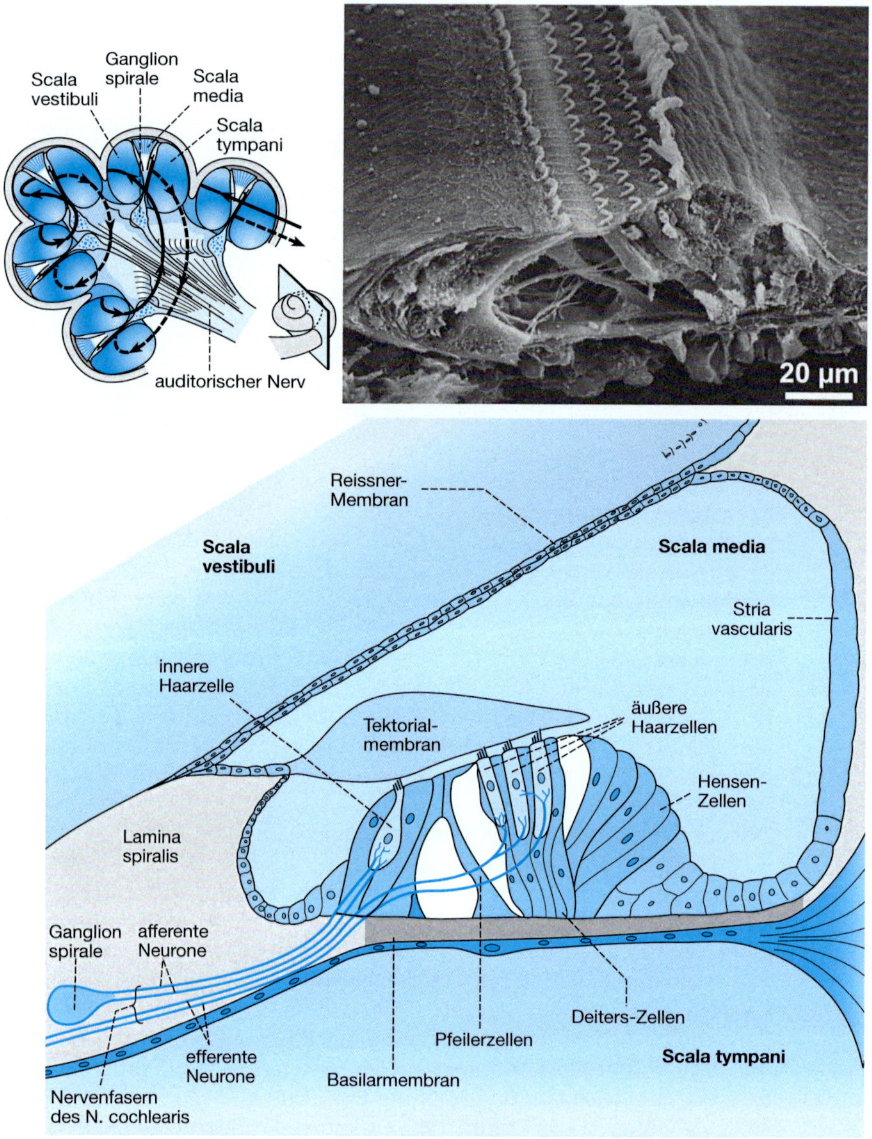

Abb. 31.1 Schematische Darstellung des Innenohraufbaus [1].

die sog. Stereozilien. Insgesamt sind die Sinneszellen in drei Reihen **äußerer Haarzellen** und in einer Reihe **innerer Haarzellen** angeordnet. Die inneren Haarzellen sind dabei die eigentlichen Sinneszellen. Über den Haarzellen befindet sich die **Tektorialmembran,** die eine gelatineartige Konsistenz besitzt. Dabei kommt es zu einer leichten Berührung der Stereozilienspitzen mit der Tektorialmembran. Bei einer schallinduzierten Wanderwelle kommt es zu einer Relativbewegung zwischen der Tektorial- und Basilarmembran. Durch diese Scherbewegung kommt es zur Auslenkung der Stereozilien und somit zur Aktivierung der Sinneszellen.
Das Ruhemebranpotenzial der Haarzellen liegt zwischen –40 mV (innere Haarzellen) und –70 mV (äußere Haarzellen). Beim Ablauf des Aktionspotenzials spielen lokale elektrophysiologische und biochemische Gegebenheiten, die im ganzen Kör-

per einzigartig sind, eine wichtige Rolle. Die Scala media enthält die **Endolymphe,** die besonders reich an Kaliumkationen ist. Die hohe K^+-Konzentration kommt durch die aktive Sekretion eines speziellen Epithels zustande, der **Stria vascularis.** Wegen der hohen K^+-Konzentration besitzt die Endolymphe eine stark positive Ladung gegenüber den übrigen Extrazellulärräumen. Sie beträgt etwa +85 mV und wird als **endokochleäres Potenzial** bezeichnet. Aus dem endokochleären Potenzial und dem Gleichgewichtspotenzial der Sinneszellen ergibt sich die transmembranäre Potenzialdifferenz von 125 mV bei den inneren Haarzellen sowie 155 mV bei den äußeren Haarzellen. Da die intrazelluläre K^+-Konzentration mit der K^+-Konzentration in der Endolymphe übereinstimmt, beträgt das chemische K^+-Gleichgewichtspotenzial 0 mV, berechnet nach der Nernst-Potenzial-Gleichung.
Kommt es zur Abscherungsbewegung der Zilien, dann werden **K^+-Kanäle** auf der apikalen Seite der Sinneszellen geöffnet. Da das chemische K^+-Gleichgewichtspotenzial 0 mV beträgt, fungiert die gesamte elektrische transmembranäre Potenzialdifferenz als treibende Kraft für einen **K^+-Einstrom** in die Zelle. Bei der Deflektion der Haarzellen kommt es zu einem starken K^+-Einstrom, wodurch die Zellen depolarisiert werden. So zeichnen sich die Sinneszellen des Innenohrs durch eine Depolarisation aus, die durch einen Kalium- und nicht durch eine Natriumeinstrom zustande kommt. Bei der Repolarisation werden die Kaliumkationen über spezifische Ionenkanäle an der seitlichen Zellmembran wieder nach außen transportiert. Die Zelle verliert dabei die positiven Ladungen und erreicht wieder ihr Ruhemembranpotenzial.

Wie lässt sich die hohe Frequenzselektivität des Gehörs erklären?

Das gesunde Ohr zeichnet sich durch eine sehr hohe Frequenzselektivität aus. Sie beträgt bei 1000 Hz lediglich 3 Hz, das bedeutet, dass Frequenzunterschiede von 0,3 % wahrgenommen werden können. Dafür sind folgende Mechanismen verantwortlich: Der Schall löst vibrierende Bewegungen der kochleären Strukturen aus. Dadurch entsteht eine Wanderwelle. Sie wandert aber nicht gleichmäßig von der Basis bis zur Spitze der Schnecke. In Abhängigkeit von der Frequenz kommt es nach einer geringen Zunahme der Amplitude, die eine variable Dauer hat, zu einer massiven, mehr als 1000fachen **Verstärkung.** Diese Verstärkung kommt durch die Bewegungsaktivität der äußeren Haarzellen zustande. Sie wirken dabei als Servomotoren mit einer Bewegungsfrequenz von bis zu 20000/s. Diese Spitze hält nicht lange an, es kommt nach sehr kurzer Zeit zu einem plötzlichen Amplitudenabfall. Die Wellenspitze ist in Abhängigkeit von der Frequenz unterschiedlich lokalisiert. Bei hohen Frequenzen liegt das Maximum der Wanderwelle in der Nähe der Basilarmembran. Mittlere Frequenzen erzeugen das Maximum im mittleren Bereich der Schnecke, während die maximale Wellenamplitude niedriger Frequenzen an der Schneckenspitze liegt. Gleichzeitig kommt es zur **Frequenzdispersion.** Das bedeutet, dass ein Schallereignis in einzelne Tonhöhen aufgespreizt wird und dadurch an unterschiedlichen Stellen der Cochlea besser registriert werden kann.

Wie werden die Impulse aus dem Innenohr ins zentrale Nervensystem geleitet?

Die afferenten Fasern aus dem Innenohr verlaufen im **N. cochlearis** und verlassen das Ohr durch den inneren Gehörgang zum Kleinhirnbrückenwinkel. Kommt es zu einer Raumforderung in diesem Gebiet, z. B. durch einen Tumor wie das Akustikusneurinom, dann tritt nicht selten Schwerhörigkeit als Symptom auf. Neben den afferenten Fasern enthält der N. cochlearis auch wenige efferente Fasern (sie machen etwa 10 % aus), die die Aktivität der Haarzellen beeinflussen können. Die Höhe des Schalldruckpegels wird über die Entladungsrate im Hörnerv kodiert. Die Dauer der Aktivierung der Nervenfasern entspricht ziemlich genau der Zeitdauer eines Schallereignisses. Somit werden die wichtigsten physikalischen Eigenschaften eines Schallreizes in afferenten Fasern kodiert. Die Fasern ziehen im Hirnstamm zum **Nucleus cochlearis ventralis** bzw. **dorsalis,** wo die Umschaltung auf das zweite Neuron stattfindet (Abb. 31.2). Umgeschaltet zieht ein Teil der Fasern vom Nucleus cochlearis ventralis zur **oberen Olive** auf der gleichen Seite. Ein anderer Teil kreuzt jedoch und zieht zur kontrolateralen Olive. Auch die Fasern, die im Nucleus cochlearis dorsalis auf das zweite Neuron umgeschaltet wurden, kreuzen zum Teil zur Gegenseite und laufen zum **Nucleus lemnisci lateralis.** Die nächste Umschaltung findet im **Colliculus inferior** statt. Von dort verlaufen die Fasern über das **Corpus geniculatum mediale** zur **primären Hörrinde,** die im Bereich des Temporallappens liegt.

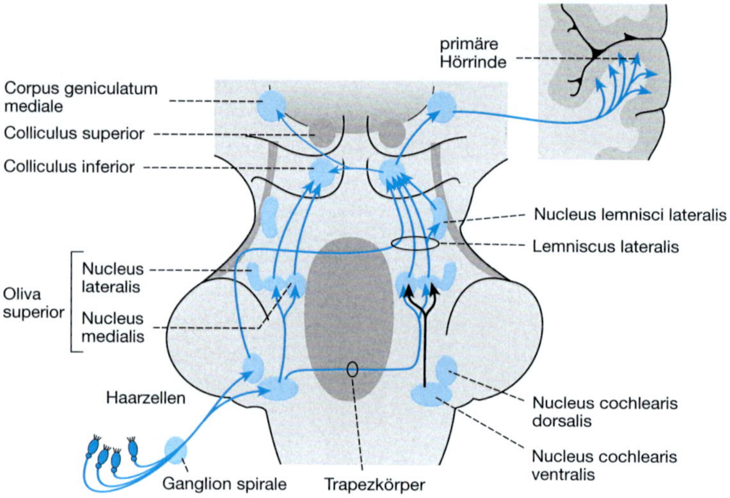

Abb. 31.2 Darstellung der menschlichen Hörbahn [1].

In der Hörrinde übernehmen die spezifischen Neurone höhere Funktionen des Hörens. So ermöglichen sie u. a. das räumliche Hören. Dadurch kann die Richtung einer Schallquelle bestimmt werden. Diese Fähigkeit beruht u. a. auf einer Fähigkeit des auditorischen Systems, die geringen Intensitätsunterschiede von nur 1 dB sowie Laufzeitunterschiede von etwa 3×10^{-5} s zu erkennen.

Therapie und Verlauf

Eine medikamentöse Therapie der chronischen Lärmschwerhörigkeit hat keine Aussicht auf Erfolg. Umso wichtiger ist es, durch Lärmkarenz bzw. einen wirksamen Gehörschutz einen weiteren Verlust des Hörvermögens zu verhindern. Gegebenenfalls erhält der Patient ein Hörgerät.

Quintessenz Das auditorische System ist das empfindlichste sensorische System des menschlichen Körpers und gehört neben dem Sprechen zu den wichtigsten Bestandteilen der Kommunikation. Der Schall ist dabei der adäquate Reiz. Er gelangt über den äußeren Gehörgang ins Mittelohr, wo er auf das Trommelfell prallt. Die Schwingungen des Trommelfells werden mittels der Gehörknöchelchenkette verstärkt und auf das flüssigkeitsgefühlte Innenohr weitergeleitet. Dort findet die Transduktion statt – die Umsetzung der Schallwellen in neuroelektrische Signale, welche dann ins zentrale Nervensystem weitergeleitet werden. Bei Hörstörungen kann ein Krankheitsprozess im Mittelohr oder im Innenohr, aber auch in höheren Verarbeitungszentren im Gehirn ursächlich vorliegen. Die diagnostischen Tests wie Weber- und Rinne-Versuch können dabei in der Klinik eingesetzt werden, um eine mögliche Ursache für eine Hörstörung zu finden.

Fall 32

Anamnese

Ein 46-jähriger Mann wurde vor einem halben Jahr in einen schweren Autounfall verwickelt. Dabei erlitt er mehrere Knochenbrüche, die operativ versorgt wurden. Aufgrund der starken Schmerzsymptomatik sowie durch längere stationäre Aufenthalte im Krankenhaus bekam er Schlafstörungen. Vor allem beim Einschlafen hatte er große Schwierigkeiten. In der Nacht wurde er mehrmals wach, so dass er in kaum einer Nacht durchschlafen konnte. Daraufhin verordnete ihm der Stationsarzt Benzodiazepine (u.a. sedativ wirkende Psychopharmaka). Dies brachte eine deutliche Linderung. Nach dem letzten Krankenhausaufenthalt nahm er noch weitere zwei Wochen die Medikamente ein. Dabei stellte er fest, dass er die Arzneidosis ständig steigern musste, um die gewünschte Wirkung zu erzielen. Nachdem er für einige Tage die Medikamente abgesetzt hatte, bekam er erneut ganz starke Schlafstörungen, die dazu mit einer deutlich spürbaren innerlichen Unruhe verbunden waren. Nun kommt er zu seinem Hausarzt, um sich erneut die Medikamente verschreiben zu lassen.

Aufnahmebefund

46-jähriger Mann in unauffälligem Allgemein- und Ernährungszustand. Bei der körperlichen Untersuchung finden sich mehrere unauffällige reizlose Narben an oberer und unterer Extremität beim Zustand nach operativer Frakturversorgung. Ansonsten ergibt die körperliche Untersuchung einen altersentsprechenden unauffälligen Befund. Der neurologische Status inklusive einer EEG-Ableitung ist ebenfalls unauffällig.

Diagnose

Welche Diagnose lässt sich aufgrund der vorliegenden Befunde stellen?

Die **Schlafstörungen** sind im vorliegenden Fall **medikamentös bedingt.** Die Benzodiazepine zeichnen sich durch eine relativ rasche Entwicklung von Abhängigkeit aus. Weiterhin ist der Gewöhnungsgrad bei dieser Arzneimittelgruppe ziemlich groß, so dass die Dosis ständig vergrößert wird, um den erwünschten Effekt zu erzielen. Aus diesem Grund sind Benzodiazepine für eine langfristige Behandlung von Schlafstörungen nicht sonderlich geeignet.

Welche funktionellen Änderungen treten im Körper während des Schlafs auf?

Zu den wichtigsten charakteristischen Veränderungen im Schlaf gehört die verringerte Aufnahmebereitschaft. Nur die Reize von besonderer Intensität sowie von besonderer Bedeutung werden aufgenommen und sind in der Lage, eine schlafende Person aufzuwecken. Weiterhin kommt es zur eindeutigen Dominanz des **Parasympathikus.** Die Aktivität vieler Körperfunktionen wird herabgesetzt. So kommt es zur Senkung des mittleren arteriellen Blutdrucks und der Herzfrequenz. Auch der Gefäßtonus nimmt ab. Trotz der deutlichen parasympathischen Dominanz ist die Aktivität im Magen-Darm-Trakt sowie im Urogenitaltrakt ebenfalls herabgesetzt. Die Atmungsfrequenz ist erniedrigt, das Atemzugvolumen ist dagegen erhöht. Es kann zu unregelmäßigen Atemzügen kommen, mitunter zu kurzen Apnoe-Phasen. Dabei kann der Sauerstoffpartialdruck im arteriellen Blut stark sinken.

Aus welchen Stadien besteht der normale Schlaf?

Der Schlaf kann generell in den **orthodoxen** und den **paradoxen Schlaf** unterteilt werden.
Zu den orthodoxen Schlafphasen gehören die **NREM-Phasen** (non rapid eye movements, non-REM). Die EEG-Frequenz nimmt während dieser Phasen mit zunehmender Schlaftiefe ab. Die Aktivität zahlreicher vegetativer Funktionen wird herabgesetzt. Die Hirndurchblutung wird um etwa ein Zehntel gedrosselt. Der orthodoxe Schlaf zeichnet sich durch eine große Schlaftiefe aus, so dass beim Wecken in dieser Phase kaum über Träume berichtet wird.

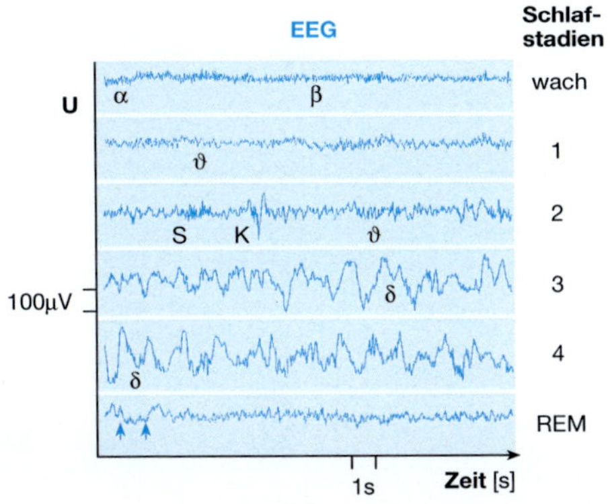

Abb. 32.1 Elektroenzephalogramm (EEG), abgeleitet in einzelnen Schlafstadien [1].

Die paradoxen Schlafphasen werden auch **REM-Phasen** (rapid eye movements, REM) genannt. Das EEG, welches in diesen Phasen abgeleitet wird, ähnelt dem EEG eines wachen Menschen (Abb. 32.1): Es zeichnet sich durch zahlreiche schnelle Potenzialschwankungen aus. Aus diesem Grund werden diese Schlafphasen auch „fast-wave-sleep" genannt. Während dieser Phasen kommt es im Gegensatz zum orthodoxen Schlaf zum Anstieg der Aktivität einiger vegetativer Funktionen. Die Herzfrequenz, Blutdruck, Atemfrequenz und Hirndurchblutung steigen an. Der Muskeltonus ist jedoch stark herabgesetzt. Es wird im paradoxen Schlaf intensiv geträumt. Beim Aufwachen oder Wecken während dieser Phasen erinnert man sich in der Regel an die Träume.

Tab. 32.1: Einteilung der Schlafstadien anhand der EEG-Kennzeichen

Stadium	Schlaftiefe	EEG-Kennzeichen
1		β-Wellen geringer Amplitude θ-Wellen
2	leicht	Schlafspindeln mit raschen Potentialschwankungen K-Komplexe: bi- oder polyphasische Komplexe, die wie Schlafspindeln etwa 1 s dauern und hohe Amplituden aufweisen
3	mittel	K-Komplexe θ-Wellen δ-Wellen (in 10–50 % der Zeit)
4	tief	δ-Wellen hoher Amplitude

Neben der Einteilung in orthodoxe und paradoxe Schlafstadien gibt es die Einteilung anhand der spezifischen EEG-Befunde (☞ Tab. 32.1).
In einer Nacht werden bei gesunden Personen alle Stadien des orthodoxen Schlafs mehrmals durchlaufen (Abb. 32.2). Die Zyklusdauer beträgt in der Regel etwa 90–100 Minuten. Die Dauer des gesamten Schlafs ist nicht konstant und nimmt mit zunehmendem Alter ab. So schläft ein Neugeborener den größten Teil des Tages mit wenigen Fütterpausen durch. Ein 75-jähriger Mensch kommt mit weniger als sechs Stunden pro Tag aus. Auch das Verhältnis einzelner Schlafstadien ändert sich mit dem Alter.

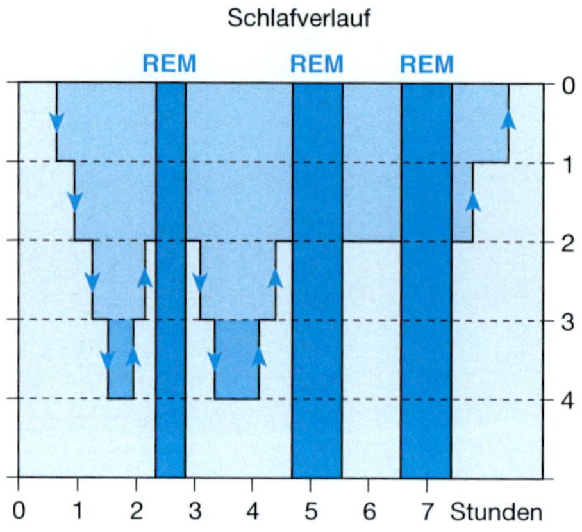

Abb. 32.2 Schlafverlauf mit einzelnen Stadien [1].

Welche zentralnervösen Strukturen regulieren den Schlaf?

Es gibt kein isoliertes Zentrum im zentralen Nervensystem, das einzig und allein für die Entstehung und Regulierung des Schlafs zuständig ist. Es ist vielmehr ein multifaktorieller Regelungsprozess, an dem mehrere zentralnervöse Strukturen beteiligt sind. So setzen die **Raphekerne** des Hirnstamms unterschiedliche Mengen an Serotonin in Abhängigkeit von der Phase des Schlaf-Wach-Rhythmus frei. Kommt es zum Ausfall der genannten Kerne, dann finden die orthodoxen und paradoxen Schlafphasen unregelmäßig statt, was eine Schlafstörung mit sich bringt. Zu den weiteren Kerngebieten des zentralen Nervensystems gehören **Hypothalamus** sowie **Vorderhirn.** Eine wichtige Rolle an der Entstehung des Schlafs spielt das **aufsteigende retikuläre Aktivierungssystem (ARAS).** Es wird durch die Aktivität des **Nucleus tractus solitarii** gehemmt. Es kommt zur generellen Herabsetzung der körperlichen Aktivität, wodurch die Bedingungen für die Einleitung einer Schlafphase geschaffen werden. In der Rhythmogenese des Schlafs stehen die **suprachiasmatischen Nuklei** im Vordergrund. Es handelt sich um paarig angelegte, links und rechts neben der Mittellinie im Bereich des Chiasma opticum gelegene Kerngebiete. Sie bekommen über Kollateralen aus dem Tractus opticus Informationen über die Lichtverhältnisse in der Körperumgebung. In Abhängigkeit davon kommt es zu neuronalen Aktivitätsschwankungen in den genannten Kerngebieten. Unabhängig von der Kontrolle über den Tractus opticus zeigen die suprachiasmatischen Nuklei auch spontane Schwankungen der zellulären Entladungsrate. Zu ihren Zielgebieten gehören die benachbarten Kerngebiete im Hypothalamus und der **Area praeoptica.** Dadurch werden wichtige grundlegende vegetative Funktionen wie Körpertemperatur und Wasser-Elektrolyt-Haushalt beeinflusst. Durch die Wirkungen auf die Area praeoptica wird die Aufnahmefähigkeit (Vigilanz) beeinflusst. Zu den weite-

ren Strukturen, die an der Rhythmogenese beteiligt sind, gehört die **Zirbeldrüse (Epiphyse).** Es handelt sich dabei um ein knapp 1 cm großes Organ, das sich am hinteren Rand des Zwischenhirndaches befindet. Bei Dunkelheit schüttet sie Melatonin aus, das die Aktivität der suprachiasmatischen Nuklei direkt beeinflussen kann. Weiterhin wirkt sie auch in anderen Kerngebieten des zentralen Nervensystems inhibitorisch. Außerdem senkt sie die Körpertemperatur.
Alle oben erwähnte Strukturen sind für die Entstehung und Regulierung eines Aktivitätsrhythmus zuständig. Da die Rhythmusdauer etwa einen Tag beträgt, spricht man vom **zirkadianen Rhythmus.** Er bildet die Grundlage der Schlafentstehung und des Ablaufs der einzelnen Schlafphasen.

Wie wird der zirkadiane Rhythmus von außen beeinflusst?

?

Zu den wichtigsten externen Zeitgebern gehören die **Uhrzeit** und **Licht.** Der Einfluss des Lichts auf die Rhythmogenese des Schlafs in den suprachiasmatischen Nuklei im Hypothalamus wurde bereits besprochen. Durch diese externen Einflüsse werden die endogenen Regulierungsprozesse an die jeweiligen Bedürfnisse angepasst. Es kommt zur Synchronisierung der beiden Zeitgeber. Die externen Zeitgeber wirken unterschiedlichen stark auf endogene Rhythmen.
Werden die externen Zeitgeber ausgeschaltet, so wird der Schlaf-Wach-Rhythmus trotzdem beibehalten. Allerdings beträgt dann die Dauer des „neuen" Tages nicht 24, sondern 26–30 Stunden. Durch die periodischen Helligkeitsschwankungen, hervorgerufen durch den Sonnenaufgang und -untergang, sowie durch die Kenntnisnahme der aktuellen Uhrzeit wird die innere Uhr etwas beschleunigt und auf die umgebende Zeit eingestellt.

Therapie und weiterer Verlauf

Zuerst sollte der Patient selbstverständlich aufgeklärt werden, welche Ursache seine Schlafstörungen haben. Man sollte dem Patienten verdeutlichen, dass eine alleinige Dosiserhöhung keine langfristige Lösung des Problems ist. Die Medikamente dürfen jedoch nicht abrupt abgesetzt werden, um die unerwünschten Wirkungen wie Unruhe und Angstzustände zu vermeiden. Es wird empfohlen, die Dosis schrittweise zu reduzieren, bis kein Bedarf mehr besteht. Als Unterstützung kann gleichzeitig eine homöopathische Therapie eingeleitet werden.

Quintessenz Der gesunde Schlaf gehört zu den wichtigsten Bestandteilen unseres Lebens und sorgt für eine adäquate Erholung des Organismus. Dabei handelt es sich um keine unspezifische Reduktion der Aktivität des zentralen Nervensystems, wie dies bei Koma oder Narkose der Fall ist. Der Schlaf wird in REM- und NREM-Phasen sowie nach der EEG-Aktivität eingeteilt. Zu den Schlafstörungen gehören z. B. Störungen des Einschlafens und Durchschlafens, Störungen des Schlaf-Wach-Rhythmus und vermehrte Schlafneigungen. Die Schlafstörungen können im Rahmen von zahlreichen psychiatrischen Erkrankungen auftreten, als Nebenwirkungen einiger Medikamente in Erscheinung treten oder durch metabolische Erkrankungen verursacht werden.

Fall 33

Anamnese

Ein 29-jähriger Mann kommt in die internistische Praxis. Er klagt über eine allgemeine Infektanfälligkeit in den letzten sechs Monaten. Er habe öfters Fieber über 38 °C. In der Nacht müsse er zwei- bis dreimal seinen Pyjama wechseln, weil er sehr stark schwitze. Außerdem klagt er über häufige Durchfälle, obwohl er sehr genau auf seine Ernährung achte. Trotz des guten Appetits habe er in der letzten Zeit 11 kg an Gewicht verloren. Seit einer Woche habe er einen starken Husten mit wenig Auswurf. In den Hustenanfällen verspüre er dabei stichartige Schmerzen in der linken Brustkorbhälfte.

Aufnahmebefund

29-jähriger Mann in leicht reduziertem Allgemeinzustand. Das momentane Körpergewicht beträgt 69 kg bei einer Körpergröße von 1,88 m. Es liegt eine Tachypnoe mit 26 Atemzügen pro Minute vor. Die Auskultation der Lungen liefert keinen möglichen Hinweis auf eine ursächliche Erkrankung. Bei der körperlichen Untersuchung fallen mehrere leicht druckschmerzhafte und vergrößerte Lymphknoten auf, welche im Bereich der Leisten, Achselhöhlen und Schlüsselbeine lokalisiert sind. Die sonstige körperliche Untersuchung ergibt einen unauffälligen Befund.

Welche weiteren diagnostischen Maßnahmen würden Sie veranlassen?

Der unauffällige Auskultationsbefund schließt eine Lungenerkrankung nicht komplett aus. Um eine eventuelle Lungenentzündung nicht zu übersehen, wird eine **Röntgenaufnahme des Brustkorbes** in zwei Ebenen angeordnet. Gleichzeitig wird das **Sputum** mikrobiologisch untersucht. Es wird das **Routinelabor** bestimmt. Weiterhin sollte die Anamnese im Hinblick auf die Infektanfälligkeit genauer erhoben werden.

Weitere anamnestische Angaben

Die Gesundheitsprobleme begannen vor sechs Monaten, als der Patient aus einem Karibikurlaub zurückgekommen war. Etwa drei Wochen nach der Rückkehr war er einige Tage schwer krank. Er hatte sehr hohes Fieber mit starken Muskelschmerzen. Zahlreiche Lymphknoten waren schmerzhaft geschwollen, es kam vorübergehend zu einer mäßigen Vergrößerung der Milz. Der Hausarzt habe damals einen viralen Infekt diagnostiziert. Eine infektiöse Mononukleose, welche die Milzvergrößerung hätte hervorrufen können, wurde ausgeschlossen.

Weitere Befunde

Röntgenaufnahme des Thorax in zwei Ebenen, stehend: Man findet diskrete Verdichtungen des Lungeninterstitiums im Hilusbereich beidseits. Weiterhin fällt eine milchglasartige Trübung unter Aussparung von Lungenspitzen und -basis auf.
Mikrobiologische Untersuchung des Sputums: Pneumocystis carinii wird mittels der Giemsa-Färbung nachgewiesen.
Von den allgemeinen **Laborparametern** liegen folgende außerhalb des Referenzbereichs:

Parameter	Wert	Referenzbereich
Leukozyten	2,5 x 10^9/l ↓	4–11 × 10^9/l
Hämoglobin	11,5 g/dl ↓	13,6–17,2 g/dl
C-reaktives Protein	19 mg/dl ↑	< 0,5 mg/dl

Diagnose

Wie interpretieren Sie die vorliegenden Befunde?

Die Laborparameter mit einer geringen Leukozytopenie sowie einer leichten Anämie sind eher unspezifisch und lassen sich keinem eindeutigen Krankheitsbild zuordnen. Die Erhöhung des C-reaktiven Proteins als Entzündungsmarker passt zum klinischen Bild einer **Lungenentzündung.** Dazu passen weiterhin die Tachypnoe sowie der Röntgenbefund des Brustkorbs. Außergewöhnlich ist jedoch der Erreger – Pneumocystis carinii. Bei diesem Krankheitserreger handelt es sich um einen als Protozoon klassifizierten Pilz. Er kommt ubiquitär vor und löst bei den meisten Menschen keine Lungenentzündung aus. Liegt jedoch eine Beeinträchtigung des Immunsystems vor, dann kann er pathogen wirken. Bei einer weiteren gezielten Laboruntersuchung fällt beim Patienten eine erniedrigte Anzahl von T-Lymphozyten auf. Mit Verdacht auf eine **HIV-Infektion** wird die Untersuchung der HIV-Serologie veranlasst. Es lassen sich Antikörper gegen HIV nachweisen, wodurch die Verdachtsdiagnose bestätigt wird.

Welche Bestandteile gehören zum spezifischen Immunsystem?

Das spezifische Immunsystem ergänzt mit seinen Funktionen das angeborene Immunsystem. Bei den spezifischen Immunreaktionen werden bestimmte Strukturen von pathogenen Mikroorganismen erkannt und unschädlich gemacht. Eine zentrale Rolle beim spezifischen Immunsystem spielen die **Lymphozyten,** die eine Untergruppe der Leukozyten darstellen. Bei der Immunantwort erkennen die Lymphozyten körperfremde chemische Strukturen, die sog. Antigene. Sie sind in der Lage, gegen die Antigene spezifische **Antikörper** zu bilden. Dadurch kann sich das Immunsystem der jeweiligen Situation anpassen und pathogene Mikroorganismen bekämpfen, auch wenn der Organismus bis dato noch keinen Kontakt mit ihnen hatte.

Aus welchen Zellen besteht das Lymphozytensystem der speziellen Immunabwehr?

Das Lymphozytensystem spielt eine zentrale Rolle bei der Eliminierung von pathogenen Mikroorganismen sowie bei der Bildung von spezifischen Antikörpern. Die Lymphozyten im Blut unterscheiden sich nicht nur durch ihre Morphologie, sondern auch durch ihre spezifischen Funktionen und Merkmale der Oberflächenstruktur. Man unterscheidet drei große Gruppen bei den Lymphozyten: **B-Lymphozyten, T-Lymphozyten** und **Null-Zellen** (Abb. 33.1). Die Vorläuferzellen aller drei Gruppen sind die lymphatischen Stammzellen, welche sich aus pluripotenten hämatopoetischen Stammzellen entwickeln. Genauso wie die Erythropoese findet die Bildung von Lymphozyten bei erwachsenen Personen im Knochenmark statt. Am Anfang der Fetalperiode läuft dieser Prozess noch in der Leber ab. Die Lymphozytenvorläufer wandern während der Ontogenese ins **Knochenmark** und in den **Thymus.** Diese beiden Organe gehören zu den **primären lymphatischen Organen.** Dort kommt es zur Vermehrung der lymphatischen Zellen. Weiterhin bekommen die Zellen in diesen Organen ihre spezifischen morphologischen und funktionellen Eigenschaften. Dieser Prozess ist für die Entstehung der immunologischen Kompetenz sehr wichtig und wird auch als **lymphozytäre Prägung** bezeichnet. In Abhängigkeit davon, in welchem Organ die Prägung stattfindet, werden die Lymphozyten in B- und T-Lymphozyten eingeteilt. Die Lymphozyten, die ihre Immunkompetenz im Knochenmark bekommen, werden als **B-Lymphozyten** („bone marrow") bezeichnet. Bei den **T-Lymphozyten** steht T für den Thymus. Nach immunologischer Prägung gelangen die B- und T-Lymphozyten mit dem zirkulierenden Blut in die **sekundären lymphatischen Organen – Lymphknoten** und **Milz.** Dort findet meistens der Erstkontakt mit pathogenen Mikroorganismen statt.

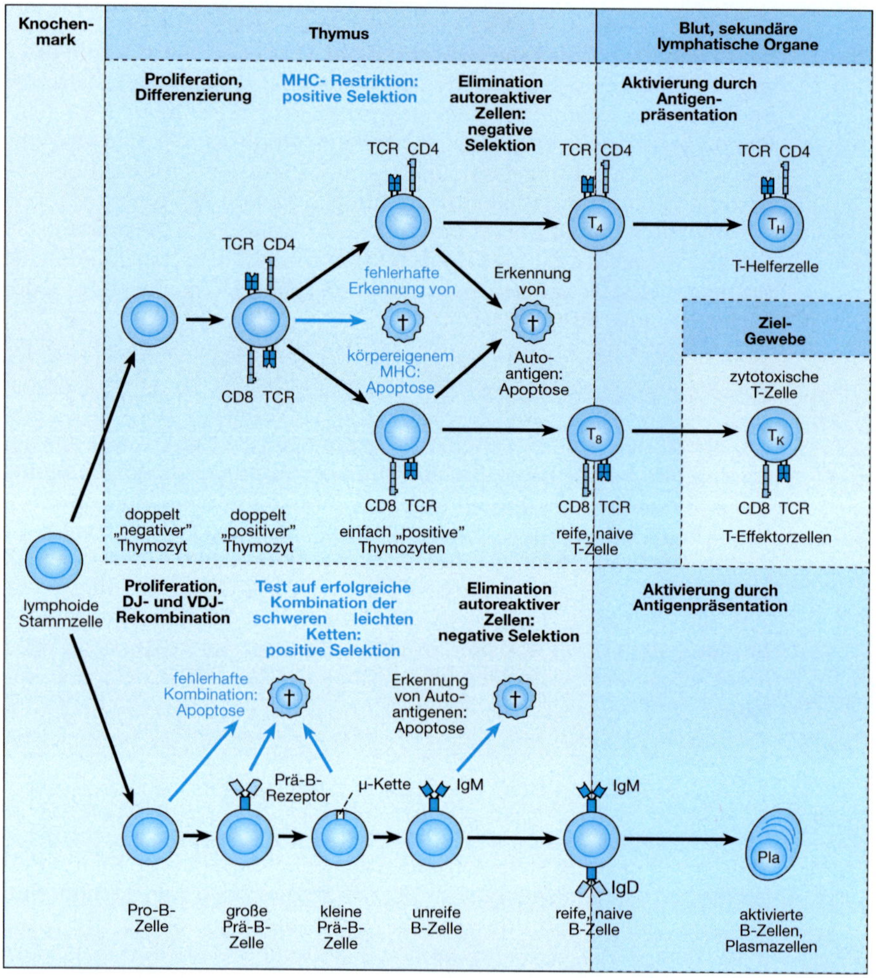

Abb. 33.1 Zelluläre Bestandteile des spezifischen Abwehrsystems [1].

Wodurch unterscheiden sich B- und T-Lymphozyten?

Die **B-Lymphozyten** stellen etwa 15–20 % aller Lymphozyten im Blut. Sie sind für die **humorale Immunreaktion** verantwortlich. Kommt es zum Erstkontakt mit Krankheitserregern, dann wandelt sich ein Teil der B-Lymphozyten-Population in **Plasmazellen** um. Bei dieser initialen Erkennung von pathogenen Mikroorganismen spielen die spezifischen Eigenschaften der Membranoberfläche eine wichtige Rolle. Es handelt sich dabei um spezielle Rezeptoren für Antigene, die in der lymphozytären Membran verankert sind. Die Plasmazellen sind in der Lage, nach dem Kontakt mit einem Antigen spezifische Immunglobuline zu bilden. Diese Immunglobuline sind dabei meist hochselektiv gegen das betroffene Antigen gerichtet und werden als humorale Antikörper bezeichnet. Die Antikörpersynthese in B-Lymphozyten wird durch unterschiedliche Zytokine stimuliert. Die Zytokine werden sowohl von den Makrophagen als auch von den aktivierten T-Lymphozyten sezerniert. Dadurch wird nochmals verdeutlicht, dass spezifisches und unspezifisches Immunsystem bei der Bekämpfung von Krankheitserregern eng miteinander kooperieren und sich gegenseitig unterstützen. Die aktivierten Plasmazellen verlassen das zirkulierende Blut und werden gewebeständig. Der Großteil der Plasmazellen ist kurzlebig und wird nach einer Lebensdauer von 2–3 Tagen abgebaut. Ein Teil entwickelt sich jedoch zu den **B-Gedächtniszellen,** die mehrere Jahre bis über die gesamte Lebensspanne hin überleben können. Sie behalten ihre membrangebundenen Immunglobuline und die Fähigkeit, die spezifischen Antikörper zu bilden. Dadurch kommt das „immunologische Gedächtnis" zustande. Nach einem erneuten Kontakt mit dem gleichen Krankheitserreger vermehren sich die B-Gedächtniszellen und produzieren erneut die Immunglobuline. Die Antikörper, die von den Nachkommen einer B-Gedächtniszelle produziert werden, zeichnen sich durch identische Antigenspezifität aus. Sie werden daher monoklonale Antikörper genannt.

Die **T-Lymphozyten** sind mit ihrem Anteil von 70–80% den B-Lymphozyten zahlenmäßig deutlich überlegen. Sie bilden den Kern der **zellulären Immunreaktion** beim spezifischen Immunsystem. Die meisten T-Lymphozyten befinden sich in den sekundären lymphatischen Organen. Die antigene Stimulierung ruft die Vermehrung von T-Lymphozyten hervor. Anschließend kommt es zur Differenzierung in **T-Effektorzellen** oder **T-Gedächtniszellen.**

Neben den T-Zellrezeptoren, die alle T-Zellen auf ihrer Oberfläche haben, besitzen sie zusätzlich CD4- oder CD8-Moleküle. Bei CD-Molekülen handelt es sich um Differenzierungsantigene (CD, cluster of differentiation bzw. cluster determinans). Die CD4-positiven T-Lymphozyten werden auch **T-Helferzellen** genannt, während die CD8-positiven T-Lymphozyten zu der Gruppe der **zytotoxischen T-Zellen** gezählt werden. Die Hauptfunktion der zytotoxischen T-Zellen ist die Elimination von körpereigenen Zellen, die von einem Virus befallen sind. Die T-Helferzellen sind ebenfalls daran beteiligt. Sie sind jedoch zusätzlich in der Lage, bei bakteriellen Infektionen Zytokine zu bilden. Somit sind sie an der Aktivierung des Immunsystems beteiligt.

Neben den B- und T-Lymphozyten findet sich im zirkulierenden Kreislauf Lymphozyten, die sich anhand ihrer morphologischen und funktionellen Eigenschaften weder den B- noch den T-Lymphozyten zuordnen lassen.

Welche Rolle spielen die Antikörper im speziellen Immunsystem?

Die Antikörper (Abb. 33.2) werden von den B-Lymphozyten nach deren Aktivierung gebildet. Man unterscheidet insgesamt fünf Klassen von Antikörpern: **IgG, IgA, IgM, IgD** und **IgE.** Sie alle zeichnen sich jedoch durch eine ähnliche biochemische Baustruktur aus. Sie sind aus vier Proteinketten (zwei schwere **H-Ketten** und zwei leichte **L-Ketten**) aufgebaut, die miteinander durch Disulfidbrücken und nichtkovalente Bindungen verbunden sind. Die einzelnen Ketten bestehen wiederum aus konstanten und variablen Fragmenten, die nach proteolytischer Spaltung von Immunglobulinen entstehen. Zwei davon sind die **Fab-Fragmente,** die die Bindungsstellen für Antigene beinhalten (ab = antigen-binding). Die variablen Regionen sind für die enorme Antikörpervielfalt innerhalb der einzelnen Klassen zuständig. Das dritte Fragment wird als **Fc-Fragment** bezeichnet (c = constant). Es bestimmt die Klassenzugehörigkeit (Tab. 33.1), Komplementfixierung sowie die biochemische Eigenschaften wie Halbwertszeit und Plazentagängigkeit.

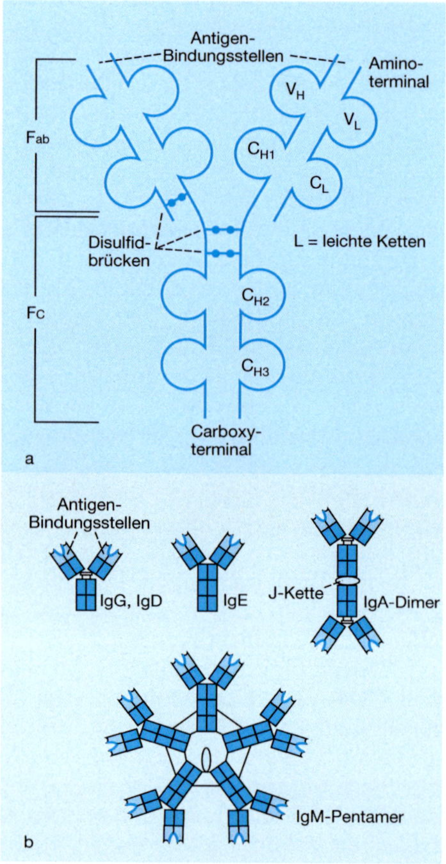

Abb. 33.2 Schematische Darstellung des Antikörperbaus sowie deren Einteilung in unterschiedlichen Klassen [1].

Tab. 33.1: Immunglobuline des Humanserums

Typ	MG	Konfiguration	Hauptfunktion	Plasma-konzentration
IgG	150 kDa	Monomer	Opsonierung	8–18 g/l
IgA	160 kDa	Pentamer	Neutralisation	0,9–4,5 g/l
IgM	900 kDa	Monomer im Plasma, Dimer in Sekreten	Agglutination, Neutralisation	0,6–2,8 g/l
IgD	184 kDa	Monomer	Bestandteil der B-Lymphozytenmembran	0,003–0,4 g/l
IgE	190 kDa	Monomer	Bindung an Mastzellen und basophile Granulozyten	$1–14 \times 10^{-4}$ g/l

Die wichtigste Funktion der Antikörper ist die Erkennung und Bindung von Antigenen. Dadurch wird die spezielle Immunantwort eingeleitet. Als Antigene fungieren in erster Linie körperfremde Proteine. Allerdings können auch andere chemische Substanzen wie z.B. Nukleinsäuren und Polysaccharide eine Immunantwort auslösen. Durch die Bindung an Antikörper werden diese besser durch die Abwehrzellen erkannt und unschädlich gemacht. Weiterhin kann bereits die Antikörperbindung die potenziell gefährlichen Antigene neutralisieren. Einige der Immunglobuline sind in der Lage, das Komplementsystem auf dem klassischen (IgG und IgM) bzw. auf dem alternativen (IgG, IgM und IgA) Wege zu aktivieren.

Welche Rolle spielt das Immunsystem bei den Blutgruppen?

In der Zellmembran der Erythrozyten finden sich verankerte spezifische Glykolipide, die Antigeneigenschaften besitzen. Sie werden Agglutinogene genannt und können mit den Agglutininen eine Antigen-Antikörper-Reaktion eingehen. Agglutinine gehören zu den Immunglobulinen (γ-Globulinen) und sind im zirkulierenden Blutplasma gelöst; sie können mit entsprechenden Agglutinogenen körperfremder Erythrozyten reagieren. Bei Antigen-Antikörper-Reaktion entstehen zwischen den einzelnen Erythrozyten Verbindungsbrücken, so dass es zur Agglutination kommt. Insgesamt werden 400 unterschiedliche Merkmale der Erythrozytenmembran unterschieden. Die meisten Gruppenmerkmale besitzen jedoch nur sehr schwache Antigeneigenschaften und müssen bei einer Blutübertragung nicht berücksichtigt werden. Zu den klinisch besonders wichtigen Blutgruppensystemen gehören das AB0- und das Rhesus-System.

Das **AB0-System** wurde bereits im Jahre 1901 durch Landsteiner entdeckt. Die jeweilige Blutgruppeneigenschaft wird durch die Glykolipide bestimmt, die in der erythrozytären Membran verankert sind. Ein neugeborenes Kind hat zunächst keine Blutgruppenantikörper des AB0-Systems im Blut. Erst im Laufe des ersten Lebensjahres kommt es zur entsprechenden Antikörperproduktion. Sie wird durch die mit der Nahrung aufgenommenen und von Darmbakterien gebildeten Stoffe ausgelöst, deren Oberflächenstruktur immunologisch antigene Eigenschaften aufweist. Die AB0-Antikörper gehören zu den Antikörpern der IgM-Gruppe.

Beim **Rhesus-System** wird eine Reihe von Rh-Antigenen unterschieden, wobei das D-Antigen die größte immunogene Wirkung hat. Etwa 85 % der europäischen Bevölkerung sind Rhesus-positiv, d.h. sie tragen auf ihrer Erythrozytenmembran D-Antigene. Rhesusantikörper gehören zur IgG-Gruppe.

Therapie und Verlauf

Die momentan im Vordergrund stehende opportunistische Pneumonie, hervorgerufen durch Pneumocystis carinii, wird antibiotisch mit **Co-Trimoxazol** in hoher Dosierung über drei Wochen behandelt. Bei dieser Therapie sollte auf mögliche Nebenwirkungen des Antibiotikums wie Nephro-, Hepato- und Myelotoxizität geachtet werden. Bei AIDS-Patienten mit niedriger T-Helferzahl ≤ 200/µl wird eine niedrigdosierte antibiotische Prophylaxe empfohlen.

Die HIV-Therapie basiert auf mehreren Prinzipien. Im Vordergrund steht die gesunde Lebensführung. Faktoren bzw. Lebensumstände, die die Gesundheit gefährden und die Immunresistenz vermindern könnten, sollten möglichst vermieden werden. Bei den medikamentösen Therapieoptionen nimmt die **retrovirale Therapie** eine besondere Stellung ein. Es können unterschiedliche Reverse-Transkriptase-Hemmer verabreicht werden. Wie bereits erwähnt, sollten opportunistische Infektionen wie Pilzinfekte sowie bakterielle und virale Infekte ausreichend therapiert werden. Nicht zu vergessen ist eine zuverlässige psychosoziale Hilfestellung, um die betroffenen Personen bei der Krankheitsverarbeitung zu unterstützen. Bei der Beurteilung der Prognose gibt es mehrere ungünstige Parameter, u.a. hohe Viruslast und absinkende T-Helferzahl.

Quintessenz Im Verlauf der HIV-Infektion kommt es zum Befall der CD4-positiven T-Helferzellen, die zu den Zellen des spezifischen Immunsystems gezählt werden. Durch die Infektion sterben die T-Helferzellen kontinuierlich ab. Da sie eine wichtige Rolle bei der Einleitung und Regulierung der Immunantwort spielen, kommt es zu einer erheblichen Beeinträchtigung des spezifischen Immunsystems. Ohne Wirkung von T-Helferzellen können weder CD8-positive T-Lymphozyten noch B-Lymphozyten aktiviert werden. Dies führt zu einer starken Infektanfälligkeit der betroffenen Personen. Unbehandelt kommt es häufig zum Tod durch opportunistische Infektionen mit Erregern, die normalerweise bei gesunden Menschen ungefährlich sind.

Fall 34

Anamnese

Ein 69-jähriger Rentner kommt in die chirurgische Praxis. Er klagt über eine Entzündung an der rechten Hand. Vor fünf Tagen habe er bei der Gartenarbeit einen Holzsplitter in die Hand bekommen. Danach habe er versucht, ihn mit einer Nadel zu entfernen. Er sei aber nicht sicher, ob dies vollständig geklappt hätte. Es habe ein wenig geblutet, so dass er schließlich damit aufgehört habe. Seit gestern habe er nun Schüttelfrost sowie starke pochende Schmerzen im Bereich des Stiches. Die Schmerzen würden dabei bis in den rechten Oberarm ausstrahlen.

Aufnahmebefund

69-jähriger Patient in gutem Allgemein- und Ernährungszustand. Die orientierende Untersuchung von Herz, Lungen und Abdomen ergibt bis auf eine leicht erhöhte Herzfrequenz von 84 Schlägen/min einen unauffälligen Befund. Der Patient hat Fieber von 38,2 °C. Die Einstichstelle im Bereich der rechten Hohlhand ist noch erkennbar. Der Patient hält seinen Arm in einer Schonhaltung leicht gebeugt am Körper. Die Kraft des Faustschlusses ist rechts im Vergleich zur Gegenseite schmerzbedingt erheblich herabgesetzt. Die gesamte Hand ist gerötet, geschwollen, deutlich erwärmt und sehr druckempfindlich. Die Lymphknoten in der rechten Achselhöhle sind geringfügig vergrößert und druckschmerzhaft. Die Sensibilität des rechten Arms ist bis auf den oben beschriebenen Lokalbefund normgerecht.

Welche weiteren diagnostischen Maßnahmen führen Sie durch?

Der jetzige Zustand des Patienten ist höchstwahrscheinlich auf die Bagatellverletzung vor fünf Tagen zurückzuführen. Dafür sprechen die stark entzündete Hand sowie das Fieber. Als weitere diagnostische Maßnahmen sollte zunächst der lokale Befund besser beurteilt werden. Es wird eine **Röntgenaufnahme der Hand** angeordnet, um eine knöcherne Entzündung auszuschließen. Weiterhin werden die **Laborwerte** kontrolliert. Schließlich darf die Überprüfung des **Impfstatus** gegen Wundstarrkrampf (Tetanus) nicht vergessen werden!

Untersuchungsbefunde und Laborwerte

Röntgen: Die Röntgenaufnahme der Hand zeigt einen altersentsprechenden knöchernen Befund ohne Hinweis auf eine Knochenentzündung.
Impfstatus: aktive und passive Tetanus-Immunisierung vor zwei Jahren.
Laborwerte: Es fallen eine erhöhte Anzahl der weißen Blutkörperchen (Leukozyten) von 14000/µl (Normbereich: 4000–11000/µl) sowie eine erhöhte Konzentration von C-reaktivem Protein (CRP) von 11,5 mg/dl (Normbereich: < 0,5 mg/dl) auf.

Diagnose

Welche Diagnose stellen Sie?

Die klinischen Symptome sowie die Untersuchungsbefunde deuten auf eine **akute Entzündung** hin. Bei dem Patienten liegen alle klassischen Entzündungszeichen vor, die bereits im letzten Jahrhundert vom berühmten Pathologen Rudolf Virchow postuliert wurden: Dazu gehören Schmerzen, Rötung, lokale Schwellung sowie gestörte Funktion des Arms.

Welche Mechanismen können bei der Abwehr von Mikroorganismen aktiviert werden?

Die Abwehrmechanismen sorgen dafür, dass wir trotz des Kontakts mit unzähligen Mikroorganismen und Partikeln in der meisten Zeit unseres Lebens gesund bleiben. Dabei wird das Eindringen von Krankheitserregern verhindert oder zumindest erschwert. Eine weitere wichtige Aufgabe der Abwehrsysteme ist die Erkennung und Eliminierung von eingedrungenen pathogenen Substanzen.
Bei den körperlichen Abwehrmechanismen kann zwischen **äußerer** und **innerer Abwehr** unterschieden werden. Bei der äußeren Abwehr stehen zahlreiche chemische und physikalische Schutzmechanismen im Vordergrund. Dazu gehören z.B. der physiologische saure pH-Wert der Haut, die mit Schleim ausgekleideten Atemwege und die Salzsäuresekretion der Belegzellen des Magenepithels. Eine weitere mögliche Eintrittspforte für die Krankheitserreger stellt der Urogenitaltrakt (insbesondere der Frau) dar. Durch die ständige Abschilferung der glykogenhaltigen vaginalen Epithelzellen wird von Döderlein-Bakterien, die zur physiologischen Vaginalflora gehören, aus Glykogen Milchsäure gebildet. Durch die resultierende Herabsetzung des pH-Werts wird dem Eindringen von pathogenen Mikroorganismen entgegengewirkt. Auch der normalerweise niedrige pH-Wert des Urins trägt zur Vermeidung einer Harnwegsinfektion bei.
Eine besondere Stellung nimmt beim menschlichen Immunsystem die **angeborene Immunität** ein, die einem neugeborenen Kind sofort zur Verfügung steht. Dabei kommen unterschiedliche zelluläre und humorale Abwehrmechanismen zum Einsatz.

Welche Zellen gehören zur angeborenen Immunität?

Eine entscheidende Rolle bei den zellulären Mechanismen der angeborenen Immunität (Abb. 34.1) spielen die **Makrophagen.** Diese großen Zellen entwickeln sich aus Monozyten, die nach einer zwei- bis dreitägigen Zirkulation im Blut ins Gewebe auswandern. Dort differenzieren sich die Monozyten zu Makrophagen, dabei wachsen sie stark und gewinnen einige wichtige Eigenschaften wie die Phagozytosefähigkeit. Der Großteil der differenzierten Makrophagen bleibt über die gesamte Lebensspanne auf Wanderschaft. Ein Teil der Zellen wird jedoch ansässig. Es handelt sich dabei um fixierte Makrophagen, die in den verschiedenen Geweben und Organen vorkommen, z.B. Histiozyten in der Haut, Mesangiumzellen in der Niere, Kupffer-Sternzellen in der Leber, Mikrogliazellen im zentralen Nervensystem. Auch die fixierten Makrophagen sind in der Lage, bei Bedarf zu migrieren.
Zu den weiteren Zellen des angeborenen Abwehrsystems gehören die unterschiedlichen **Granulozyten.** So setzen die **neutrophilen Granulozyten** bei ihrer Aktivierung zahlreiche zytotoxische Substanzen wie saure Phosphatasen, Lysozyme und Proteasen frei. Dadurch kommt es zur direkten Schädigung von pathogenen Mikroorganismen. Weiterhin verfügen die neutrophilen Granulozyten über Kollagenasen, welche die Bestandteile der extrazellulären Matrix abbauen können und somit die Migration von Makrophagen ins Interstitium erleichtern. Über eine NADPH-abhängige Oxidase können sie außerdem zytotoxische Sauerstoffradikale bilden. Zu den weiteren Vertretern der Granulozytengruppe gehören die **eosinophilen** und **basophilen Granulozyten,** die im Rahmen von Entzündungsmechanismen nach einer allergischen Reaktion oder beim Befall mit parasitären Makro- und Mikroorganismen aktiviert werden.

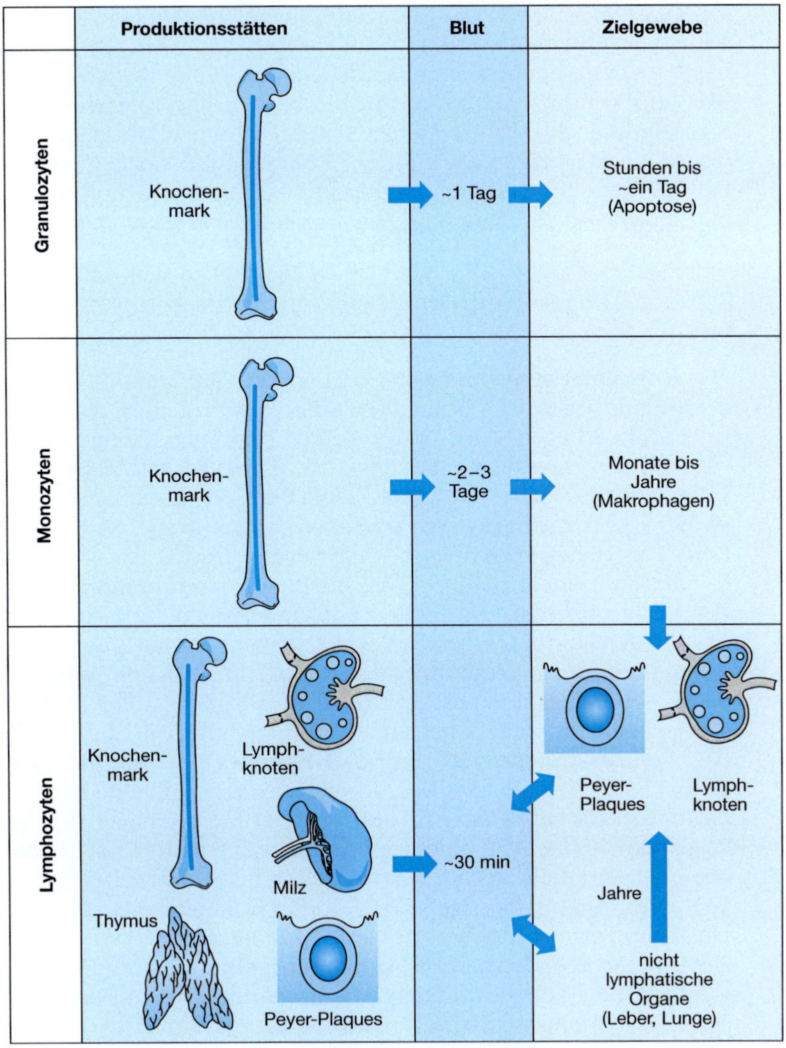

Abb. 34.1 Die wichtigsten zellulären Bestandteile des unspezifischen Abwehrmechanismen in ihren einzelnen Entwicklungsphasen [1].

Wie findet die Migration der Makrophagen zielgerichtet statt?

Für den effizienten Ablauf der Abwehrmechanismen ist es notwendig, dass die Abwehrzellen am Ort des Eindringens von pathogenen Mikroorganismen in hoher Konzentration vorhanden sind. Die meisten Mikroorganismen locken die Phagozyten an, dies wird die **Chemotaxis** genannt. Als Anlockstoffe **(Chemotaxine)** fungieren dabei viele chemische Substanzen, die von den pathogenen Keimen oder von aktivierten Abwehrzellen selbst produziert und sezerniert werden. Die Chemotaxis ist von größter Bedeutung für den ersten Kontakt zwischen Krankheitserregern und Phagozyten. Nach der Chemotaxis muss ein Makrophage eine feste Bindung mit dem Mikroorganismus eingehen, um ihn eliminieren zu können. Für diesen Zweck stehen den Abwehrzellen mehrere Rezeptoren zur Verfügung. Dazu gehören u.a. Scavenger-Rezeptoren, Lipopolysaccharid-Rezeptoren, Mannosyl-Fucosyl-Rezeptoren, Fc-Rezeptoren usw. Dabei binden die Makrophagen an unterschiedliche Strukturen der Zellmembran der Erreger. Bei diesen Strukturen handelt es sich um bestimmte Säureliganden, Lipopolysaccharide, Lipopeptide usw. Meistens kommen sie nur auf der Zelloberfläche von pathogenen Mikroorganismen vor und sind für bestimmte Bakterienstämme hochspezifisch. Zum Teil findet man diese Strukturen auch auf der Zellmembran körpereigener Zellen. In diesem Fall sind sie aber chemisch modifiziert. Aus diesem Grund werden die körpereigenen Zellen von den Abwehrzellen normalerweise nicht angegriffen.

Welche Rolle spielt das Komplementsystem im angeborenen Immunsystem?

Das **Komplementsystem** (Abb. 34.2) gehört zum humoralen Anteil des angeborenen Immunsystems. Es besteht aus mehreren Proteinen, die überwiegend in inaktiver Form vorliegen. Ähnlich wie beim Gerinnungssystem kommt es bei der Aktivierung des Komplementsystems zu einer kaskadenähnlichen enzymatischen Überführung in die aktive Form. Dabei kann das Komplementsystem auf dem **klassischen** und dem **alternativen Weg** aktiviert werden.

Beim **klassischen Weg** steht die Aktivierung des Faktors C1 am Anfang. Nach dem Kontakt mit einem potenziell schädigenden Mikroorganismus werden spezifische Antikörper gebildet. Die dadurch entstandenen Antigen-Antikörper-Komplexe aktivieren den Faktor C1, bei dem es sich um eine Protease handelt. C1 ist in der Lage, die weiteren Komplementfaktoren wie C2 und C4 enzymatisch zu aktivieren. Es bildet sich der proteolytisch aktive C4b2a-Komplex, der andere Bestandteile des Komplementsystems spaltet und somit aktiviert. Am Ende dieser proteolytischen Aktivierungskaskade steht der **C5–9-Komplex („Membranangriffskomplex").** Die Bildung dieses Komplexes ist u. a. vom Fragment C5b abhängig, das durch limitierte Proteolyse aus dem Faktor C5 entsteht. Der Membranangriffskomplex enthält freiliegende lipophile Abschnitte, mit denen er sich in die Lipiddoppelschicht der zellulären Membran einfügen kann. Im weiteren Verlauf weitet er sich zu einer wasser- und elektrolytdurchlässigen Pore, wodurch die zelluläre Integrität verloren geht. Dies führt zum Tod des betroffenen Mikroorganismus.

Am Anfang des **alternativen Aktivierungswegs** steht die Aktivierung des Faktors C3 durch den Kontakt mit den Polysacchariden, die auf den bakteriellen Oberflächen vorhanden sind. Normalerweise findet im Kreislauf über die ganze Zeit eine spontane Hydrolyse des Faktors C3 statt. Sie ist jedoch unter physiologischen Bedingungen zu unbedeutend, um die proteolytische Kaskade des Komplementsystems in Gang zu setzen. Erst auf pathogenen Oberflächen wird die Aktivierung von Faktor C3 massiv verstärkt. Der proteolytisch aktive Faktor C3b bildet zusammen mit den Plasmaproteinen Faktor B und D eine aktive membranständige C3-Konvertase. Weiterhin ist der Faktor C3b für die Opsonierung zuständig. Es kommt zur Spaltung des Faktors C5, die letztendlich zur Entstehung des zelllytisch wirksamen C5–9-Komplexes führt.

Neben den beiden oben erwähnten Aktivierungswegen kann das Komplementsystem über die auf den bakteriellen Oberflächen vorhandenen Mannosereste aktiviert werden. Dies wird als **Lektin-Weg** bezeichnet. Dieser Weg wird allerdings erst nach ein bis zwei Tagen nach einer Infektion wirksam, denn er benötigt als Kofaktoren einige Akute-Phase-Proteine.

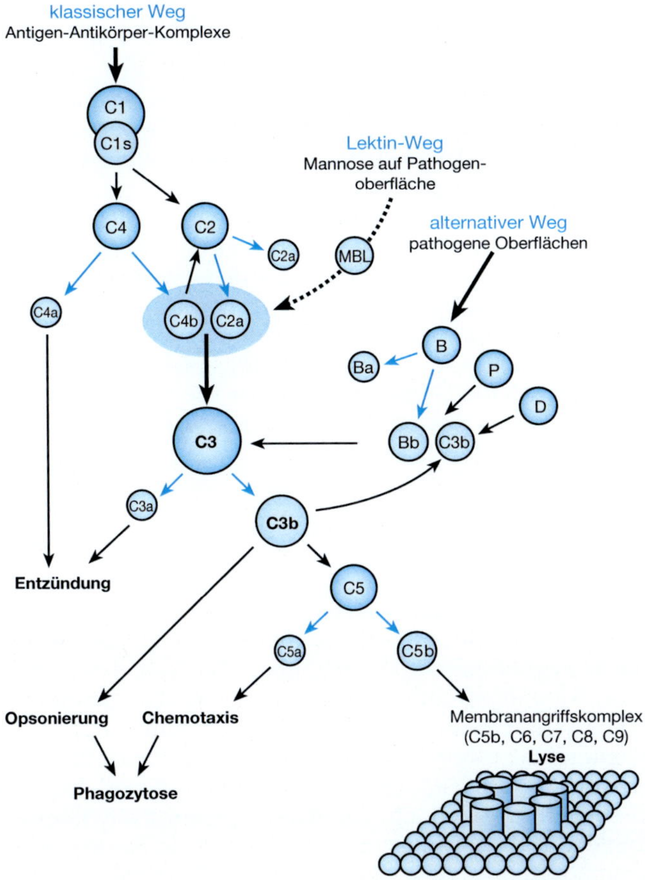

Abb. 34.2 Schematische Darstellung der unterschiedlichen Aktivierungswege des Komplementsystem im Blutplasma [1].

Wieso kommt es bei einer bakteriellen Entzündung zur Erhöhung des C-reaktiven Proteins?

Das **CRP** gehört zu den **Akute-Phase-Proteinen** und wird in der **Leber** synthetisiert. Kommt es zu einer bakteriellen Infektion, so steigt die Serumkonzentration von **Interleukin-6,** welches von mononukleären Phagozyten, Fibroblasten sowie Endothelzellen synthetisiert und sezerniert wird. Eine der Funktionen von Interleukin-6 ist die Stimulation der hepatischen Synthese der Akute-Phase-Proteine. Weiterhin unterliegt die CRP-Synthese einer Kontrolle von Interleukin-1, TNF-α und Interferon-γ. Um diese Syntheseerhöhung zu kompensieren, wird die Albuminsynthese vorübergehend gedrosselt. Das im Blutkreislauf zirkulierende CRP ist in der Lage, sich an der Aktivierung des Komplementsystems zu beteiligen. Außerdem erleichtert dieses Protein die Phagozytose, indem es die Opsonierung von pathogenen Mikroorganismen fördert. Dabei bindet es an die Oberflächenproteine von Krankheitserregern und macht sie für die phagozytierenden Zellen erkenntlich.

Welche weiteren wichtigen Akute-Phase-Proteine gibt es?

Alle Akute-Phase-Proteine zeichnen sich dadurch aus, dass ihre Konzentration innerhalb kurzer Zeit nach dem Auftreten eines Infekts (6–48 Stunden) ansteigt. Ihr gemeinsames Ziel ist es, die im Organismus aufgetretene Entzündung zu lokalisieren, ihre weitere Ausbreitung zu verhindern oder zu stoppen und die anderen Abwehrmechanismen zu unterstützen. Wichtige Vertreter der Akute-Phase-Proteine sind neben dem CRP **α_1-Antitrypsin** und **α_1-Antichymotrypsin.** Als Proteinaseinhibitoren setzen sie die Aktivität der durch die Entzündung freigesetzten Proteinasen herab. Dadurch limitieren sie die lokale Gewebsschädigung. Das **Präkallikrein,** das zum Kallikrein-Kinin-System gehört, bewirkt eine Vasodilatation und erhöht die Permeabilität des Gefäßsystems. Dadurch wird die Transmigration von zirkulierenden Abwehrzellen in das Entzündungsgebiet erleichtert. Weiterhin werden postinflammatorisch die **Gerinnungsfaktoren** wie Prothrombin und Fibrinogen aktiviert. Die daraus resultierende Thrombusbildung wirkt der Ausbreitung des Infekts entgegen.

Wie lässt sich das Auftreten der klassischen Entzündungszeichen erklären?

Die lokalen Entzündungsmechanismen rufen eine Vasodilatation im entzündeten Gebiet hervor. Über die Weitstellung der Gefäße kommt es zu einer örtlich begrenzten Erhöhung der Durchblutung. Als Folge davon treten eine Rötung **(Rubor)** und Erwärmung **(Calor)** auf. Die gesteigerte Durchblutung bewirkt eine schnellere und bessere Anschwemmung von Abwehrzellen im Entzündungsareal. Neben der Durchblutung erhöht sich auch die Gefäßpermeabilität. Dadurch wird die Migration von Abwehrzellen ins entzündete Gewebe erleichtert. Darüber hinaus gelangen weitere Bestandteile des Abwehrsystems wie Komplementfaktoren, Immunglobuline usw. dorthin. Durch den Austritt von Plasmabestandteilen ins Interstitium kommt es zu einer Schwellung **(Tumor).** Durch die lokale Gewebeschädigung, den erhöhten Gewebedruck und von den Entzündungszellen freigesetzte Mediatoren werden Nozizeptoren aktiviert. Dies führt zu lokalen Schmerzen **(Dolor),** die sich im weiteren Verlauf z.T. über das Entzündungsgebiet hinaus ausbreiten können. Neben der besseren Durchblutung kommt es zum erhöhten Lymphstrom. Somit werden die Entzündungserreger abtransportiert und den spezifischen Abwehrmechanismen „präsentiert". Dies kann klinisch als Schwellung und Druckschmerzhaftigkeit der Lymphknoten in Erscheinung treten. Die Schwellung und nicht zuletzt die Schmerzen rufen auch eine Funktionsbeeinträchtigung **(Functio laesa)** hervor.

Therapie und Verlauf

Bei einer bakteriellen Entzündung steht die **medikamentöse antiinfektiöse Therapie** mit **Antibiotika** im Vordergrund. Die Wahl der antibiotischen Substanz kann auf zweierlei Art getroffen werden. Die Wahl kann **kalkuliert** aufgrund des klinischen Befundes, der Anamnese sowie der eigenen ärztlichen Erfahrung erfolgen. Die Medikamentenwahl kann aber auch anhand des **mikrobiologischen Befundes,** abgeleitet aus Erregerisolierung und -identifizierung, getroffen werden. Auf jeden Fall sollten bei der Medikation folgende Aspekte beachtet werden: ausreichende Konzentration und Therapiedauer mit einem geeigneten Antibiotikum sowie mögliche Antiobiotika-Resistenzen der Erreger.

Quintessenz Eine lokale Entzündung kann durch das Eindringen von pathogenen Mikroorganismen ausgelöst werden. Zur Eindämmung und Bekämpfung der Entzündung stehen dem Körper unterschiedliche Abwehrmechanismen zur Verfügung. Zu den wichtigsten Zellen der unspezifischen, angeborenen Abwehr gehören die Makrophagen sowie die unterschiedlichen Granulozyten. Dabei werden sie von humoralen Bestandteilen des angeborenen Immunsystems unterstützt, zu denen Komplementsystem, Akute-Phase-Proteine, Lysozym, Zytokine sowie Interferone gezählt werden. Dabei werden die Erreger entweder direkt phagozytiert oder z.B. über das Komplementsystem oder Sauerstoffmetabolite geschädigt.

Fall 35

Anamnese

Eine 26-jährige Frau kommt in Begleitung ihres Freundes in die Notfallambulanz eines Lehrkrankenhauses. Vor etwa einer halben Stunde habe sie aus Versehen einen Topf mit siedendem Wasser umgekippt. Dabei habe sie sich den rechten Unterschenkel sowie den rechten Fuß verbrüht.

Aufnahmebefund

Bei der Aufnahme findet der diensthabende Arzt eine 26-jährige Frau in leicht agitiertem Zustand vor. Das Gesicht ist schmerzverzerrt. Das distale Drittel des Unterschenkels sowie der rechte Fußrücken sind stark geschwollen und gerötet. Eine nähere Untersuchung wird schmerzbedingt nicht toleriert. Im gesamten Verbrühungsgebiet finden sich zahlreiche, relativ große, prall gefüllte Blasen. Es liegen eine deutliche Tachykardie und Tachypnoe vor. Eine orientierende körperliche Untersuchung ergibt ansonsten keinen auffälligen Befund. Der Neurostatus ist unauffällig.

Diagnose

Welche Diagnose stellen Sie? Welche Maßnahmen werden von Ihnen veranlasst?

Es liegt eine **Verbrühung** vor. Die vorliegende Blasenbildung deutet darauf hin, dass es sich hier um eine Schädigung II. Grades handelt. Um eine weitere hitzebedingte Schädigung des tiefer liegenden Gewebes zu vermeiden, sollten die verbrannten Hautstellen mit kaltem Wasser gekühlt werden. Die Verbrennungsblasen sollten nicht operativ eröffnet werden, denn der Inhalt der Blasen ist steril, und die Epidermisschicht der Blasendecke ist der beste natürliche Schutz vor einer Infektion. Die betroffenen Stellen werden steril verbunden und regelmäßig kontrolliert. Liegen Störungen des Elektrolythaushalts vor, so müssen sie mittels Infusionslösungen korrigiert werden. Weiterhin sollte man auf die ausreichende Schmerzbekämpfung (Analgesie) achten.

Wie funktioniert die Temperaturwahrnehmung?

Bei der Temperaturwahrnehmung **(Thermorezeption)** werden zwei Sinnesqualitäten voneinander unterschieden: **Kalt-** und **Warmsinn.** An der Thermorezeption sind somit auch zwei Typen von Thermosensoren beteiligt: Kalt- und Warmsensoren. Ihre Verteilung und Dichte sind nicht konstant und variieren z.T. stark in Abhängigkeit von der Körperregion. Zu den besonders temperaturempfindlichen Körperregionen gehören das Gesicht und die Hände. Dort findet man dementsprechend die größte Dichte von Kalt- und Warmsensoren. Die Thermorezeption kann klinisch überprüft werden, indem man die Haut mit einem kalten bzw. einem warmen Fühler betastet. Wird die Temperatur wahrgenommen, dann wird auf der Haut ein Kaltpunkt bzw. ein Warmpunkt markiert. Die Punktverteilung fällt dabei unterschiedlich aus: Pro 1 cm^2 Handfläche findet man 1–5 Kaltpunkte sowie 0,4 Warmpunkte (das bedeutet etwa 1 Warmpunkt auf 2 cm^2).
Der Hauttemperaturbereich zwischen 31 °C und 36 °C wird als die Zone der **Indifferenztemperatur** bezeichnet (Abb. 35.1). In diesem Temperaturbereich ist die Entladungsrate der Warm- und Kaltsensoren etwa gleich hoch, die Temperatur wird als neutral empfunden. Kommt es zu einem Temperaturreiz außerhalb der Indifferenz-

temperaturzone, dann tritt dauernde Wärme- oder Kälteempfindung auf. Die Thermorezeptoren reagieren sehr sensibel auf lokale Temperaturänderungen und können bereits sehr kleine Unterschiede registrieren, wenn sie schnell auftreten (ab 5 °C pro Minute). Die Warmsensoren leiten dabei ihre Afferenzen über die langsamen Fasern der Gruppe IV/C. Die Kaltsensoren benutzen bei ihrer Aktivierung die Fasern der Gruppe III/Aδ. Liegt nur eine langsame Temperaturänderung vor (0,5 °C pro Minute), kommt es zu keiner nennenswerten Änderung der thermorezeptiven Aktivität.

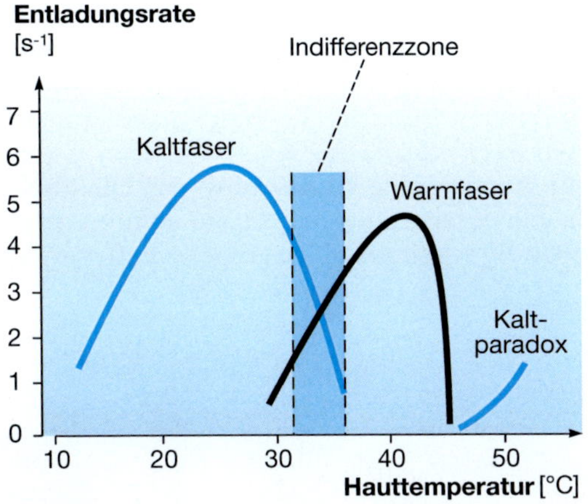

Abb. 35.1 Entladungsrate von Kalt- und Warmrezeptoren bei unterschiedlichen Hauttemperaturen [1].

Wird die Temperaturgrenze von 45 °C überschritten, dann kommt es zu einer **schmerzhaften Hitzeempfindung.** Bei Temperaturen unter 17 °C empfindet man einen **Kälteschmerz.** Dabei ist zu beachten, dass es sich hier um die Temperaturen handelt, die in unmittelbarer Nähe der Thermosensoren herrschen müssen, also in der Regel um Haut- und nicht um Umgebungstemperaturen. Interessanterweise kommt es bei Temperaturen über 45 °C zu einer **paradoxen Kälteempfindung.** In diesem Temperaturbereich kommt es zu einer Aktivitätsentladung der Kaltsensoren, die bis zu diesem Temperaturwert stumm bleiben.

Wie wird die Temperaturempfindung ins zentrale Nervensystem geleitet?

Nachdem die afferenten Fasern der Thermorezeption das Rückenmark erreicht haben, werden die Informationen auf der Rückenmarksebene im Tractus posterolateralis geleitet. Zum Teil kommt es zu lokalen begrenzten Verarbeitung der Information in den Laminae spinales I, II und III des Hinterhorns. Der Großteil der thermorezeptiven Information wird zur Formatio reticularis sowie zu den Thalamuskernen weitergeleitet. Dort kommt es zur Verarbeitung und Sortierung der Afferenzen, so dass nur ein geringer Teil letztendlich den somatosensorischen Kortex erreicht. Dadurch kann zum Teil erklärt werden, dass Temperaturreize nicht ganz genau lokalisiert werden können.

Wodurch werden Schmerzsensoren erregt?

Die Aufnahme, Weiterleitung und Verarbeitung von Schmerzsignalen wird **Nozizeption** genannt (Abb. 35.2). Die Sensoren für die Schmerzwahrnehmung, die **Nozizeptoren,** reagieren auf vielerlei Stimuli. So werden die **mechanischen Nozizeptoren** durch hohen Druck aktiviert. Weiterhin reagieren sie auf die Gewebsschädigung infolge einer Schnittverletzung. Die **thermischen Nozizeptoren** zeigen eine rege Aktivität oberhalb einer Temperaturgrenze von 45 °C. Auch eine starke Temperaturerniedrigung wird von ihnen registriert, wie dies bei der Unterkühlung oder Erfrierung der Fall ist. Die **chemischen Schmerzsensoren** werden durch eine Reihe von Faktoren beeinflusst. Dazu gehören u.a. die extrazelluläre K^+-Konzentration und hohe Schwankungen des pH-Wertes (sowohl im alkalischen als auch im sauren Bereich). Sie findet man vermehrt im Magen-Darm-Trakt. Auch die neuroaktiven körpereigenen Substanzen wie Prostaglandine, Histamin oder Bradykinin können eine Aktivierung von chemischen Nozizeptoren hervorrufen. Weiterhin gibt es Nozizeptoren, die auf mehrere der oben genannten Stimuli mit einer Aktivierung reagieren. Diese Eigenschaft wird als **Polymodalität** bezeichnet.

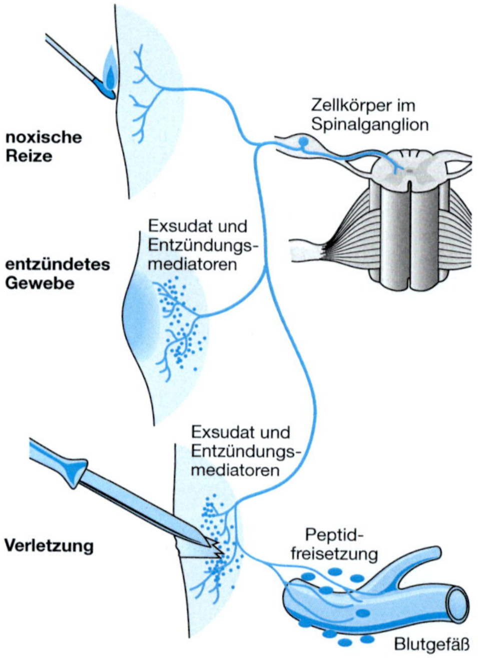

Abb. 35.2 Funktionelle Eigenschaften der primären nozizeptiven Nervenzelle [1].

Die Afferenzen von den Nozizeptoren werden sowohl durch die schnellen Aδ- als auch durch die langsamen C-Fasern weitergeleitet. Die Aδ-Fasern vermitteln dabei **akute, stechende Schmerzen;** die Wahrnehmung der **dumpfen, brennenden Schmerzhaftigkeit** findet v.a. mittels der C-Fasern statt.

Bei allen Nozizeptoren handelt es sich um **freie Nervenendigungen,** die dünn und unmyelinisiert sind und keine besonderen strukturellen Merkmale aufweisen. Sie sind im menschlichen Organismus weit verbreitet und in hoher Zahl vorhanden. Man findet sie nicht nur ausschließlich in der Haut, sondern auch in den meisten inneren Organen und in Blutgefäßen.

Wie kann die Empfindlichkeit der Nozizeptoren verstellt werden?

Kommt es zu einer Läsion von Haut, Gelenken oder Muskulatur, dann reagieren die Nozizeptoren besonders intensiv auf alle Stimuli. Dies wird **Hyperalgesie** genannt. Bei dem Pathomechanismus der Hyperalgesie spielen Entzündungsmediatoren eine wichtige Rolle. Das geschädigte Gewebe setzt eine Reihe schmerzvermittelnder Entzündungsmediatoren frei, dazu gehören Prostaglandine, Substanz P, Bradykinin, Serotonin, Kaliumkationen sowie Protonen. Sie werden entweder aktiv sezerniert oder gelangen aus dem Zytosol zerstörter Zellen in die Umgebung. Insbesondere Prostaglandine und Bradykinin können die Nozizeptoren aber nicht nur aktivieren, sondern auch ihre Empfindlichkeit erhöhen.

Einer erhöhten oder verminderten Schmerzempfindlichkeit liegen allerdings nicht nur Vorgänge in der Peripherie zugrunde: Die Wahrnehmung von Schmerzen unterliegt wie kein anderes sensorisches System der Kontrolle des zentralen Nervensystems. So werden z.T. keine Schmerzen wahrgenommen, obwohl die Nozizeptoren eine maximale Entladungsrate aufweisen. Manche Patienten wiederum klagen über stärkste Schmerzen, obwohl die Nozizeptoren elektrophysiologisch stumm sind. So kann die Wahrnehmung der Schmerzen durch Afferenzen aus anderen sensorischen Kanälen bzw. durch die Aktivität von zahlreichen Kerngebieten im zentralen Nervensystem verstärkt oder herabgesetzt werden. Eine wichtige Rolle bei der endogenen Schmerzhemmung durch das zentrale Nervensystem spielen die **endogenen Opioide** (Endorphine, Enkephaline, Dynorphine).

Wie wird der Schmerz ins zentrale Nervensystem weitergeleitet?

Zu den wichtigsten aufsteigenden Bahnen des Rückenmarks, die an der Schmerzweiterleitung teilnehmen, gehört der **Vorderseitenstrang.** Er besteht aus dem Tractus spinothalamicus und dem Tractus spinoreticularis. Bei der nozizeptiven Übertragung auf der Rückenmarksebene spielen mehrere Transmitter eine wichtige Rolle. Dabei werden Transmitter mit inhibitorischer und exzitatorischer Wirkung unterschieden. Zu den Inhibitoren gehören GABA, Glyzin sowie einige Neuropeptide wie Enkephalin. Glutamat sowie die Substanz P werden dagegen zu den erregenden Transmittern gezählt. Die Information aus dem Vorderseitenstrang erreichen den **Thalamus,** Kerngebiete des **Mittelhirns** und die **Formatio reticularis.** Die spezifische Schmerzwahrnehmung wird durch Verbindungen des Thalamus mit der Großhirnrinde ermöglicht **(thalamokortikales System).**

Welche Formen von Schmerz werden unterschieden?

Bei der Nozizeption werden unterschiedliche Schmerzformen unterschieden. So gibt es beim **somatischen Schmerz** den **Tiefenschmerz** aus Knochen, Muskeln, Gelenken und sonstigen tiefer liegenden Strukturen. Als **Oberflächenschmerz** bezeichnet man die Schmerzwahrnehmung von Haut und Schleimhäuten.

Kommt es zu einer starken und schnellen Dehnung der Hohlorgane, dann wird der **viszerale Schmerz** empfunden. Er kann weiterhin auch durch einen chemischen Stimulus (z.B. durch eine Störung des intraluminalen pH-Milieus) hervorgerufen werden.

Eine weitere Charakterisierung des Schmerzes erfolgt anhand der Intensität und des zeitlichen Verlaufs. So steht beim **chronischen Schmerz** die immer wieder auftretende oder über einen längeren Zeitraum anhaltende Schmerzsymptomatik im Vordergrund. Meist liegt den chronischen Schmerzen eine länger dauernde Krankheit zugrunde. Auch eine zentrale Sensibilisierung kann zu einem chronischen

Schmerzsyndrom führen, selbst wenn der ursprüngliche Schmerzreiz beseitigt ist. Der **akute Schmerz** dagegen wird durch eine plötzliche Schädigung ausgelöst. Er ist in der Regel auf den Ort der Schädigung begrenzt und gut lokalisiert.
Eine weitere Einteilung der klinisch bedeutsamen Schmerzen beinhaltet u.a. **neuropathische Schmerzen,** die auch neuralgische Schmerzen genannt werden. Sie entstehen durch Schädigungen von Nervenfasern. Ursächlich dafür können metabolische Störungen (z.B. Polyneuropathie bei Diabetes mellitus) oder Virusinfektionen (z.B. gürtelförmige Schmerzen bei Infektion mit Herpes zoster) sein. Auch der Phantomschmerz, der nach Amputation oder Verlust eines Körperteils auftreten kann, gehört zu den neuropathischen Schmerzen. Ein **projizierter Schmerz** entsteht bei Weiterleitung von Aktionspotenzialen entlang der Nervenfasern nach ektoper Erregung. Da das ZNS nur das Ausmaß der Erregung, jedoch nicht deren Entstehungsort registriert, wird der Schmerz auf die peripheren Nervenendigungen projiziert. So klagen viele Patienten mit einem Bandscheibenvorfall z.B. über starke Schmerzen in den Beinen, obwohl der mechanische Druck auf die spinale Hinterwurzel und nicht auf eine periphere Nervenfaser in den Beinen ausgeübt wird.
Der Schmerz ist keine simple Sinneswahrnehmung, er beinhaltet mehrere Komponenten. So umfasst die **sensorische Komponente** die Wahrnehmung der Lokalisation, des Ausmaßes, der Art und der Dauer des Schmerzes. Meistens ist der Schmerz mit der Änderung der Stimmung und des Allgemeinbefindens verbunden. Diese unlustbetonten Emotionen kommen durch die **affektive Schmerzkomponente** zum Ausdruck. Wird z.B. eine Extremität verletzt, so wird sie meist in Schonhaltung gehalten. Diese Schutzreflexe wie der Wegziehreflex gehören zur **motorischen Komponente** des Schmerzes. Die **vegetative Komponente** umfasst alle Reaktionen des vegetativen Nervensystems, die während und nach einem schädigenden Ereignis auftreten.

Quintessenz Die Wahrnehmung, Lokalisierung und Bewertung von Schmerzen gehören zu den essentiellen Funktionen des Nervensystems. Sie dienen der frühzeitigen Erkennung potenziell gefährlicher Reize, um eine Schädigung des Organismus zu verhindern oder zumindest zu stoppen. Für die Schmerzwahrnehmung stehen zahlreiche Nozizeptoren zur Verfügung. Weiterhin können andere Hautsensoren unter bestimmten Umständen als Nozizeptoren fungieren (z.B. Thermosensoren). Bei der individuellen Wahrnehmung der Schmerzintensität spielen nicht nur periphere Vorgänge an den Nozizeptoren, sondern auch Schmerzverarbeitungsprozesse im zentralen Nervensystem eine wesentliche Rolle.

Laborwerte*	Referenzbereiche			
Laborparameter	**konventionelle Benennung**	**Umrechnungsfaktor**	**SI-Einheiten**	
Angiotensin Converting Enzyme (ACE)	18–55 U/ml			
Albumin	3,5–5,5 g/dl	× 10	35–55 g/l	S
APC-Ratio	< 2,0			C
α-Amylase	30–80 U/l			P/S
	U: 100–450 U/l			
α_1-Fetoprotein	< 10 ng/ml			S
Alkalische Phosphatase (AP)	65–220 U/l			P/S
Ammoniak	m 19–80 μg/dl		m 11–48 μmol/l	P/S
	w 25–94 μg/dl		w 15–55 μmol/l	
Antithrombin III	75–120 %	× 17,1		S
Bilirubin, gesamt	0,2–1,1 mg/dl	× 17,1	3,4–18,8 μmol/l	P/S
Bilirubin, direkt	0,05–0,3 mg/dl	× 17,1	0,9–5,1 μmol/l	P/S
Bilirubin, indirekt	bis 0,8 mg/dl	× 17,1	bis 13,7 μmol/l	P/S
Blutgase (arteriell):				B
pH	7,35–7,45		7,35–7,45	
pCO_2	35–45 mmHg	× 0,134	4,67–6,00 kPa	
pO_2	65–100 mmHg	× 0,134	8,66–13,3 kPa	
Basenabweichung (BA)	– 3 bis + 3 mmol/l		– 3 bis + 3 mmol/l	
Standard-Bicarbonat	22–26 mmol/l		22–26 mmol/l	
O_2-Sättigung	90–96 %	× 0,01	0,9–0,96	
Blutkörperchen-Senkungsgeschwindigkeit (BKS)			m: 3–8 mm (1 h) 5–18 mm (2 h) w: 6–11 mm (1 h) 6–20 mm (2 h)	C
Calcium	9,2–10,5 mg/dl	× 0,25	2,3–2,63 mmol/l	S
	U: 4,02–4,99 mmol/l		U: 4,02–4,99 mmol/l	U
CA 15-3	< 28 U/ml			S
CA 19-9	< 37,5 U/ml			S
CA 72-4	< 6,7 U/ml			S
Carcino-embryonales Antigen (CEA)			2,5–10 μg/l	S
Chlorid	98–112 mmol/l		98–112 mmol/l	P/S
	U: 6–6,3 g/d		U: 169–178 mmol/d	U
Cholesterin, gesamt	120–200 mg/dl	× 0,026	3,1–5,2 mmol/l	P/S
Cholinesterase (CHE)	3000–8000 U/l			S
C3-Komplement	0,55–1,2 g/l	× 100	55–120 mg/dl	S
C4-Komplement	0,2–0,5 g/l	× 100	20–50 mg/dl	S
Coeruloplasmin	15–60 mg/dl		0,94–3,75 μmol/l	S
Cortisol (Basalwert zwischen 8 u. 9 Uhr)	10–25 μg/dl			
C-Peptid	0,37–1,2 nmol/l	× 2,975	1,1–3,6 μg/l	S
C-reaktives Protein (CRP)	< 5 mg/l	× 100	< 0,5 mg/dl	P/S
Creatinin-Clearance	80–160 ml/min			
Creatinin	0,5–1,2 mg/dl	× 88,4	44–106 μmol/l	S
Creatinkinase (CK)	bis 80 U/l			P/S
Creatinkinase – Isoenzym MB (CK-MB)	< 10 U/l, max. 6 % der Gesamt-CK			P/S
CYFRA 21-1	< 1,5 ng/ml			S
D-Dimer (Fibrinogen-Spaltprodukte)	< 250 ng/ml			
Differenzialblutbild:				E
stabkernige Granulozyten	3–5 %			
segmentkernige Granulozyten	50–70 %			
eosinophile Granulozyten	2–4 %			
basophile Granulozyten	0–1 %			
Monozyten	2–6 %			
Lymphozyten	25–45 %			
Eisen (Fe)	m: 80–150 μg/dl		m: 14,3–26,9 μmol/l	S
	w: 60–140 μg/dl		w: 10,7–25,1 μmol/l	
Eiweißelektrophorese:				S
Albumin	45–65 %		36–50 g/l	
α_1-Globulin	2–5 %		1–4 g/l	
α_2-Globulin	7–10 %		5–9 g/l	
β-Globulin	9–12 %		6–11 g/l	
γ-Globulin	12–20 %		8–15 g/l	
Erythropoetin	11,5–19 U/l			
Erythrozyten	m: 4,6–5,9 Mio./μl		m: 4,6–5,9 T/l	E
	w: 4,0–5,2 Mio./μl		w: 4,0–5,2 T/l	
Ferritin	30–200 μg/l		30–200 nmol/l	S
Fibrinogen	200–400 mg/dl	× 0,03	5,88–11,76 μmol/l	P
Folsäure	3–15 ng/ml			P
Gesamteiweiß	6–8,4 g/dl	× 10	60–84 g/l	S
Glucose	70–100 mg/dl	× 0,056	3,89–5,55 mmol/l	B/P/S

* Zwischen verschiedenen Labors existieren methodenspezifische Differenzen der Normwerte

(Tabelle aus: Classen/Diehl/Kochsiek: Innere Medizin, 4. Auflage)

Laborwerte	Referenzbereiche			
Laborparameter	**konventionelle Benennung**	**Umrechnungsfaktor**	**SI-Einheiten**	
γ-Glutamyl-Transferase (γ-GT)	m: 6–28 U/l w: 4–18 U/l			S
Glutamat-Oxalacetat Transaminase (GOT) = Aspartat-Amino-Transferase (AST)	m: bis 18 U/l w: bis 15 U/l			S
Glutamat-Pyruvat-Transaminase (GPT) = Alanin-Amino-Transferase (ALT)	m: bis 22 U/l w: bis 17 U/l			S
glycosyliertes Hämoglobin (HbA_{1c})	4–5,8 % des Gesamthämoglobins			E
Hämatokrit	m: 41–50 % w: 37–46 %	× 0,01	0,41–0,50 l/l 0,37–0,46 l/l	E
Hämoglobin	m: 14–18 g/dl w: 12–16 g/dl	× 0,62	m: 8,69–11,16 mmol/l w: 7,45–9,93 mmol/l	E
Haptoglobin	20–204 mg/dl	× 0,01	0,2–2,04 g/l	S
Harnsäure	2,6–6,4 mg/dl	× 60	155–384 μmol/l	S
Harnstoff N	4,7–24 mg/dl	× 0,35	1,7–8,6 mmol/l	S
Harnstoff	10–55 mg/dl	× 0,17	1,7–9,3 mmol/l	S
HDL-Cholesterin	> 50 mg/dl	× 0,026	1,3 mmol/l	S
Homocystein	3–13 μmol/l (w), 5–15 μmo/l (m)			E
INR (International Normalized Ratio)	1–1,3			C
Kalium	S: 3,5–5,0 mmol/l U: 61–79 mmol/d		S: 3,5–5,0 mmol/l U: 61–79 mmol/d	S U
Kupfer	m 70–140 μg/dl w 85–155 μg/dl	× 0,16	m 11–22 μmol/l w 13,4–24,4 μmol/l	S
Lactat	< 2,4 mmol/l			
Lactat-Dehydrogenase (LDH)	140–290 U/l			S
LDL-Cholesterin	< 150 mg/dl	× 0,026	< 3,87 mmol/l	S
Leukozyten	4–10/nl		4–10 G/l	E
Lipase	30–180 U/l			S
Lipoprotein (a)	< 30 mg/dl			S
orale Glucose-Belastung (75 g Glucose oral)	60 min: 200 mg/dl 120 min: 140 mg/dl	× 0,056	60 min: 11,1 mmol/l 120 min: 7,8 mmol/l	B/S/P
MCH = HbE (mittl. Hb-Gehalt des einzelnen Erythrozyten)	27–34 pg/Ery	× 0,062	1,67–2,1 mmol/l	E
MCHC (mittl. Hb-Konz. der Erythrozyten)	30–36 g Hb/dl Ery	× 0,63	19–22 mmol/l	E
MCV (mittl. Erythrozytenvolumen)	80–100 μm^3	× 1	80–100 fl	E
Myoglobin	< 76 ng/ml (w), < 92 ng/ml (m)			S
Natrium	135–150 mmol/l U: 120–220 mmol/d	× 1	135–150 mmol/l	S
NSE (neuronspezifische Enolase	< 16,5 μg/l			S
Osmolalität	280–300 mosm/kg		280–300 mosm/kg	S
Partielle Thromboplastinzeit (PTT)	23–35 s			P
Phosphor, anorganisch	2,5–5 mg/dl	× 0,32	0,8–1,6 mmol/l	S
Plasmathrombinzeit (PTZ)	14–21 s			P
PSA (prostataspezifisches Antigen)	0–4 ng/ml			S
Retikulozyten	4–15 ‰		20 000–75 000/μl	E
Theophyllin	8–20 mg/l			S
Thromboplastinzeit (Quick-Test)	70–120 %			P
Thrombozytenzahl	150–350/nl		150–350 G/l	E
Thyreotropin (TSH) und TRH-Test	basal: 0,3–3,5 mU/l (= μU/ml) 30 min nach Injektion von 200 mg TRH: Anstieg > 2,0 mU/l			S
Thyroxin (T_4)	5–12 μg/dl		65–155 nmol/l	S
freies Thyroxin (FT_4)	1,0–2,3 ng/dl		13–30 pmol/l	S
Trijodthyronin (T_3)	90–200 ng/dl		1,38–3,10 nmol/l	S
TBG	16–27 mg/dl			S
Transferrin	200–400 mg/dl	× 0,01	2,0–4,0 g/l	S
Triglyceride	74–160 mg/dl	× 0,011	0,84–1,82 mmol/l	S
Troponin I	< 2 μg/l			S
Troponin T	< 0,1 ng/ml			
Vitamin B_{12}	310–1100 pg/ml		229–812 pmol/l	S
Vitamin D	700–3100 U/l			S

B = Vollblut C = Zitratblut E = EDTA-Blut P = Plasma S = Serum U = Urin
m = männlich w = weiblich